U0212834

守望

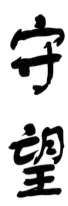

——基层医生的生存世界

中国基层医生系列丛书

郭海英 陈珞珈 著

中国商业出版社

图书在版编目（ＣＩＰ）数据

守望：基层医生的生存世界 / 郭海英，陈珞珈著 .
-- 北京：中国商业出版社，2017.3
（中国基层医生系列丛书）
ISBN 978-7-5044-9740-6

Ⅰ.①守… Ⅱ.①郭… ②陈… Ⅲ.①卫生服务—研
究—中国 Ⅳ.① R197.1

中国版本图书馆 CIP 数据核字 (2017) 第 045074 号

责任编辑：张斌

中国商业出版社出版发行
010-63180647 www.c-cbook.com
（100053 北京广安门内报国寺 1 号）
新华书店经销
北京军迪印刷有限责任公司印刷
*
700×1000毫米　16 开　20.5 印张　260 千字
2017 年 3 月第 1 版　2017 年 7 月第 2 次印刷
定价：58.00 元
＊＊＊＊
（如有印装质量问题可更换）

　　撰此书，谨献给更多为中国基层医疗市场的发展与繁荣而辛勤耕作的实践者、思考者们！

写在前面的话

为医之道，尽善尽美。

——题记

　　若醉心于中医学中，常会感到震撼人心的美。岐黄问道，杏林读书，悬壶济世，青囊归隐，捧一卷《道德经》，体味上善若水，明辨阴阳；拿一串木念珠，念声知足常乐，禅定智明；品一盏雀香茗，温读仁者爱人，心存高远。医学，超越了真，超越了善，超越了美，是真善美的升华。

　　在中华民族的传统文化中，中医药俨然已经成为一种精神和象征，虽然中医在旧社会被冠以封建残留、迷信巫医而遭到抵制打压，但是作为中华民族几千年来的宝贵文化遗产，它的医疗思想是经世累年地面对各种疾病诊疗基础上积累而成的。

　　事实上，中医药学也囊括了人类历史上具有永恒价值的一种人生哲学与信仰。

　　一提起哲学来，或许有人就把它和深奥、晦涩、难懂等词汇联系起来，其实并非如此。中国的哲学就如太极图中的阴阳，相对立的事物反而最是相通，单个独立的事物是无法自然存在的，所以合起来才成为一个通用体，如父母、江山、道理、规律等等。如能细细品味，就会发觉其中大有玄机，它能让人通过理性思维与思想，与整个宇宙、整个世界相遇进而结合起来。医药亦是如此，人们通过中医药学追求的价值与意义，超越了所获得的文明与幸福，品质在传承中闪耀，这样的至善之境，皆在于都有着同样一个共通的"内省心灵"。

"中医药学取之于民，用之于民。"中国有着广阔的农村市场，我们在追溯中医药兴起的渊源之时，总是首先联想起我国医疗体系中的最前沿阵地——基层医疗市场。而在我国基层医疗市场的广阔疆土上，有那么一群人，遵循着对医学、尤其是对中医药学本真的情感，以普通人难以想象的精神信仰，以及个人鲜明的性格特质，在红尘里演绎着各自的人生，也探索着基层医生们生命的意义、成长的坎坷和生灵的延续……在他们的身上，浓缩着基层医生们"热血、汗水甚至泪水"的故事；在他们的骨子里，折射出来的是一代代、一位位基层医生"对医学不断探究、对医技不断钻研"的弥足珍贵的精神力量与人文情怀，延续着我国基层医疗市场医学生命的坚持与操守。

"当过去不再照耀未来，人的心灵就会茫然地游荡。"在探寻基层医生的故事中，我们从不完全的现实中体会到了美与和谐，他们的精神力量在刹那间也让我们感受到了一种光芒和感动。感谢生命中能够与他们相遇，又或者是文字牵连，感恩尘世中他们传递出来的医者情怀与一种大爱，是那么入情、入景、入味，更入人心。他们的情怀、他们的精神、他们的力量，一经挖掘，便可如泉水般涌出，希望可以源源不断地为行业输送出生命的能量。

CONTENTS \ 目录

中篇

"中流砥柱"

——落棋无悔，给人间一个最耀眼的美

下篇

"锦瑟华年"

——披荆斩棘，许生命一个更炽热的未来

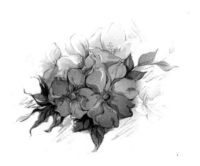

序一

我国正在全面推进医改，强调要"保基本，强基层，建机制"。"保基本"就是要保障基本医疗服务，"强基层"就是要加强基层的医疗卫生机构与队伍建设，建机制就是要建立新的医药卫生运行政策和机制。

我们通常所说的基层医疗卫生机构是指县（市）及县以下的医疗卫生机构，包括城乡的社区卫生服务中心，社区卫生服务站，乡镇卫生院，村卫生室，县级医院，县级其他医疗卫生机构，门诊部，诊所等。到 2015 年底，我国有社区卫生服务中心 5899 个，社区卫生服务站 9522 个，乡镇卫生院 35552 个，村卫生室 587472 个。我国在基层工作的医务人员有两百多万人，他们常年累月辛勤奋斗在基层和农村的第一线，他们的工作和生活条件多数都比较艰苦，他们的待遇相对较低，但是，他们高扬救死扶伤的人道主义大旗，坚持"大医精诚"的崇高医德，为基层和农村的医疗保健做出了伟大的贡献。

现在出的书籍可谓成千上万，日新月异，名星名人名家充斥书架，但为基层医务人员著书立传的廖若晨星，其实，中国的医疗需要院士和国医大师，更需要大批优秀的基层医生、全科医生和乡村医生。这本书的作者们不追潮流，不逐功利，花费了大量的时间和精力，采访了众多的基层医生，剖析他们的生存世界，揭谜他们的喜怒哀乐，描述了那些在田野阡陌上背着医药箱送医送药的身影和其后面的汗水与泪水，写出了他们"春蚕到死丝方尽，蜡炬成灰泪始干"的奉献情怀，展示和讴歌了那些被遗忘了的基层郎中们的艰辛、奋斗、奉献和伟大！我们的基层医务人员因为平凡而伟大，因为无私而精彩，没有他们便没有国民的健康，同样也不会有国家全面的小康。我们为他们讴歌，向他们致敬，也为他们点赞！

一缕微风的吹拂，虽了无感觉，但日积月累，就能激浊扬清，春风荡漾。一次流水的冲刷，虽微不足道，但经久不息，却造就了沃野千里，沧海桑田。基层医生们的岁月沧桑虽少为人知，但他们用平凡和生命撰写了医学的贡献与史诗！医为患者设，书为识者著，医生是蓝天上的阳光，书籍是开启智慧的钥匙。让我们在这本书里去看看，去学学，去感悟，去陶冶吧。

中国民间中医医药研究开发协会会长

陈珞珈

序二

　　要实现健康中国，全民健康，从哪里做起？我想回答是肯定的，要落实基层做起。基层是第一线，卫生服务的主体在基层，13亿人口，百分之七十在基层。基层的服务总量大，面积大，覆盖面广，所以卫生服务的重心应该在基层。

　　基层的中医工作者是广大农村老百姓身体健康的守护神。在政府历年推进的医改中，强化基层卫生服务能力的建设也一直是一项重点工程，我国广大人民群众对待基层医疗的态度，体现着老百姓对健康的重视程度，是社会文明程度进步的表现，对促进经济发展和社会和谐有十分重要意义。

　　提升全社会对基层医疗工作者们的敬畏之心和敬畏道义，需要医疗卫生行政部门的重视，需要全社会以公正、客观的态度对待这个群体，更需要我们医疗人员身体力行地展示自身的价值和魅力。

　　这本书生动展现了基层医生这群人，记录了他们为社会服务折射出来的一种医者精神、品质、信仰和追求，希望通过这本书的阅读，可以让更多的人认识到基层医生这一社会发展不可或缺的群体。"作为一名医者，我们虽然从事的领域不同，有着不同的独立性，但我们拥有同样的理想和价值观，拥有同样为人民群众健康服务的激情和热血。"我认为，无论你从哪里来，无论你地位高下，无论你声名显赫，也无论你是何方神仙，只要救民于疾苦，才是苍生的福音。

　　受邀为这本书写序，我借此也衷心地希望我们基层医生们能将一种"大

基层医生的生存世界

爱无疆、医者仁心"的精神力量永远发扬光大，充分发挥中医药在基层卫生工作的优势和作用，不断提升自身的服务能力和水平，更高扛起中医药基层服务的大旗，泽被万众！

国医大师、北京中医药大学终身教授

王琦

前记

　　人们常常习惯于把中医药合称在一起，但事实上，二者有着本质意义上的不同。

　　医者易也，是通过人体变化与事物变化的规律，保持人体的健康。中药之用，却如用兵。孙子曰：兵者，国之大事，死生之地，存亡之道。人的饮食应以五谷杂粮为主，掺杂各种水果蔬菜，再加上鱼肉蛋奶类食物作为补充，一般都会营养均衡，不会轻易生病。而假若生了病，用药治疗，重在攻击病邪，以恢复人体风的健康。

　　高明的医生用药如同韩信用兵，汉王被困在巴蜀之时，多少英才都束手无策，韩信陈述韬略，明修栈道，暗渡陈仓，一路平定三秦，攻克燕赵韩魏齐，十面埋伏消灭楚霸王，天下安定；平庸的医生用药，不讲究韬略，而是一味去攻击敌人，如同庞涓，春秋七国魏国军队最为强大，但一味追求称霸，欺压四邻，带领大军出征，被孙膑围魏救赵、增兵减灶大破，削弱了魏国国力，为国家的败亡埋下了伏笔。

　　孙子曰：不知用兵之害者，则不能尽知用兵之利。千军在外，日费千金；兵戈过处，草木凋零，即便是一个强大的国家也不能长久承受。故而全国为上，破国次之，不战而屈人之兵，善之善也，即便是打了胜仗，也要以哀伤处之。大兵过后，必有凶年。兵者不详，不得已而用之。人体生病，用药除疾，不能知用药之害，同样就不能完全了解用药的有利。故而，中医重视调理养生，轻视攻击性地针对某种病的治疗。

"内病外治"思想的提出

自岐黄时代代代研习，积累五千余年，中医的许多诊疗思想已走在世界前列。

18世纪天花肆虐，世界60%的人口被瘟疫的阴云所笼罩，中国最早使用"人痘"战胜了这种可怕的灾难，英国医生"牛痘"的发明者琴纳也是在这种技术的影响下发现了牛痘，最终才战胜了令人闻风丧胆的"天花"的。扁鹊与蔡桓公的故事，由韩非子记述的《扁鹊见蔡桓公》，短短百余字，虽是宣传法家主张的文字，却也精准记述了中医用药的思想。春秋神医扁鹊，其所著的《难经》至今仍有流传，诊脉辨症正是由他开山立派。火济汤药，是治病最要紧的一环，用之不当，司命之所属，之后就非人力所能为了。

几千年的历史多灾多难，补益于时的名医大家辈出，用药作为不得已医病手段，各家有各家的独到之处，总以有益于病人为基准。同样的药，不一样的方子，差别天壤。针对病弱，医家更是认为外治胜于内治。诸葛亮舌战群儒，张昭笑问："先生自比管仲、乐毅，自出山以来，辅佐主公弃新野，走樊城，败当阳，奔夏口，无容身之地，反不如初，管仲、乐毅果如是乎？"诸葛亮回答："亮躬耕隆中之时，常有沉疴之人求医，总是先用糜粥调和腑脏，然后用肉食进补，待身体略安，下药攻病，疾病尽去，病人转危为安，若是直接用药，病人立时毙命。主公寄居刘表，兵不满千，将只关张赵，新野小县，地僻民希，何能长久立足，军不经练，粮不继日，正是病在膏肓之时，博望用火，白河用水，管仲、乐毅，到了这种地步也不过如此吧！"平常人患病，自然是用药攻疾，身体强健，可以承受，可是对于病弱而言，医为守身之道，药为除疾之术，道大无穷，术则有尽，自然要循道弃术，要少用药，还要治疗疾病，内病外治的思想就由此提出了。

"绿色医疗"根基深厚

中医药的影响力，已超越国界和时代，更是照亮了世界与未来。

在过去的两千年里，中医的诊疗思想与用药都走在了世界前列。满清之后，西医以其更科学、更快捷的治病手段而席卷世界。而两次世界大战更是使得西方医药取得了世界性的话语权，民国期间数次禁绝中医，大部分中医生迫于生计，无奈转行，只有那些西医面对不了的患者才会看看老中医还有没有什么办法。所以提起中医来，大部分人的印象是破破烂烂的药罐子，但是历史上，它曾经的辉煌，却是亚欧大陆的医疗中坚。我们中华民族之所以能够在风雨飘摇中颠簸五千余年而不衰绝，中医功不可没。论及根基，西医远远不及中医。

近年来，西医的发展陷入了瓶颈期。预防医疗体系的薄弱，导致很多慢性病、中老年疾病无法控制，推高了行业费用，不停地加大用药，而病人却没有得到很好的治疗，其极大消耗了社会资源，对于患者而言，更是雪上加霜。患者生病需要用药，无益的用药推高了医疗费用，养活了一大堆医疗公司，喂肥了一群无良医师，却不会对患者有益，反而大大损耗患者的生命元气，病上加病。有识之士有鉴于此，提出了"绿色医疗"取代"白色医疗"，即用针灸、食疗等中医诊疗方法取代西医的药物疗法。

如何减轻药物对人体的伤害？就需要内病外治。人体的呼吸系统主要是肺，排泄系统主要是大肠。生命最重要的三样东西——空气、水分、食物，主要经过这两个脏器进行代谢，所以中医讲肺经与大肠经通表里。在中医里，肺与大肠同属于金，肺属阴在内，大肠属阳在外，通过直肠与呼吸直接给药可以尽最大可能保护病人，防止药物的伤害。

中医认为，手太阴肺经，起自中焦，向下联络至大肠，回过来沿胃的上口贯穿膈肌，穿入肺脏从喉咙横行出胸壁外下方，走向腋下，沿上臂前沿外侧，至肘中后再沿前臂桡侧下行至寸口，又沿手掌大鱼际外缘出拇指桡侧端，支脉子腕后桡骨茎突上方分出，经手背虎口部至食指桡侧段，与手阳明大肠经相接。手阳明大肠经，自商阳穴起，经过手背行于上肢身侧前端，上肩，至肩关节前缘，向后与督脉在大椎穴处相会，再向前下行入锁骨上窝，进入胸腔络肺，通过膈肌下行，入属大肠，支脉从锁骨上行，经颈部入面颊，入下齿中，回出颊口两旁，左右交叉于人中，至侧鼻翼迎香穴。中医的经络运行学说早在炎黄时代就已经提出，但是如同人们并不知道秦始皇到底是如何治政、一统六国一样，当今的科学家虽然做了很多研究，但始终没有很好证明经络究竟是在人体上的什么部位、什么原因起了作用，但是针灸对于大部分疾病都有调节、控制、防御作用的现实，使得科学家又不得不承认，它是存在的。

基于这一套经脉理论，中医提出了"内病外治"的诊疗思想。孙思邈的《千金要方》记述曰："变汤药为外治，实开后人之无限法门。"对这一思想给予了肯定。汉时张仲景《伤寒论》中也记述了塞鼻、灌耳、舌下含药、润导、粉身等内病外治的法门，宋明清两代国家组织编写的医书《太平圣惠方》、《普济方》、《医宗金鉴》更是有多种内病外治的法门，以吸入治疗和灌肠治疗的效果最为显著。

雾化与直肠疗法，走向更广阔的运用

吸入、灌肠疗法在中西医的历史上都留下过足迹。西方的埃及在公元前1500年就使用灌肠治疗一些疾病。医圣张仲景在《伤寒论》中记述称，用土瓜和猪胆汁灌肠，给发热、大便不通的患者润肠通便，这是中国最早关于灌肠术的记述。葛洪的《抱朴子》首次记载使用竹筒给药，到了唐代孙思邈的《千金要方》，药分作散济、汤剂、丸剂，所以方法分吹、射、灌。吸入疗法最早的记录也是埃及，当时技术落后，把药物放在砖块上烤，让患者吸入烟气。公元前500年左右，古希腊、古印度、古亚述都曾使用过这种技术，用醋泡药物，置于壶中加热，让患者吸入。

中国在公元前 2600 年就开始使用麻黄之类药物了，不过多数医家不采用吸入法，主要还是因为治疗效果弱。这些治疗疾病的方法都是当时的大医所推崇，但是因为材料的限制，只能针对一些特殊的疾病运用。清代神医吴师机就大力推崇内病外治，认为"世有博通之医，当于此见其才"。18 世纪之后，科技的进步，使得材料产生突飞猛进的发展，20 世纪 20 年代，普通人能用到橡胶管灌肠，这种技术才产生了质的飞跃。20 世纪中期，这两种治疗方法才在国外开始流行。不过新中国成立以来，我们与外界的交流处于隔绝状态，对于西方的医学技术了解相对滞后，直到 20 世纪末 21 世纪初，国家全面稳定，经济发展迅猛，出于人民对于健康日益渴求的需要，国家大力引进西方医疗技术，同时又提倡发展中医药，西方的医疗技术与中国的制药形成了一种新的组合，才迈出了世界医学融合的第一步。

东西方文明差异较大，在文化基础上所形成的医学也各有偏重。西医的体系制度、教育水平、器械使用都极为先进，容易普及；而中医的制药用药、诊病思想，历经长达数千年的积淀，已形成不可逾越的高峰。采用西方标准建立的雾化室、直肠用药设备等，使用中草药处理后的药剂，从更大程度上保护了患者的健康。

直肠给药通过肛门将药物送入直肠管腔，经肠壁丰富的血管，淋巴管进入体内循环，发挥药效。不经过胃系统，用药可以更少、更精，避免了酸、碱、消化酶对药物的影响和破坏作用，同时也保护了患者的肠胃消化系统，不经过肝脏的首过效应，减轻了药物对于肝肾的毒副作用。雾化吸入是用专门的装置将药物溶液雾化为细小的微粒，使这些微粒悬浮于空气之中，随着患者的吸气过程进入呼吸道和肺部进行药物沉积，从而达到迅速、有效和无痛治疗的作用。

"内病外治"的思想虽然早已经提出了一千多年，但是如若没有西方先进的科学技术将还需很长的时间进行探索。正是在人类迁徙的过程中相互融合、代代传承，在新时代的医学创新精神下，国内一批医药优秀企业积极向新时代进行挑战与学习，引进新技术、跨越新进步，才使得药圣孙思邈的思想终于走向了更广阔的运用。

医者，行医路……

在我们的视角里，每位基层医生的人生都是独特的——
他们真诚、率性、勇敢、执着；
他们不争名利，不争宠爱，朴实无华地保持着内心的恬淡；
他们安然与和谐，乐观也进取，矢志不移地推动着我国基层医疗市场的发展。

"天地与我并生，万物与我唯一。"或许，真的是拥有一颗"天性自然"的心，才能达到"人化自然"的境界。通过捕捉、剖析每位基层医生的故事，他们身上都谱写出了一幅幅生动而又引人深思的人生图景，让我们静静品味他们追求生命的滋味与意义，以及呈现出来的不同风情与人文。

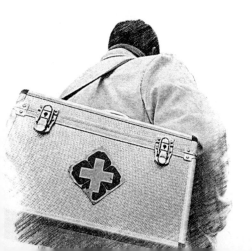

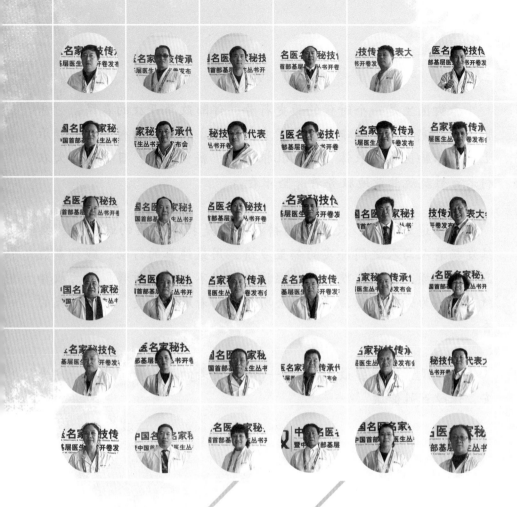

上届

"时代烙印" ——

赤脚医生
牵动一代人不尽的记忆

赤脚医生是一个时代的历史符号，伴随改革开放的春风，"赤脚医生"完成历史使命，变成了乡村医生。新一代的村医们，继承上一代赤脚医生的衣钵，依然扎根乡土，薪火相传，日夜为广大农村老百姓兢兢业业地服务着，坚守着。

多少迢迢行走，几度风雨耕耘，正是扎根基层的这些人，继续发扬着人与人之间朴实的邻里乡情，用最纯真的行动，践行着最高尚的情操。他们默默释放着温暖的心，不为名利所移，不为权势所屈，不为荣辱所惊，不为得失所累，带着质感的美，染了灵魂的香。

人生风景百味，最美不过——心里装着的那一壶"守护一方平安，保障百姓健康"……

孙英莲：医心春暖

"我提着这灵巧的小桔灯，慢慢地在黑暗潮湿的山路上走着。这朦胧的橘红的光，实在照不了多远，但这小姑娘的镇定、勇敢、乐观的精神鼓舞了我，我似乎觉得眼前有无限光明！"冰心的《小桔灯》，以短短的一千五百字，描述了抗日战争胜利之前山城重庆人民抗争必胜的信心。那一盏小桔灯照不亮无边的黑夜，但是灯光之中

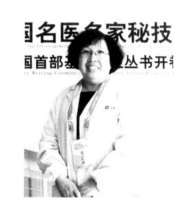

透出的是人性的真善美必定战胜黎明前黑暗的信心。许多事看起来很平凡，但细细回味，才能发现平凡之中的伟大！

斗转星移，山城的小桔灯又被古乐安的老中医孙英莲点亮，柔柔的橘光给十里八乡的村民带来了健康，带来了欢乐，带来了明媚的春光！

五十七岁的孙英莲医生尝过"三年自然灾害"的苦，赶上了"赤脚医生"带来的乐。十五岁初中毕业的她因出生于中医世家，而被大队选中成为一名光荣的赤脚医生。

时任生产大队的赤脚医生是一名退伍军人，虽然有为人民服务之心，无奈医术实在太差，他的药箱里只有楚楚可怜的五种药——红药水、紫药水、土霉素、阿司匹林、食母生，以至于刚学完《赤脚医生手册》的孙英莲医术便已胜他一筹，村里的人更喜欢这个积极向上、阳光开朗的小姑娘。

领导的支持、村人的信任给了孙医生无限的动力，她努力认真地研究中医，真正做到了一根银针一把草，服务到田间、地头。有时候病人多了，已顾不上吃、睡。孙医生的付出，全队的人都看在眼里，记在心里。当时她的诊治水平算不上高明，但心态阳光、为人积极、服务良好，获得了大队的一致认可。四年以后，大队推荐她到广饶卫校中医班学习进修。

在校期间，孙医生学到了中西医全科系统的基础知识，医疗技术和诊治水平上了一个台阶，对针灸有了新的认识，对肌肉注射、静脉输液也更为了解。当时的针头、针管都是多次使用，为了防止交叉感染，她每天都会煮针头消毒到半夜。输液管由于价格高昂，贫病人家承受不起，所以她更倾向于用针灸治病，特殊情况下口服一些自制的中药。

后来，山东中医药大学招收成人进修班，她又获得推荐，学习了两年中医医术。在校期间她患了血小板减少症，情况很严重，还以为是白血病，她特别担心，中医授课讲师在诊脉辨证之后开了中药，不久她就康复了。从此她便对中医极为信奉，学习特别用心，进步得也非常快。

改革的春风吹遍了祖国的大江南北，赤脚医生也走完了最后的旅程，孙医生出嫁后，到了丈夫村里的卫生室成为一名乡村医生。这个时候，原先形成的行医理念使得她在很多时候都较为困惑，病人普遍要求快、快、快，并不认同她的针灸与中药，一次性针头和一次性注射器的使用使得抗生素大行其道，开小诊所的她只能通过药品进价与售价之间的微薄差额来盈利，利润空间不高，而风险却相当大。一年的收入，还比不上一个去外地打工人的半年收入，时有迟发性过敏反应，也使得她昼夜都提心吊胆。

一次，一个拉肚子厉害的人打了一针庆大霉素走了，过了不久，从她诊所出去的人返回来说看见那个人走到半途倒在地上，她赶紧跑了过去，把其扶回诊所，注射解救药。患者表示自己看不见了，让把他送回家。那一夜，孙英莲辗转反侧不能入眠，幸运的是，第二天患者好了，据他说半夜上厕所之前还是摸着的，上完厕所就能看见了。类似的事件时有发生，让她精神疲惫、心力憔悴，多次想辞去村医之职，可一想到自己当初从医的志愿，以及乡里乡亲们的厚望，只好又咬牙坚持下来。

中国传统文化悠久灿烂，作为代表古代科学成就的中医药学无疑是一块散发着独特魅力的瑰宝。当直肠给药、雾化、贴敷、养生理疗的治疗方法出现后，她也积极引进。一名急性喉炎的患者，说不出话，鸡鸣，她用勒马回、鱼金注射液、扑尔敏等雾化治疗，患者很快便得到了缓解，5天就痊愈了。一名高三学生，高考前一个月患急性阑尾炎，输液九天治愈，在高考前一天又反复并且化脓，腹痛呕吐发热，输液必然会影响高考，她便用鱼金注射液、勒马回注射液、维生素 C 和胃复安直肠给药，同时开出退烧药，让家人喂稀流食，在不影响考试的情况下 4 天便痊愈。多个医疗实例证明，雾化、直肠给药、贴敷、针灸的中医疗法能够治病，且更加安全。

虽然年龄已近不惑，可孙医生给人最深的印象还是年轻时的那种阳光积极、乐观开朗。孙医生信奉中医的养生保健，她认为中医药作为我国独特的卫生资源，从神农尝百草开始，就在几千年的发展中积累了大量临床经验。随着我国健康服务业的蓬勃发展，人民群众对中医药服务的需求越来越旺盛，迫切需要继承、发展、利用好中医药。在她看来，继承与发扬中医，既要继承，也要提高，更要创新；中医与西医，既不必妄自菲薄，也不能封闭傲慢，而应取长补短，这样中医药的发展才会有更可信赖的春天。

苏清华：博学登道

知之者不如好之者，好之者不如乐知者；学而不厌，诲人不倦；学而时习之，不亦说乎；敏而好学，不耻下问；温故而知新，可以为师矣；三人行，必有我师焉，择其善者而从之，其不善者而改之。这些劝学的名言，都出自齐鲁文化。春秋时，山东之地率先崛起，先后涌现出管鲍、老庄、孔孟、孙吴、

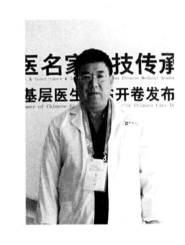

邹墨等一大批思想家，这些思想百家争鸣，相互交融，最终形成了我国文化中最耀眼的明珠——儒家文化，也间接促进形成了山东人豪爽大气、朴实敦厚、向学明礼、诚信忠义的民风。之后传承更新，不论是从野史传说的瓦岗聚义、梁山好汉，还是从史有明笔的诸葛孔明、辛弃疾、戚继光、蒲松龄身上，我们都可以感受到这种文化的磅礴大气，包容进取。苏清华老医生就出生在这片土地上。

苏医生今年58岁，现在山东省滨州市滨城区北镇街道办事处苏家第一卫

生室做乡村医生，这个面积达 400 平方米的诊所只有两名护士、两名医生，每天的接诊量达到 60 到 100 左右，许多人都是冲着苏医生的名头而来的。以年近花甲的资历，苏医生完全可以悠游林下，含饴弄孙，但是他如今除了诊病救人之外，更花很多时间参加学习班、研讨会、听课演讲，为促进医学技术的交流不断耕耘。

苏医生年轻的时候，在乡村做赤脚医生。那是一代人特有的记忆，那时候苏医生高中毕业，非常热爱学习，成绩名列前茅，当时社会还处于一个特殊时期，并不重视知识，其高中毕业后参加了 3 个月赤脚医生初学班就上岗治病，走向了广大农村，与劳动人民相结合。参加工作之后，他就深深爱上了这份工作，治病却力不从心，后来在滨州市卫生脱产中医带徒学习班学习了两年时间，才有了基础。改革开放，学校重新开放，苏医生参加了山东省高等中医自学考试，取得了行医资格证。

苏医生不是中医世家，他的学习之路早年也没有名师指点，但他极其喜欢读书，性格专注，自他走上从医的岗位，每有闲暇时间便会浏览医书。因为经常看书研究，苏医生的中医基础十分扎实，经常被举荐参加学习班；他根基深厚，又勤奋好学，在自主的学习班环境里要比一般学员成绩好、学习快，学的内容多；回到当地他又做讲师，把学到的内容传授给当地医生，知识丰厚的他旁征博引、讲解通透，获得了当地医师们的信任。所以，每有国家中医药研究所贴敷疗法高级班、高级平衡针灸班等多个学习班开展学习活动，当地的相关部门推荐的也都是苏医生。

如同庖丁解牛，初时一月换刀，稍熟后一年换刀，待到精益求精，目无全牛，迎刃而解，瓜熟蒂落，自然天成。苏医生就这样边学、边讲、边实践，历经四十多年，终于成长为一方名医。他多次被评价为山东省优秀乡村医生，多次被电视、报纸等媒体报道表扬。

针灸，这种我国自炎黄时代便发展起来的一种独有的疾病治疗手段，根据人体染病之后的身体机能会自动进行一些针对性调节，刺激腧穴，能够有效增强人体的调节能力，从而增强对于疾病的抵抗力度，达到康复原理而创作的手法，不仅简便低廉、安全有效、易学好用、无副作用，而且对大多常见病症都有疗效，治疗过程更提高了患者的生存质量，极容易普及。2010年被国际上列为"人类非物质文化遗产"。苏医生一生积累，对于针灸情有独钟。他认为，急性头疼、腰疼、关节炎、急性脑血栓、带状疱疹针灸往往一针就可以见效，对于一些慢性病症针灸也有一定的调节作用。因为对于针灸的推崇，苏医生对直肠、雾化、贴敷这些疗法也较为支持。2013年，他就用勒马回直肠给药，鱼金注射液加上氨溴索雾化治疗治愈过一个没钱住院的患支气管肺炎的孩子。

作为一代老医者，苏医生对于国家不支持基层医生对脑出血患者实施抢救，略有微辞。他认为，一般碰上类似症状，就地抢救，治愈率会大大增加，恢复率会提升数倍，国家政策规定无医疗条件的情况下不允许对此类患者实施抢救，否则失败要承担相应的法律责任，这样间接导致了很多患者错失最佳救治时机。但他也承认，很多基层诊所的确不具备急救条件，而且一般都是个人诊所，抗风险能力很差。近些年由于我国医患矛盾尖锐，国家政策的规定是为了规避一些医疗风险的发生。但是这类病症往往发作急，许多情况下病人来不及送大医院进行及时治疗，他希望在这方面能有更为理想的政策与责任制度，既能够使更多患者得到救助，又能最大程度地规避医生的风险责任。

苏医生的学习一开始就偏向于中医，"中医的特色在于百方一病，百病一方，博大精深，奥妙无穷"，他如此说，也如此践行着自己的中医行为。现在的他，希望自己能够参加更多的学习，活到老，学到老，一辈子做中医界的小学生，才能够在中医的道路上走得更远。

袁志明：五代医家

假如我是一只鸟，
我也应该用嘶哑的喉咙歌唱：
这被暴风雨所打击着的土地，
这永远汹涌着我们悲愤的河流，
这无止息地吹刮着的激怒的风，
和那来自林间的无比温柔的黎
明……
——然后我死了
连羽毛也腐烂在泥土里面。
为什么我的眼睛里常常含着泪
水，
因为我对这片土地爱得深沉……

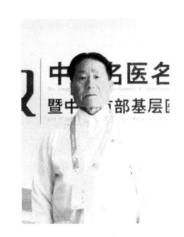

艾青的这篇《我爱这土地》，其中饱含着深沉、炙热的爱
国情怀，在当代，送给奋斗在医疗第一线的乡村医生也最适合
不过了。

说到乡村医生，袁志明老先生大概是中国最老的一批乡村医生了。袁先
生祖籍山东日照，今年 72 岁，现在山东省德州禹城市市中办事处前种子村经
营一家约 80 平方米的个人诊所。俗话说人生七十古来稀，而年过古稀的袁先生，

精神矍铄，耳聪目明，仿佛五十岁人一般，见到他不由得让人想起松风鹤骨一类的形容词，令人印象深刻。

虽然已经是儿孙满堂，但袁先生还在不断学习新的知识，接受新鲜事物，让自己在医学道路上走得更远。他家是祖传中医世家，其父就是当地的著名老中医，子承父业，孙承子业，而今，重孙已经开了个体门诊，五代行医，薪火传承。小时候，袁先生在父亲身边耳濡目染，了解到了很多中医药知识，家里也希望他能把家族医学传承下去，于是便开始正式对他授课。

袁先生16岁的时候，正赶上国家三年困难时期，山东省尤为严重，每天吃也吃不饱，只有强忍饥饿。家里的要求特别严格，即便是在这样的环境里，每天都要求抄方背书决不放松，苦学数年，为他在日后的行医生涯中打下了坚实基础。20岁之后，长期跟随家里人行医打下手，使他的医术基础已经十分扎实。家里支持他在当地卫生学校学习，卫生学校的课程中医西医都有涉及，给了他更广阔的视野，基础扎实的他进步非常快。1967年，袁先生拿到了国家行医的资格证书，开始正式行医。

当时城乡的医疗资源分配极不平衡，大城市医疗技术人员占70%，医疗费用占75%，剩下的大部分人员也在小城市，广大农村则成为医疗的真空区。为了响应毛主席"把医疗卫生工作重点放到农村去"的号召，大批医学名家从农村医疗实际出发，化复杂为简明，集体合著了《赤脚医生手册》，用清晰明了的语言、简便易行的方法，普及疾病诊断与疾病治疗的方法，务求实效。100万医家子弟、知识青年、脱产文化青年组成的医疗队伍经过简单培训，走向广大农村，从事农村医疗卫生工作。在这样的大潮中，袁先生也光荣地成为一名赤脚医生。

这次运动，大体上解决了农村婴幼儿死亡率极高和传染病蔓延肆虐的情况。当时的医疗条件极差，没有住院条件，有医无药，更多的乡村患者连最基本的健康思想都没有。生了病就强忍，病到不能动弹时才会求医，因患病而自杀的情况也时有发生。鉴于这种情况，大队分派任务，要求"赤脚医生"提着药上门看病，袁先生那些年就拎着一只装有一些普通药片、针筒、纱布和听诊器的药箱，行走于大队中。虽然只是大队队医，但因为有家传的底子，他实际负责的区域达到了两个县。遇到有病需要出诊，不管刮风下雨、白天黑夜，他都会第一时间赶去。背着小小的药箱，在当时却要面对多种病症，更多时候采用的是土方子与打针吃药相结合。

生活条件艰苦的年代，卫生条件更是无法想象，没水洗澡，没药治病，小小的外伤就会变成疮疡疔毒各种可怕的外科重病。在长期与这类疾病斗争的过程中，袁先生积累了丰富的外科皮肤医疗经验。他认为，中医学习最重要的是基础扎实，深入研究，了解药性，自然能够用药如神。以前学中医要求背诵汤头歌诀医家理论，现在很多人只会用抗生素，基础不扎实，临床经验又欠缺，这对病人来讲是不利的。

几十年经验，使得袁先生当得起"用药如神"的称号。他最常用的一味药是点舌丸，65岁的李女士出疹7天后疹腰疼，水疮疼，他用点舌丸口服，并将点舌丸麻油调匀涂患处，7天结痂14天痊愈。28岁张秀英女士面痛，上额大面积发红流血，丘疹出脓，他用点舌丸一日三次口服，清水洗脸，食清淡食物，月余痊愈。类似症状达千百余例，在他看来，了解药性，用药根据病症变化，一味药可以有千变万化。

上世纪80年代后期，国家放开医疗的限制，袁先生便开了一家小诊所。如今他年龄已大，终生行医，在当地已经很有影响力，闻名而来的患者非常多，每天接待患者30多位。他有一间屋子，挂满了各种各样表示感谢的锦旗。如今，儿孙曾孙都开了自己的诊所，儿子开西医诊所，孙子中西结合诊所，曾孙添加了新理疗设备，但袁先生自己却一直坚持用中医治病。他认为，中医是一种需要传承的文化，无论是对待病患的言语态度，还是望闻问切的医病技术，都应该薪火传承，代代不息。

行医是善业，是为了造福一方。谈及现在乡村诊所的医疗大环境，袁先生极为乐观，他一生经历的苦难，见过的病症太多，他感慨地说："现在经济发展了，卫生情况比起以前好太多，许多原先很难面对的杂病都已迎刃而解，将来还会更好的。"他希望自己能够一直干下去，干到自己干不动为止。

汪金水：高洁之士

五岳归来不看山，黄山归来不看岳。安徽黄山，云海浩瀚，晦明变幻，犹如仙境；奇松破岩，虬曲千姿，苍古千年；怪石嶙峋，飞瀑温泉，天下奇观。这是江淮山河的代表，传说轩辕黄帝曾在此炼丹飞升。池州就在黄山脚下，这里是汪金水医生的家乡。池州地形复杂，长江、鄱阳湖、彭泽湖等多条河流从中流过，水热丰富，但是地形并不平整，所以林业发达，江淮之地，鱼米之乡，农业相较其他地方弱。

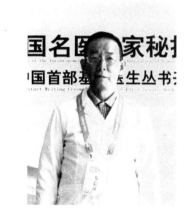

汪医生原先是做行政工作的。上世纪 60 年代各地都缺医少药，汪医生作为革命的一块砖，哪里需要哪里搬，他自己也有意向，就被"搬到"医疗卫生行业，弃政从医，做了一名赤脚医生。

汪医生最初踏入这个行业时有一点知识基础，其就根据这一点儿知识基础，拿出"不怕苦、不怕累"的那个年代所独有的精神，拼命学习中医。他的中医知识基本上大部分都来自于自学摸索和乡里人的相互传授，在当地算是"野路子"，但是十分有效，很有名气。

改革开放之后，经过农村合作医疗改革，赤脚医生转变成为乡村医生。以前做乡村医生风险比较小，而改成诊所经营之后，诊所个体单打独斗，医疗风险也增加了不小。有弊也有利。以前经常治病非常缺少药物，而市场放开之后治病便再也没有这一短处了。经过 30 多年的发展，汪医生的诊所现在有 3 名乡村医生，日诊量达 50-60 人左右。

以前，诊所的主要治病方式还是汪医生在"赤脚医生时代"学习的打针输液。中医适用技术疗法推行以后，汪医生的诊所也积极引进，他觉得直肠给药、雾化治疗两种方法对与癫痫病的效果很好，安全、高效，而且对身体也没有伤害。

汪医生诊所引进这些方法的时间并不久，短短三个月内已经不再使用原先的输液打针治疗方法，在村里形成了一种"打针不找我"的治疗理念。在汪医生看来，直肠给药、雾化治疗是真正的中西医结合治病方法，将西医的器械化为中医的方法，减小了药物伤害，加快了治病速度，降低了医疗费用，更好地适应了现在基层诊所的生存发展需要，需要大力推广。特别是再结合鱼金注射液、勒马回注射液等中药制剂治疗，现在村里的孩子都愿意到诊所来——不打针，他们接受起来很容易。

如今已经年近古稀的汪医生，做了一辈子的乡村医生，勤勤恳恳地为乡民服务。谈及乡村医生的不容易，汪医生甚是感慨，目前乡村医生没有编制，说是医生也算医生，说是农民也是农民，就像过去的民兵。基层医生面对的患者大部分经济条件都比较差，赚不到什么钱，行医普遍收入低、待遇低，国家又没有编制，像其他乡村教师、乡村干部都有人去应考的基层公务员干部，只有乡村医生被排斥在外。现在还在坚持做的，都是一些年龄非常大的老医生，如何才能使苍老的面孔变得年轻？这个事业如果一直如此走下去，就会导致后继无人而断绝，那么最底层的老百姓患病就会无人医治，这多么可怕、可惜和可叹呀？！

乡村医生目前的医疗水平、医疗技术的更新，已远远落后于经济水平的发展，基层医生取得信息的途径有限，上层管理机构不加重视，不给乡村医疗创造有利的发展条件。中医技术中有许多疗效好、见效快、节省钱的治疗方法，因为缺乏交流而得不到广泛传播，只能在一乡一地惠及村民，不被广大的医生、群众所普及和运用。

与此同时，乡村医生现在的处境也十分微妙——担着最重要的责任，却没有任何利益保障，甚至没有人身安全保障，医患矛盾日益严重。一个诊所治疗疾病本来就赚不了多少钱，而现在医患矛盾又相当敏感，乡村医生辛辛苦苦用最少的钱给病人治病，大家都习惯认为医生拿了钱就应该治好病，如果没有治好，病人有情绪可以理解，如果有问题，病人家属就会来诊所无理取闹，大部分医生只能赔钱息事宁人，但却没有法律来监管这一矛盾。

这些，都是汪医生几十年行医生涯亲眼目睹的一些让乡村医生比较头痛的问题，他没有能力对抗和改观这样的窘境，只有尽心尽力地诊治病人。每当看到病人面带痛苦进入诊所，微笑着离开诊所，汪医生的内心就会生出一种欣慰感，这种感觉几十年来从未改变，但是现在的环境，却有点像"黄山的云海"般变幻万千，其中的辛酸苦辣也傻傻分不清了……

苗银丰：茶园古医

安徽六安，最驰名的就是六安的茶，著名的品种有六安瓜片、霍山黄芽、华山银毫、金寨翠眉、舒城兰花等许多精品，以六安瓜片最为驰名。慈禧皇太后当年还未登极之时，因为生了同治皇帝，才能够享受每月14两六安瓜片的待遇。新中国成立之后，六安瓜片更是成为中央军委特供茶。谷雨前采摘的茶叶经过加工之后，色泽宝绿，大小匀整，冲泡之后，清香高爽，滋味鲜醇甘美，汤色碧莹透亮，是茶中之极品。这里就是苗银丰医生的家乡。

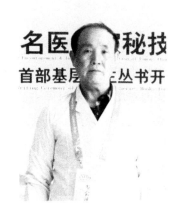

苗银丰医生在赤脚医生时代便走进学堂，那时候所有的大学都停课闹革命，但是医疗卫生事业也必须有人做，国家不少医学院校还在坚持上课，年轻的苗医生见到当时缺医少药的乡村医疗卫生状况，决心成为一名光荣的医护人员，为广大农村群众服务，防病治病。他的运气比较好，在1972年被选中到芜湖卫生学校学习，毕业之后于卫生室工作。1985年被调到乡医院做院长一直到1996年，之后又开了自己的诊所。

苗医生最初是在乡村治病，缺医少药是很正常的情况，自国家改革开放以后，医疗转为市场化，就不存在医生要治病却没有药的情况了，但是新的问题也接踵而来。

那时候治病最常用的就是打针和输液，特别是输液，一般患者用输液一百多人就有一个会发生药物反应，药物反应速度特别快，如治疗不及时，就会造成医疗事故。乡村诊所哪一天都是 100 多人，每天治病都要提心吊胆，后来医患矛盾日趋严峻，发生了事故不是医生所能承受得起的，治病救人担惊受怕，乡村医生收费又低，根本赚不到什么钱，很多乡村医生因此而改行。作为一名乡卫生院院长，苗医生为了自己的责任，才硬是咬牙坚持做了几十年。

中医适用技术疗法在社会上刚刚兴起，苗医生就积极引进。他做乡村医生几十年，十分清楚这种中医适用技术对基层医疗的重要利好：乡村医生主要面对的患者是村民中的常见病、多发病，以小孩为主，打针输液很容易造成过度伤害，治好了病，损害了患者的健康，拆东墙补西墙，过一段时间又生病了。新的中医适用技术疗法革新了给药途径，用药量少，治病疗效好，而且没有肝肾的首过效应，大大降低了毒性，对患者非常好，更是解决了困扰苗医生多年的医疗事故问题，所以苗医生就把诊所的治病手段全都换成了这些方法。

苗医生认为，直肠给药、雾化治疗是基于中医的经络沟通表里理论为指导的治疗方法，肺与大肠相表里，诸气皆生于肺，肺在诸脏之上，通过直肠和肺部给药，是沟通表里、内病外治极高明的方法，这两种疗法是很好的。

他治疗一名患支气管肺炎的 8 岁男童患者，当时患儿已经发烧咳嗽胸闷三天，腹软，白细胞计数增高，苗医生使用鱼金和沐舒坦雾化治疗，勒马回和柴胡直肠给药，点刺放血，不久患儿便完全痊愈了。治疗一名 4 岁女童，小女童是常见的秋季腹泻症状，患儿食欲不振，恶心呕吐，每天腹泻十余次，大便蛋黄稀糊状，蛋花样，有少量粘液，还沾有腥臭味，有淡黄色奶块，苗医生认为是夏暑燥火，秋冬前后被户外寒气劫持所引发，使用秋泻散、葛根、藿香、茯苓、黄连、滑石、车前子、穿心莲、只壳、神曲、甘草进行治疗，很快便痊愈了。

苗医生如今已经年近古稀，他从事乡村医生工作40多年，真切感受到国家医疗卫生的情况变得越来越好。随着经济条件的好转，大家都开始关注怎样预防疾病，苗医生渐渐也在治病的同时，把中医的知识和现代营养学知识融合起来讲给病人听，让他们在日常生活中注意养生保健，以利于健康长寿。

现在基层医生的压力很大，特别是来自医患矛盾的压力，其对基层医生的摧残是毁灭性的。苗医生希望国家能够尽快出台法律政策完善这一块儿，不要让乡村医生吃苦受累还要流血流泪。40年的行医生涯，历经往事，冲尽浮华，苗医生的人生仿佛一杯饱经沧桑、在苦乐年华中翻滚沉浮之后冲泡出来的茶水，尽管夕阳向晚，但他仍旧默默绽放着自己的生命力，为更多的患者带去幸福与安康。

尚振铎：秦晋老医

"慨然抚长剑，济世岂邀名。"这是唐太宗自晋阳归长安过三门峡时写就的《还陕述怀》的前两句。三门峡地处秦晋交界，自古以来都是沟通秦晋的咽喉要道，东临洛阳，西望长安，北连运城，南接南阳，是古代文化最盛的地域之一。黄河流经这里，形成了三道峡谷，相传大禹治水凿龙门开砥柱就

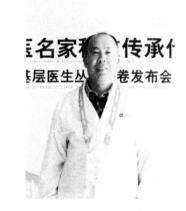

在这里。从上古说起，三门峡地区历史享名人物如过江之鲫，不可胜数。尚振铎医生的家乡就位于这里。

尚医生从医的时候，"文化大革命"还在大江南北展开，1975 年高中毕业的他也不能上大学，只有到农村加入劳动人民的队伍，因为其有些知识，所以被分配到村卫生室工作。不久之后，"文革"浪潮过去，又允许学生上学了，那时候经济艰难，尚医生上不起学，1979 年的时候被推荐到三门峡卫校学习医学知识。学习完成之后，他就一直在当地村卫生室工作。转眼之间，40 年光阴白驹过隙一般匆匆流走，尚医生已成为一名年过花甲的老医生。

尚医生最初做医生的时候，是赤脚医生，他想起那些年的岁月来，激动得不能自己。那是国家真正困难的时刻，农村发展还处于集体耕作的时代，各种运动不停，谁也不知道明天会变成什么样子。每个人都在拼命努力，所有人的脑海中都不断幻想着，如果明天世界灭亡了，怎样用自己手中的力量尽快建设出一个如同目前现状的世界。每个人都非常质朴高尚，为了社会主义可以奉献出自己的一切。作为大夫的尚医生，一把草，一根针，在缺医少药的情况下，尽一切可能的努力为群众解除痛苦，那种拼命的精神影响了他的一生。

虽然刚开始尚医生的技术并不是很高，对医学更不了解，但为了当地村民的健康，他一直拼命地努力着。40 年来，他参加过多少培训，投入了多少时间进行自学，又积累了多少实践经验，自己也数不清了。到今天，这些知识、经验中的含金量，不是某个本科、硕士、博士靠文凭所能比拟的。经过 40 年的发展，他所在的村卫生所已经发展为社区医院，占地面积 1500 多平方米，拥有 4 个医师、5 个助理，包括医护人员在内共计 23 人，为当地五万多人的生命健康保驾护航。

尚医生想到小时候村子里缺医生，有的小孩子有了病都没法治，看到电影里那些赤脚医生，就对中医产生了极强的感情，也为此辛苦钻研奋斗了一生。当时开医院的想法并非是以赚钱为目的，但现在社区医院却面临很大的发展问题，现在人均年收入 5000 元，这让社区医院的发展捉襟见肘。他现在年龄大了，再干几年做不动，就可以不做了，可是想到这个事业需要后继有人，就十分头疼。

在尚医生看来，现在基层社区医院最大的问题是医疗资源少而风险责任却很重大。基层社区医院一般承担的都是辖区内的小病和常见病治疗，基本没有什么利益空间，又条件有限，很容易造成漏诊、误诊，引发医患矛盾后更是无法妥善处理。但尚医生也没有什么好的方法改变这种现状，只能根据实际情况，完成上级分配的任务，提高技术水平，提升服务质量，更好地为当地群众服务。

2015 年，尚医生接触到了直肠给药、雾化治疗、贴敷这种中药适用技术治疗方法，他学习引进之后，觉得这类疗法对儿童发烧、咳嗽、咳喘、腹泻等常见病症有奇效，治疗效果很好。现在人们也逐渐意识到了抗生素使用的危害，将来常见病症这一块用抗生素、打点滴的治疗方法会完全被逐渐淘汰，所以他们医院也积极选择使用新技术。现在一次直肠给药、雾化治疗费用合起来与打点滴相当，并不会增加当地村民的医疗费用，治疗效果却能更好，尚医生认为应该大力推行。

尚医生治病喜欢用中医疗法，一名腰椎间盘突出的女性患者，当时已经走不动路了，尚医生使用自己学习的微通疗法进行针灸，完成之后便立刻可以行走。一名阳明腑实症患者年龄已经有 65 岁，当时医院认为已经治不了，患者大热大汗脉搏洪大，很难治疗，尚医生使用大黄承气汤调理，已归于正常。

尚医生一生钻研，医术很高，在当地得到了患者的认可和很高的赞誉。他认为，自己行医的一生，是辛苦的一生、劳累的一生，但也是高尚的一生，造福了一方乡里乡亲。有时面对医院并不如意的现状，尚医生偶尔对当初的选择也有些犹疑，医院历尽艰难发展起来十分不容易，为了金钱放弃理想是应该鄙弃的，但为了理想牺牲太多是否也不对，这中间到底做到哪一步才是准确的？他苦苦思索着答案。

王兴站：连云医师

中国古典四大名著《西游记》的发源地是江苏的连云港，吴承恩先生以宏大的想象力，描写了一个鬼怪神奇的神仙世界，借此讽刺当时统治者的剥削本质。连云港，东临黄海，远望扶桑，正是《西游记》中描述的三岛祖脉，十州来龙。境内山海齐观，平原大海，高山丘陵，湿地海岛，湖泊滩涂，各种地形俱全，正是在这片土

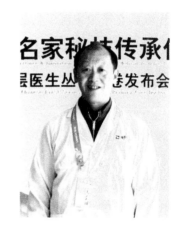

地上，才能诞生出《西游记》这样超魔幻现实主义的文学大作。连云港，便是王兴站医生的家乡。

连云港是个神奇的"宝地"，这里除了出过《西游记》外，传奇魔幻作品《镜花缘》、《八仙过海》、《聊斋志异》这些享誉极大的作品也都从这里借过道路，取过真经，这里地靠江淮平原，物产丰富，文化极盛，不过在文革时期遭遇了一场大劫难。在扫荡一切牛鬼蛇神的红色浪潮里，所有的文化产物都被当做牛鬼蛇神扫荡到了大海里。1976年的时候，这里与全国大多数地方一样贫穷落后。王医生看到赤脚医生为当地老百姓送去很多温暖，减少了很多苦难，

决心也成为一名赤脚医生，1976 年他就到当地卫生站去做卫生防疫的工作，很受当地老百姓的欢迎。

在改革开放的那些年，连云港的经济发展在全国比较靠前。自 1983 年开始，王医生就兴办自己的个人诊所。这里与韩国、日本隔海相望，物产又丰富，春风吹来，成为全国先富起来的地方之一，王医生的诊所发展也顺风顺水，发展较快。2011 年，根据国家要求，王医生考取了西医行医职业资格证书。在很长一段时间内，诊所的治疗一直依靠西医的打针输液吃药，伴随着经济发展越来越好，文化卫生事业的发展也越来越快。特别是信息化之后，普通民众拥有了很多医学知识，原来的输液被他们拒绝使用，中医绿色疗法开始在社会上大行其道，王医生便将诊所的诊疗方式也替换成了以中医绿色疗法为主。

开始推行绿色治疗的时候，经济条件较好的人群很容易接受，但是从乡村来的人还是愿意接受"白色医疗"，因为相对于绿色疗法，白色医疗收费相对廉价一点，而且已经形成一种诊疗习惯。于是，王医生耐心地向他们解释，晓之以理，动之以情，现在所有人都基本上适应了这种绿色疗法，诊所治疗上下呼吸道感染疾病一般都采用雾化治疗；小儿胃肠病、女性妇科疾病，都使用直肠给药；女孩痛经、小儿腹泻之类症状多采用透皮贴敷，效果非常好。

一名两岁的手足口病患儿，发烧的同时手足肛门周围都会出现大小不等的疱疹，咳嗽不停，王医生采用勒马回、利巴韦林做雾化治疗，鱼金、阿司匹林直肠给药，同时采用鱼金、地塞米松和 50% 葡萄糖溶液混合装入小喷瓶做成口喷消除疱疹，第二天，儿童口腔内疱疹已不再疼痛，用药 4 天，完全康复。一名患肺炎的小女孩，发烧咳嗽，喘息不断，双肺之间有湿罗音，小孩在医院输液一周，但是症状并没有明显缓解，来诊所之后，采用鱼金注射液、庆大霉素、地塞米松、沐舒坦做雾化治疗，勒马回、阿奇霉素直肠给药，只 4 天小孩便恢复了正常。这些治疗方法效果非常好，最重要的是不打针吃药，特别小的孩子不会害怕，医生不再是"可怕的大灰狼"，令王医生很欣慰。

对于基层而言，治好病，效率高，对身体副作用小就是最实用的好技术。

王医生认为，基层医生应该多学习一些绿色疗法技术，现在老百姓治病，都希望能使用中医的治疗方法，因为中医更加安全，副作用更小，基层医生每天要面对大量的病人，不可能把精力一对一地专业诊治某一个病人，大部分情况都是常见病、多发病，一个好的技术固定流程就可以看好病，操作简单，否则工作压力不是现在的情况能够胜任的。

王医生希望，国家将来能够建立属于基层医生交流的平台，让基层医生之间相互进行交流、学习，这样有助于好的技术及时地推广发展，对患者、对推动国家经济发展都是有明显好处的。另外，王医生提倡国家能够正确面对基层医生的养老问题，基层医生做防疫工作的工资几十年都没有变过，工资更是低廉，很多老医生辛辛苦苦做了一辈子乡村医生，没有地位，没有经济来源，每个月工资只有七八十块，现在社会经济已经发生了翻天覆地的变化，20年前的工资水平让他们怎么能够支撑生活的压力？

中国有句古话，"人生最怕老来贫"。那些年龄大的乡村医生辛辛苦苦奉献了一辈子，却老无所依，确实让乡村医生们很是寒心。现在年青一代的乡村医生们，也不希望自己有朝一日变成老一辈那样，若不改变这样的窘境，乡村医生的团队就要面临薪火断绝的危险。中国古代文化中就有一种敬老爱老的文化在其中，老子言，"老吾老以及人之老"，国家在针对乡村医生养老这个问题上，还要发扬中国的传统文化，给乡村医生们以发展的空间，让他们壮有所用、老有所养、老有所依。

周世花：博兴女医

西周之时，太公姜尚辅佐武王姬发克灭商纣，封地为齐，周公立有功勋，封地为鲁。在回封地的路上，太公问周公："何以治鲁"，周公对："尊尊亲亲"，太公叹："鲁从此弱矣"，周公问太公："何以治齐"，太公对答："举贤尚功"，周公叹："后世必有劫杀之君"。这就是齐鲁文化的先河，几千年中，两种相互矛盾的观点在交流中相互融合，形成了中国传统的儒家文化。传统的儒家文化，既重邻里和睦，也重开拓创新，只是其后来成为了国教，统治者利用儒家文化来麻痹群众的思想，所以儒学的内容里便只看得到尊尊亲亲的内容了。山东滨州，正是齐文化兴起的地方，史书记载太公治政，因其俗，简其礼，通工商之业，便鱼盐之利，人民多归，齐成大国。

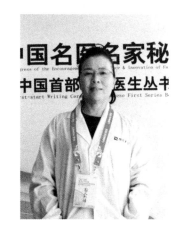

周世花医生就在山东滨州博兴开诊所，她今年 59 岁，已经有 40 多年的

行医经验了。

其刚开始做医生的时候，"文化大革命"的浪潮还未过去，全国各地都是缺医少药，周医生在博兴卫校仅学习了3年时间就走上了工作岗位。因为大家都没有对医疗有最基本的认识，所以周医生受到乡里乡亲格外的尊重。那时候看病就是吃药、打针、打吊瓶。如果不是非常严重的病症，有病都会扛着，没人会去看医生，加上大部分人连西药都没有使用过，往往一针见效。后来改革开放之后，医疗市场也逐渐放开，周医生就开办了自己的个人诊所。

转为诊所之后，就不用再像以前一样到处跑了。有生病的人会上门求诊。周医生当时已行医多年，有了一些经验积累，却也渐渐感到些许困惑。病号有20、30个输液的，心理负担就会变得非常重，总担心偶尔会发生药物反应，但也没有什么有效的解决办法。后来，看病的人越来越多，一个人照看不过来，周医生就招聘医生，扩大诊所规模，诊所的面积逐渐扩大到了200平方米，一天治疗的病人少则也有100多人。若是赶上输液高峰期，光输液病人就有100多人，7个在职人员根本照看不过来，工作上手忙脚乱，还每天心惊胆战地过日子。

中医适用技术在当地被引进后，周医生抱着试试看的态度也引进了直肠给药、雾化治疗、臭氧机、波姆光、利普刀、阴道给药等多种疗法。她发现这些给药途径效果非常不错，70%到80%的病人都可以被治愈。而最重要的是，这些更先进的中医适用技术不用担心药物反应，很大程度上避免了以前打针输液可能会出现的严重药物反应。

长时间地使用这些技术，使得周医生对这些疗法了解更深，一般诊所面向的妇科、儿科和老人三类人群中，直肠给药、雾化给药适用范围广，使用人群大，最值得推广使用。除此之外，霉菌性阴道炎、妇科炎症可以阴道给药，这类给药途径药效大，治疗效果好。周医生治疗一名78岁患有肺气肿、肺心病的患者，当时患者呼吸困难，心率快达110次/分钟，患者已经有10年患病历史，要求要输液，以前每次输液病症都会减轻，渐渐地效果不是那么明显了。但也没有别的办法，每次痛苦到不能忍受就去打吊瓶。虽然效果一次不如一次，但是总强过没有。患者认为自己活不了多久了，对治好也不再抱有希望，周医生使用鱼金、勒马回、加喘定进行雾化治疗，当天症状就大为减轻，5天之后竟然奇迹般地治愈了，老人非常感激，周医生心里也特别高兴。之后，患者介绍患了感冒住院的家人去她的诊所，周医生让患者口服舒喘灵、麻杏止咳片，不久便恢复了，再也没去医院。一名患有溃疡性结肠炎七八年的患者，周医生用勒马回、庆大霉素加生理盐水加热到40℃直肠给药，使其一次好转，并未再患。

这些久病不愈的患者在周医生的手里被治愈，给了她很大的喜悦和信心。后来她全面引进中医适用技术疗法，希望将自己的诊所转变为纯绿色疗法的诊所。现在，医患矛盾越来越严重，时有被曝光的医疗事件使她觉得治病最重要的是安全，其次才是有效。她庆幸自己多年行医并没有大的医疗事件，目前直肠给药、雾化治疗在她的诊所也没有出现过任何不良反应，绿色疗法更加多了一些安全、可靠性。

周医生认为，医疗事业是不断进步的，就像以前，人们会认为看好病就是好医生，其他什么都不用问。现在要求看好病，还要副作用小，将来还会要求做保健预防疾病。做基层医生，最重要的是要让群众信任与满意，既要帮大家看好病、少花钱，又要与时俱进，接受新的变化，这样诊所才能在社会发展中立足变大。"既要尊重以往的经验，又要适应现在的环境，相互融合才能走得更远"——这些内容虽然只是周医生的经验之谈，却道出了齐鲁文化在两千年前融合创新的浓缩精华。

王培英：情系中医

太极拳，是以中国传统儒道哲学中的太极、阴阳辩证理念为核心思想，集颐养性情、强身健体、技击对抗多种功能为一体，结合易学五行变化、中医经络，导引吐纳而形成的一种内外兼修、轻缓灵活、刚柔并济的中国拳术。今天太极拳已经传遍祖国的大江南北，相传太极拳的创始人却是一个半仙式的人物——张三丰。张三丰的祖先在宋朝时便携带家眷定居辽东，也就是今天的阜新一代，北方当时已经在大元的统治之下，武风盛行，汉人受到欺压，年少的张君宝前往河南少林寺学习武艺。辽东是张三丰的家乡，这里也是王培英医生的家乡。

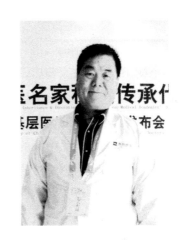

满清入关之后，辽东作为圈禁之地禁止百姓开发，到清朝末年人口寥寥，山东、河南每次发生灾荒老百姓就闯关东谋生路，到新中国成立时，阜新因为矿藏资源丰富，土地肥沃，已经成为了人口大城。王医生是祖传的中医，他17岁就已经精通中医，可以开方用药，当时有患者血崩，王医生几服中药

便使其完全治愈。家里人常常教育他，自身温饱是小，济世活人是大，所以王医生治病从来都是良心论价，赠衣施药的情况也时有发生。

医之初，善至上。王医生从大专院校毕业之后，就在当地医院工作，那时正值1977年国家政治风云变幻时期，医疗卫生事业十分落后，为了治病救人什么方法都要试用，王医生穷尽心力研究医术，尽全力救治更多的病人，他的付出得到了组织的肯定，被任命为医院副主任。10年之后，国家改革开放政策已经趋于稳定，允许个人开办诊所，王医生顺应时代潮流，拿到执照之后便开了自己的诊所。

经过30多年的发展，王医生的诊所已经发展成为连锁诊所，他自己带出7个徒弟，拥有1家药店，抚顺、唐山、天津三家分诊所，现在王医生已经年过花甲，一般每天上午诊病，治疗患者20多人。王医生认为，中医对慢性症状的治疗有独特的调理治疗效果，肿瘤、冠心病、心律失常、心脑血管疾病的治疗必须要按照中医的方法因人而异，合于天时地利用药，才可能缓解病情，最终达到治愈的目的，点舌丸是其中的经典用药，对这些病症有一定治疗作用；桂枝茯苓丸中，桂枝通阳解表，茯苓安神静气，妇科病、冠心病、心跳过缓都可以用这味药；胸阳微弱、阴盛阳衰、心燥不宁、失眠多梦，可以用定心汤，即枣仁、白仁、龙眼肉煎汤服用，疗效很好。

王医生治疗过一名37岁的风心病女患者，心衰，浮肿，气喘，一犯病就房颤，输液也没有疗效，而使用中药汤剂7天就完全康复，桂枝茯苓丸也起了很大作用。治疗一名48岁教师，这个教师喜欢喝大酒，造成了慢性房颤，在知名医院住了半年多，治疗效果不显著，老伴带他到王医生诊所，使用7服汤药，花了80块钱，14天完全康复。服中药的第二天，患者经脉就已经疏通正常，那位老师专门上门对王医生表示感谢。

王医生毕生从事中医，他认为中医是在一种先进文化基础上创造的医术，医疗费用之廉价，医疗效果之先进，医疗用药的副作用之少，还有对医患矛盾的缓解作用，是西医远远比不上的。他相信中医，依靠中医，学习进取，旨在用毕生精力将中医学传承发扬光大。

王医生认为，现在的中医适用技术非常好，目前的中医适用技术，结合了中医与西医的特长，独辟蹊径，用药治疗堪称经典。特别是雾化治疗和直肠给药两种治疗途径，在治病速度快的同时，也减少了药物对患者的伤害，尽最大可能避免了医患矛盾，不论对患者、对医生都有利，十分值得大力宣传推广。现在，他的诊所呼吸系统疾病一般都用雾化治疗，高热、感冒、咳嗽、肺炎、支气管炎等病症的治疗，都离不开直肠给药。

虽然已经年过花甲，但是王医生仍然奋斗在临床治病一线。将来，他准备把自己的诊所做成医院，专门治疗现在最难对付的心脏病专科。不怕苦、不怕难是王医生那一代人的行医传统，他希望在用中医治病的同时，发扬中医传统文化，将这种积极向上、乐观超前的精神也传承下去。南宋灭亡之后，汉人被蒙古人欺压剥削，农田全部变作牧场，百姓食不果腹，各地民不聊生，但是汉族文化却一直传承了下来，张三丰广读道藏，创造了与中国古典文化合拍的太极拳。这种品德高尚之人拥有的独特气质，在王医生身上也彰显无遗，他的中医情结与当时的"张三丰开创太极拳的精神"颇有几分相似。

或许，一个人拥有高远的志向，就能够得到滋养，激起人内心的伟大情怀，提高品位，净化心灵，陶冶情操……

蔺宝利：陈仓医心

中国的古代文化大著，首推《易经》，这是自原始社会积累，奴隶社会最后一个朝代——周传承的人类文化精华。周王朝的兴起，始自于周先祖迁到宝鸡岐山。宝鸡，古称陈仓，秦岭南屏，渭水中流，关陇隔绝戎狄，渭北沃土千里，这里是蔺宝利医生的家乡。

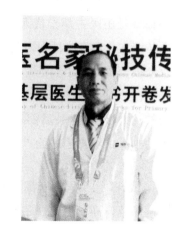

关中大地，向来富裕，是全国经济文化领先的地方，即便是到了"文革"时期，相对于全国大多数地方，这里也是比较领先的。蔺医生的父亲是当地一位有名的老中医，受到父亲影响，很小的时候，蔺医生就喜欢中医这个行业。蔺医生得家里真传，18 岁的时候便已经能够独立行医，他非常享受治好病人的快感，乐此不疲，一直在乡间做医生。

1994 年，为了适应卫生工作的需要，他到陕西省卫生厅卫生职工学校学习西医专业。毕业之后，其返回乡村从事医疗工作。后来一辈子当医生的老父亲患上了心肌梗塞，他就一面给病人看病，一面照顾父亲，到现在已经 11 年。

过去中国是农业大国，宝鸡这样的粮仓自然是全国的好地方。改革开放之后，工商业发展起来，粮食因为各种原因一直价格稳定，种粮就赚不到什么钱了，当地人很多都去南方打工。留守于村庄的村民条件变得艰苦，生病之后就更加艰难了，蔺医生经常会免费给村民做一些体检，小病从来都不收钱，能帮就帮，这已经成了他的习惯。现在村里大概还有 200 个村民，蔺医生的诊所除了负责村里的村民外，有时也会有其他地方来的人来求治。他们夫妻一起做医生，年收入大概五六万元，仅限于养家糊口，不过，蔺医生对此并不心怀芥蒂。他现在已年过五十，从不期盼发什么大财，能对村民有用，自己已然非常满意。

蔺医生对待每一件事情，均要让理性占据上风，慎重思考前因后果，然后再开始行动。他很早就接触到了中医适用技术疗法，当时觉得疗效好，小孩打针非常麻烦，就引进了。蔺医生行医多年，要说最害怕的还是给小孩打针输液，小孩怕疼，一哭一闹，蔺医生就没办法了。而使用中医适用技术后，小孩便容易接受了。

一个 3 岁 6 个月的男孩，小孩自诉屁股痛，家人发现小孩肛门周围有一硬结切发红，随即便带小孩去陈仓区医院就诊，医院诊断为肛门周围脓肿，要求住院手术治疗，家人商量后觉得孩子太小，加之孩子的爷爷也曾患过此病，爷爷觉得小孩受不了那种罪，随即将化验结果带回来，找蔺医生问有什么好点儿的办法治疗。蔺医生经查，小孩肛门 9 点处有一红肿硬结，无波动感，按之痛疼，小孩拒按，血常规白细胞 $9.8×10……$B 超示肛门周围约 $3.2cm×2.2cm$ 包块，他用勒马回注射液，加头孢唑林钠，加 0.9% 氯化钠，试（一）加地塞米松混合后直肠给药，用药 2 天后，红消痛减，小孩不再说痛，继续用药 4 天后，肛周无按痛，硬结全部消失，一切正常。三个月后随访，未见复发。

现在，蔺医生在原有基础上对雾化治疗进行了探索。他认为，雾化治疗在心脏病、心衰、男性病治疗上都有比较好的技术优势，他把雾化疗法用来治疗前列腺肥大，效果不错。此外，他治疗带状疱疹使用点舌丸配勒马回口喷和涂抹，感觉效果不错。

现在的宝鸡陈仓农村，经济水平明显不高，村民收入很低，没钱治病也是常有的事情。蔺医生治小病一般都很少收钱，他认为，现在社会上把钱看得很重很不好，村民都是本乡本土的，谁都会遇上点难处，没钱也不能就不给治病，有钱人要治病，没钱人也要治病，医生的存在就是要给病人把病看好，而不是去分什么人有钱、什么人没钱。中医适用技术方法操作简单，易于推广，对他们这样的乡村医生帮助很大。

蔺医生认为，现在农村治病一个最突出的问题就是要少输液、尤其是抗生素的滥用。目前基层医生在乡村中的主动权比较少，大部分医生知识水平也不高，患者更是不甚了解，许多病人生了病直接就要求输液。输液治疗问题多多，导致了种种抗药性，疾病再爆发之时，没有合适的药物再对病症有克除抑制作用，很容易变成不治之症。直肠给药、雾化治疗很大程度上化解了这样一种矛盾，特别是农村治病，多是小儿常见病、多发病，这一种方法，造福无穷。

乡村医生的处境现在较为堪忧，如果一个人在生命中没有一个恒常的目标，便很难在他的一生中始终如一。蔺医生做乡村医生多年，深深感受到作为一名乡村医生所能接收到的信息落后、技术滞后以及各方面的配套设施不能及时更新完善所带来的弊端。乡村医生是中国医疗事业的最基层人员，承担着中国最困难群体的医疗卫生健康工作，他希望国家和社会各个组织都能够关心这个板块的建设，创建平台，加强乡村医生的学习交流，让更好的医术技术流通，让更多的病患获益。

蔺医生不善言谈，但他朴实厚道的行事作风常常能让人感受到一种非同寻常的情感——这就是周人的文化，勤劳诚恳，朴实无华，乍看之下毫不起眼，细细思索却备觉可亲，正是这种文化，使我们国家率先摆脱蒙昧，走向了文明与强盛……

马玉杰：肥城乡情

左丘失明，厥有国语。写出《国语》的双目失明老人左丘明，是我国历史上一个伟大的历史学家，被传称史圣。他的家乡就是山东肥城，商圣范蠡最后也在肥城定居，称陶朱公。肥城最驰名的是肥城桃，历朝历代，肥城仙桃都是皇室贡品。"春来桃花灿烟霞，秋时硕果压枝垂，人间仙境桃花源"，正是肥城最好的写照。马玉杰医生就是肥城人。

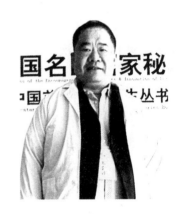

马医生的父亲是特殊年代响应国家号召的第一批中医带徒，师从济南宏济堂坐堂医路、朱两位名医，当时国家医药卫生事业艰难，学徒学习十分刻苦，这种学习精神一直延续到了后来的行医生涯之中。马医生从小看着父亲为治疗疑难杂症倾尽心力，为他刻苦读书的精神所感动，下决心也要做一名像父亲一样的医生，济世救人。他14岁就开始开方治病，父亲亲手教育，遇到病症比较轻的病人就让他先出手，然后不断指点，让他反思、学习，打下了很好的中医基础。

1984 年的时候，马医生便已经是当地有名的医生了，和父亲一起经营诊所。行医 20 多年，马医生一直依靠父亲和自己多年行医的经验与当地群众的信任，并没有什么执业资格证书。后来因为国家要求，马医生 2004 年自学考入曲阜市中医药专业，他中医药基础深厚，用药很有经验，学习三年，便取得了乡村执业医师资格证书。

中药适用技术推广以后，对马医生这样的中医诊所帮助极大。针对病人病症自行配置，极大提高了中医用药的灵活性，也突出了个例个治，提高了治病效率，周边县市区的人闻马家医术之名前来。中医中药治病成为一大特色，收到的各种治愈感谢锦旗就有不下 200 面，专门搁到一个小房间里都装不下，这些使得马医生对自己的职业产生了非常大的信心。现在，诊所四位医生每天诊病 100 多人次，受到当地老百姓的一致好评。

泰安市一名患者被 88 部队医院诊治为胃癌，呕吐吃不下东西，哥哥推荐他到马医生诊所开中药调理，经过号脉发现肝气胃气不舒，问明症状，马医生开中药贴敷，第二天情况即好转，又吃了三服中药，症状便明显改善。马医生认为，用鱼金注射液进行雾化、用勒马回注射液直肠给药，不打针、不输液，小儿易于接受。他认为，这两种给药方法效果都比较好，治疗小儿咳喘、病毒性咽峡炎、扁桃体炎、咽炎，雾化疗法效验神现；小儿高热，吃药困难人群，直肠给药速度很好。十几年前，马医生看到报纸报道便拒绝了打针输液，现在国家要求诊所不得使用抗生素，禁止诊所打针输液，诊所要改变思路，放弃原先的模式，中药适用技术是一个可行的途径。

行医 30 年，马医生认为作为一名医生，没有责任心是做不好的。所谓医者父母心，作为父母心，必须要有爱心，有孝心，还要细心、精心、诚心、小心。经常会看到医院给孩子打针输液，他就有一种心痛的感觉，打针输液，使用抗生素，是在很多种方法都医治无效的情况下才使用的"杀手锏"，结果刚一来医院，就出大招，对身体尚未成形的孩子是一种怎样的摧残？！这就是没有爱心。对待老年患者要体谅他们的心情，像对待父母一样对待他们，"老吾老以及人之老"，这就是做医生的孝心。细心诊病，精心侍奉，价格公道，小心用药，这些缺一不可，不负责任就不可能成为一名好医生。

村卫生室现在面临的困难非常多，要整理村民健康档案，整理患者病历的第一手资料，需要国家很多的扶持。马医生认为，一定要发挥出中医特色，这些年中医被西医格式化，中医的特长没有显露出来，中医中药技术才是我们国家几千年积累的无尽宝库，一定要用好这些宝贵资源，才能从根本上解决现在医疗资源缺乏的问题。

我国是一个人口大国，人均经济水平、工业产值还远远落后于西方，采用西方医疗模式，巨大的医疗支出将成为国家不能承受的负担。人口老龄化的时代即将到来，这对现在的医疗体系来说是一个极大挑战，需要团结一切可以团结的力量来应对这个巨大问题。现在出现的矛盾，如果不能合理解决，将来就会造成不可估量的损失，其中最为关键的基层建设，离不开在这些岗位上辛勤工作了一辈子的基层医生们。马医生呼吁，希望国家政策能够更多地关注、关心基层医生，顾及他们的真实处境。

赖明信：天道酬勤

塞下秋来风景异，
衡阳雁去无留意。
四面边声连角起，
千嶂里，
长烟落日孤城闭。
浊酒一杯家万里，
燕然未勒归无计。
羌管悠悠霜满地，
人不寐，
将军白发征夫泪。

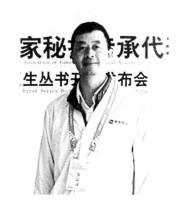

这是一首范仲淹的《渔家傲·秋思》，范仲淹少年家境贫寒，在佛寺之中一粥作食，苦学尽昼，终于学富五车，出将入相。他有一个志向——不为良相，便为良医，这也成为中国儒家知识分子几千年的追求，赖明信医生就是其仰慕者。

赖明信医生小时候便听人说："医者，仁术也，不为良相，便为良医。"他觉得这句话很有道理，便把这句话深深刻在了脑海中。随着慢慢长大，他渐渐了解到说这句话的范仲淹，知道很多关于范仲淹的故事，成为良相，距离实在太过遥远；成为一名良医，却是有可能的，于是决心去做一名良医。

赖医生祖籍浏阳，1990 年，赖医生考入湘潭市国医学校进行学习，1993 年毕业之后，便回到家乡开办了自己的诊所。为了完成自己成为良医的梦想，1995 年，赖医生到湖南怀化地区参加内科提高学习班，取得了优异的成绩；2001 年到 2004 年，赖医生又到江西医学院进行临床医学的学习，这样不知疲倦地学习，拜师访友，参加培训，通过各种渠道提高自己的医学知识水平。而在学习之余，他把精力全部都投入诊所治病，就这样不知不觉 20 年，他终于成为当地首屈一指的名医。

　　赖医生治病不止依靠使用贴敷、针灸、雾化、灌肠等各种治疗方法，也常常讲，医学不是一个人的事情，博采众家，取人之长，才能知道自己所短，有所弥补。他擅长治疗内科、儿科、痔疮、鼻炎、肠胃病、皮肤病等疾病领域。赖医生认为，雾化疗法简便有效，是治疗上下呼吸系统疾病的出奇之兵；直肠给药无痛苦，易接受，对小孩怕打针最有针对性，而且直肠给药可以治疗各类常见病症，用这种方法代替打针是一个进步。现在医疗事业上提出了绿色医疗的概念，相比起白色医疗来，绿色医疗更为经济、简便、副作用小。赖医生认为人体是一个整体，大部分病症都是一小部分病变，适度调节治疗就可以克治病症，恢复健康，以前使用的白色医疗攻击病症自然针对性强，但是大剂量用药会造成输液反应、体内菌群紊乱等各种医疗后遗症，得不偿失，所以绿色医疗值得推崇。

　　赖医生有两个小偏方，勒马回直肠给药可以直接治愈便秘、肠炎、痢疾等疾病，点舌丸研碎贴敷可以治疗甲状腺肿大，效果显著，百试百灵。赖医生认为，自己做医生之所以能够取得一点薄名，主要是靠勤奋。他相信老祖宗的话："业精于勤荒于嬉，行成于思毁于随。"任何一件事情，只要下定决心去做，勤奋努力，执着进取，都会取得成就。赖医生从医以来，从来都没有把心思放在行医以外的地方，总是想着如何能对病人更好，如何能提高自己的技术，如何能做好自己的诊所。只要有疑问，按照自己的疑问去思考，去找答案，就有方法，然后就有进步和收获。

　　治疗一疾，祛除一痛，如饮甘醇，赖医生用自己的医术治好了患者的病

基层医生的生存世界

症，他就感到无比的快乐。现在诊所每天的接诊量非常大，他又要抽出时间学习，已非常劳累，可每次看到患者的痛苦被解除，所有的劳累便都被一种事业的成就感所取代。现在他依旧坚持每天学习，追求与时俱进，对于未来诊所的发展，赖医生希望能做到独树一帜，现在诊所之间的竞争也非常激烈，常见病症常用疗法只能满足诊所养家糊口的需要，并不能使得诊所有所发展，他认为必须要有自己的特色，即人无我有，人有我精。

赖医生从事诊所工作20余年，专精于医术，医术之外，关心甚少，对社会上比较敏感的医患矛盾问题也不是特别关心，对医疗技术的学习消息却十分灵通，几乎现在使用的所有技术他都能说上一二。赖医生希望国家能够给基层医生提供更好的学习平台，现在基层诊所最重要的作用还是为乡亲们看病，诊所存在的最根本价值还是要让老百姓花少钱、看好病。许多人都认为乡村诊所诊疗设备缺乏、条件不好、医药匮乏，这些都不是关键因素，最重要的还在于医生本身的职业素质要过硬，遇上各类病症都有解决的办法，如果自身本领不够硬，碰上的问题自然就多。所以，提高乡村医生诊疗水平是基层医疗发展的关键中的关键。

"对医术，精益求精；对生活，并无过分追求。"赖医生这种勤奋进取、专精一业的精神，终于使他不负少年志向，成为一方良医。

梁宪松：美德于名

汉皇重色思倾国，御宇多年求不得。杨家有女初长成，养在深闺人未识。天生丽质难自弃，一朝选在君王侧。回眸一笑百媚生，六宫粉黛无颜色。春寒赐浴华清池，温泉水滑洗凝脂。侍儿扶起娇无力，始是新承恩泽时。云鬓花颜金步摇，芙蓉帐暖度春宵。春宵苦短日高起，自此君王不早朝。

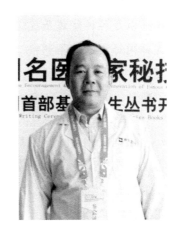

这是白居易《长恨歌》里关于杨玉环容貌的描述，杨玉环，我国古典四大美人之一，号称"羞花"，传说牡丹花因为见她容貌不敢开放，她的故乡，是广西玉林容县。常言道："深山育俊鸟，柴扉出佳人"，杨贵妃的家乡自然也不例外，丘陵起伏，沟谷纵横，竟无大片平地，经济自然较为弱势，梁宪松医生的诊所就开在这里。

经过世事的纷扰和潮起潮落的人生，生活把岁月刻在人的脸上，也会刻在人的心里。

梁医生的父亲是老中医，梁医生初中毕业便跟着父亲学习行医，后来又进入中专专门学习中医，1990年与父亲一起开办诊所，接着娶了妻子，是一名药剂士，一家人合力经营，诊所很快便转为乡村医疗点，诊所现在面对的人群是周边村落的村民，夫妻一天面对的病人只有十多个，年收入仅仅五六万元。

梁医生多年治病学习，对中医的研究程度很深，用药、诊脉、辨舌都有很丰富的经验，中医治病，讲究望闻问切，梁医生在诊病方面完全依赖于中医的方法。现在主要治疗心脑血管病症、老胃病、妇科病、不孕不育、儿科病症以及各种疑难杂症。中医讲究痛则不通，通则不痛，发病的原因是因为人体内经络运行不通畅，理清经络，病症自然会好转。梁医生认为，看病只要抓住根本，所有问题都会迎刃而解。这种总体观的思想以前被人们斥为迷信，不科学，但认真研究还是有不少可取之处的。

梁医生治疗子宫肌瘤，认为子宫肌瘤是体内长期淤毒，垃圾所致，用点舌丸、桂枝茯苓丸和中草药调理，效果很好。类似病症有很多，医院一般用手术的方法，但容易反复，就像一般的西医手术治病，今年这个坏了，就割了，明年又坏了，又割，不重视根本原因，造成疾病反复发作，治理困难，最受诟病。在治疗慢性病方面，中药进行调理的效果远比西方治疗的效果要好，也有许多患者据此认为中医好、西医不好，单纯攻讦中医或是西医，而不注重根本原因，这些都不能从根本上解决问题。

梁医生认为中、西医两种医治方法各有所长，各有优势，就像我们国家在春秋战国时期拥有的儒墨道法百家争鸣，墨家的制械之术，道家的炼丹之术，这些知识都是基础的物理、化学、数学的萌芽，后来中国选择了罢黜百家，独尊儒术，传统的儒家文化奠定了华夏两千年的繁荣昌盛，但是因为缺乏交流，使儒学越走越窄。医学的发展同样需要加强交流，中医要与西医互相学习，优势互补，才有利于成就新医学。

门户之见、相互攻讦终归是无知之辈的狂妄自大，梁医生认为只要是好的技术，就值得推广，就像现在的直肠给药、雾化疗法，只要能治好病，对患者好，就不应将其拒之门外。梁医生治疗一名患慢性支气管炎哮喘病的患者，患者患病已经有十余年，一年前病症加重，患者根本无法躺下睡觉，梁医生用中草药和勒马回、地塞米松、异丙嗪做雾化治疗，患者当天症状便有所好转，第二天充满感激地说："过来找你就对了，晚上我就能躺下睡觉了。"梁医生开药口服咳喘顺气丸，坚持雾化治疗，一周之后，患者完全痊愈。

梁医生的诊所以前担负着整个村子乡村防疫的重任，现在医改制后，他的诊所不再从事一些卫生防疫工作，而将诊所改为中药治疗不孕不育、心脑血管症状、老胃病等状的专科诊所，因为多年行医名声在外，病人之间口口相传，效果还不错。他希望踏踏实实做好一名乡村医生，真抓，实干，有价值，而不是成为各种"牛皮癣、小广告"的专科医生。

梁医生行医的初衷是希望做成一份事业，真正对村民有帮助，助人为乐，乐善好施。一世荣华的绝代佳人杨贵妃马嵬坡前帝王掩泪救不得，荣华富贵终究会归于土尘，只有真正对别人有益的事业才能够获得掌声和荣耀长存，梁医生的这些见识，正是中医文化的精华之所在，值得学习、传承和发扬！

宜淑连：永不止息

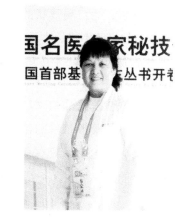

神龟虽寿，犹有竟时。
腾蛇乘雾，终为土灰。
老骥伏枥，志在千里。
烈士暮年，壮心不已。
盈缩之期，不但在天；
养怡之福，可得永年。

魏武帝曹操从初平元年散尽家财，招募士卒讨伐黄巾起义，二十年间，讨董卓，伐张绣，争青徐，除吕布，灭二袁，大小百战，终从豪强林立的中原崛起。建安十三年，经过讨伐乌桓之战，北方平定，此时已过知天命之年，然而荆州刘表，益州刘璋，江东孙权，人雄刘备，蠢蠢欲动，兵戈未宁。曹操在班师途中，写下了这首著名的《龟虽寿》，表达了一统天下、鼎定江山的决心。后来，壮心不已，永不止息，就成为仁人志士的追求，宜淑连医生就是这样一位医生。

宜淑连医生祖籍山西运城，这里是中原文明的发祥地。女娲补天、黄帝战蚩尤、舜耕历山、禹凿龙门、螺祖养蚕、后稷稼穑都出自于此。之后历代杰出人物辈出，战国张仪、西汉司马迁、三国关羽、晚唐吕洞宾、北宋司马光等等，人物之盛，不能列举；文化灿烂，至今不绝。

宜医生出生于1957年，其学习的时代恰好赶上了那一场空前绝后的文化大革命，神州大地上横扫一切牛鬼蛇神，灿烂文化被当做封建迷信消灭直到1976年。宜医生在文革期间很羡慕成为医生，那时候赤脚医生确实造福了一方百姓，1976年，她就报名到长治医学院学习。经历过狂风暴雨过后的国家建设人才匮乏，毕业之后，宜医生作为有学问的人被引进永济市人民医院做儿科医师，完成了自己成为白衣天使的梦想。

宜医生成为儿科医师后并不满足，在工作中学习，又把学习到的知识应用于工作，勤奋进取，多次被评为医院先进工作者，不到5年时间，便完成了职业的蜕变，被任命为永济市人民医院儿科主任，这让她对自己的职业干劲更大，不久后调入铁道部永济电机厂职工医院，担任儿科主治医师兼儿科主任，后来又提升为儿科、急诊科主治医师，兼任儿科、急诊科门诊部主任。凭着这一股冲劲，她一路向前，一直干到了退休。任职期间，获得赞誉荣誉无数，还多次出席省内外儿科学术交流活动，撰写了多篇论文在国家级刊物发表。不知不觉就过了40年。

在职的时候，一直为自己的事业而奋斗。退休之后，放下了工作，突然不知道要去做点什么了。儿女希望自己放松放松，到处去看看，旅旅游，度度假，但是宜医生觉得自己一辈子做医生，不能荒废专业，于是开了一间不大不小的儿童专科诊所。多年临床实践，她经验丰富，对新生儿常见病、多发病的诊治，药到病除，对新生儿呼吸、消化、循环、泌尿、免疫、传染病、内分泌、神经肌肉系统、血液系统疾病诊治更是高出一筹，患者闻名而来络绎不绝，精湛的医术为她赢得了患儿父母的赞誉和爱戴。

几年前，宜医生接触了中医适用技术疗法，感觉这种疗法特别好。她用这种方法治疗一名手足臀部出现疱疹的三岁大小的患儿，当时患儿发烧38℃，手足臀口随身可见大小不等的疱疹，宜医生用鱼金、地塞米松雾化，勒马回、利巴韦林直肠给药，点舌丸加生理盐水调和喷涂创口，一日三四次，

3天情况好转，雾化、直肠用药，再3天痊愈。治疗一名九岁扁桃体肿大、反复感染、发热的小男孩，用鱼金、地塞米松雾化，一天两次，当时小孩吞咽食物疼痛难忍，第二天症状就消失，第三天减去地塞米松，连续雾化7天，便完全康复。类似的案例不胜枚举，见效快，花费低，副作用少，很受患者的欢迎。

宜医生认为，我国是一个人口大国，儿童比例就更大，相对于大人，儿童抵抗力弱，更容易染病，孩子是人类的未来、祖国的花朵、家庭的希望，如何治好儿童病是一个很大的课题。儿童用药不同于大人，有些药能用，有些药坚决不能用，否则会对孩子的健康产生不好影响，医务工作者应该为儿童的健康保驾护航。中医药治病是中华民族的瑰宝，一定要把这一块发扬光大，中医适用技术疗法有很多独到之处，值得推广。

身在基层，宜医生感到基层甚为薄弱的地方就是学术交流缺乏，现在的社会疾病变化多端，知识陈旧，治疗手段落后，医者如果误人子弟而不自知，实在是可悲的事情。现在医学发展迅速，有很多好的方法、好的治病手段，可以花费很少的钱治疗比较严重的病症，既有利于诊所，也有利于患者。但是方法使用多仅限于一个区域、一个地方甚至一家诊所，因为交流的缺乏根本无从得知，这种情况需要改进。

现在，宜医生的诊所正在开发全新的儿科绿色疗法，她预备将治疗疾病与营养指导、健康咨询结合起来，做成一种从食物营养到疾病治疗、从日常锻炼到流行病预防的全方位介入的儿科专科门诊，做成全运城儿科专业第一的诊所。有一颗滚烫的热心，才能百炼成钢，在自己热爱的事情上做出成绩、做出贡献来，宜医生这种积极进取的精神值得我们每一个人学习。

世上什么样的爱是最崇高的呢？是医者的仁爱！仁爱，是医者怀有一颗火热的心，才可以永不止息，用自己毕生所学帮助患者驱除病魔的黑暗，让他们走向温暖，走向健康，走向幸福！

李合山：梁祝故里医

云母屏风烛影深，
长河渐落晓星沉。
嫦娥应悔偷灵药，
碧海青天夜夜心。

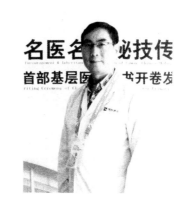

这首李商隐的《嫦娥》描写嫦娥在漫漫寒夜里，后悔偷食灵药，如今一个人深居广寒宫的悔恨。中国的爱情故事，以梁山伯与祝英台化蝶双飞为最经典的故事，梁祝传唱千年，是中国古代对爱情的歌颂与赞美。梁山伯与祝英台的故事，就发生在如今的河南驻马店，这里是李合山医生的家乡。

李合山医生的父亲是当地名医，深受当地群众的爱戴。在那个缺医少药的年代，名医往往就是生命的守护神，乡里人特别尊重。李医生看到父亲一直为乡民治病，内心就暗暗下定决心，将来要做一名和父亲一样的医者，所以他学习十分勤奋，高中毕业的时候，他的医术便已经能够在当地行医了。

才能和天赋的完善，是需要循序渐进的，而学习是获得技能的关键，只有不断学习的人，才能获得更富智慧的人生。1991年的时候，李医生发现不能再做一名没有文化的乡村"土郎中"了，诊所发展要走正规化道路，于是他到当地卫生学校进行学习，之后对诊所进行了整改。2010 年之后，李医生更是积极地用知识武装自己，到全国各地参加学习交流，遍访名医，2013 年再次回到诊所时，他的医术已经闻名于当地了。目前，他的诊所拥有 150 平米的营业面积，医生一人、护士两人，每天接诊患者 120 人左右，非常忙碌，李医生每天都感到自己过得非常充实。

李医生的父亲是一名地地道道的中医，受父亲潜移默化的影响，李医生在实践中也偏向于中医治病，但当时诊所普遍采用输液打针和吃药的治疗方法，加上诊所那些年的患者数量非常多，在一段时间里李医生也经常使用输液打针为患者治病。西药的毒副作用比较大，药物输液很容易出现输液反应，一旦有所失误就要愧对别人一生，李医生每天都过得提心吊胆、担惊受怕。中医适用技术在社会上推广开来以后，李医生积极学习，发现这种疗法见效快，治疗效果好，最重要的是没有原来治疗方法的副作用，便积极引进。

现在，李医生诊所的病人以小孩为主，诊治方法基本上都是中医绿色疗法。上下呼吸道疾病和口腔疾病，李医生认为使用雾化治疗具有不可比拟的优势；肠道疾病、严重感染、儿科保健，使用直肠给药效果非常好；外用贴敷在他看来是最安全、最经济、最简单的治疗方法，几乎没有什么危害，李医生使用外用贴敷治疗小儿疾病是当地一绝，极大地提高了诊所的声誉。

李医生治疗一名 3 岁男童，小儿痼疾，小孩常年面黄肌瘦，心烦多汗，大便干结，什么药都吃不进，他用小儿七珍丸肚皮贴敷，二十四小时一换，3 天便是之痊愈，至今半年未犯。治疗一名 8 个月大的小男童，在市人民医院诊断为毛细支气管肺炎，输液 3 天未见好转，经人介绍来诊所治疗，使用鱼金、勒马回注射液雾化治疗每天两次，3 天痊愈。这些治疗案例不仅治疗效果非常好，而且减少了药物对人体的伤害，看到病人们的痊愈，李医生很是欣慰，也体会到了自己作为一名医生的价值感和成就感。

在我国目前的医疗大环境下，医患矛盾日益严峻，李医生认为，要真正做一名有品质并且能履行好职责的医生，就必须肩负起对病人负责的职责与

使命，在治疗的过程中，应该扬长避短、精益求精，多使用一些绿色疗法，最大可能地避免医疗事故造成的医患矛盾。除此之外，医生更应该对病人有耐心，更加态度和蔼，赢得患者的信任。当下，技术的提升是诊所发展的一个"助推器"，中医中有很多先进的经验和方法，必须加强基层医生的学习与交流，才能有利于好的技术更广泛地传播开来，使更多的医生更好地为大众服务，也让更多好的技术真正惠及到广大的老百姓。

追求自身完美，获得他人的尊重，就要积极地关心他人的福祉、利益得失，并全心全意地履行它。李医生行医 30 多年，在行医的过程中，不断提高自己医术的同时，也结交了很多朋友，收获了好的名声，这一切使他很是庆幸自己的选择与努力，并为此感到幸福。接下来，他希望学习更多先进的技术，更好地提高自己的业务水平，不断改革，不断进取，不断创新，活到老学到老，成为像父亲一样求知探索一辈子的一方名医。

李清：山水天然

题诗山寺不胜多，
人力争如造物何。
安得短蓬岩下漱，
常看清影照寒波。

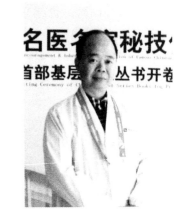

　　这是宋人吴儆的一首感慨人力不及造物的诗，写的是桂林山水。桂林山水甲天下，向来为人所知，桂林因此成为世界著名旅游城市。乘船泛漓江，看千峰竞翠，碧水静流，真如置身于画卷中。体验"舟行碧波上，人在画中游"，是每一个中国人的梦想，李清医生的家乡就在这里。

　　李清医生的父亲是本土中医，在乡亲中很得信任，李医生自小便追随父亲学习中草药，当地医生缺乏，乡民对医生十分尊重，李医生看到父亲受人尊重，决心也要成为一名医生。1986 年，李医生进入当地专科学校学习。学业完成后，便在家乡做起了诊所。

　　当地医生人员缺口很大，公共卫生事业无从谈起，政府只好从民间招揽人才，李医生做了个人诊所两年之后，便被聘成为当地村镇卫生所工作人员。

几年之内，根据实际需要调动了数次，最终 1994 年被调到荔浦工作，从此便在这里扎根。

桂林虽然是著名的旅游城市，但却是多山、多水、无田，矿产资源更是无从谈起，在国家经济不发达的时候，是典型的贫困山区，李医生开始的行医历程纯粹就是悬壶济世。他是祖传的中医，有很深的中医文化修养，在那些年、那样的环境中，依然坚持行医，得到当地村民的一句感谢，他就会感到无比欣慰。

近些年，全国经济迅速腾飞，作为山水甲天下的旅游城市，每年的游客增长飞速，带动了当地的经济发展，10 年发展，李医生在当地也有了名声。现在，到李医生卫生室的人群农村的、城市的、外来游客都有，诊所两个医生一共年收入 10 万元，当地普通村民基本年收入 30 万元左右。这个现状显然是不合理的，但李医生对此并无怨言或者不满意。他认为能在这片山水中行医，本身就是一种"神仙"事业，并不去计较那么多。

李医生治疗疼痛症和各种烧伤有拿手的绝技，一般一个月在当地碰到这种患者 40 例以上，几乎没有不能治疗痊愈的。不过，诊所经常面对的还是妇科、儿科常见病症，对于这些病症，李医生认为这些人体质偏弱，还是要依赖直肠给药、雾化治理这种特殊疗法。例如小儿咽颊炎，一般是鱼金、勒马回注射液直肠给药加雾化治疗，都可以痊愈；带状疱疹，用火针挑破疱疹，火罐拔除疮脓，点舌丸加适当中药材进行外敷，内服二丁颗粒，很快就可以见效。这一套外治内服相结合的治疗方法，不仅不用打针输液，避免了输液所造成的种种问题，更重要的是适度治疗，各种方法相结合，减少了用药，对患者身体更好。

总体来说，李医生对自己的行医生涯甚感满意，但是目下还有一些困惑。以前没钱赚的时候也没有什么感觉，主要奔着治病救人而去，收获别人的尊重与爱戴就感到无比快乐，而现在经济变好了，虽然也是治病救人，但是乡村医生收入很少，在乡民中处于偏下的程度，就没有以前那么受人尊重了。行医不是一个做生意的过程，医者仁心，必须要用最少的代价保全患者的生命，但是现在越来越用金钱来衡量一个人的价值，收入少就会遭到别人歧视，这让李医生备感无助。

现在门诊的发展状况，是不可能长期存在的，李医生决心要继承和发展家里的中医，去做一种医养结合的新型合作医疗社区。桂林之地，山水极佳，适合开各种养老院、福利院，把乡镇卫生所治病与养生相结合起来，做成一个松散的医联体，一方面可以向社会吸纳老人在此地养老，增加诊所收入，解决现在社会面对的养老难问题；另一方面，还可以造福乡里，治病救人。

现在中央有发展乡村医生医养结合的政策，李医生决心乘着这股潮流，大力发扬中医文化。中医讲究上医治未病，以养生保健为重要课题，李医生认为，老年人养老，一定要注意医养结合，保健的作用要大于医治。首先，良好的膳食保健和运动保健可以提高老年人的生活质量，减少患病，仅从这个意义上来说，就要大力推行老年人养生保健知识；其次，保健费用花费小，长期不注意保健引发疾病治疗花费大，特别是老年人，治疗更容易引发"病发病"。

桂林是一个天然的山水田园、养老的好地方，又是国家最好的旅游城市，经济发达，现在面向社会吸纳老年人在此地养老，发展成为一个旅游文化自然生态城市，对医疗事业的带动也是一个很好的发展机遇。于执著中守望，于创新中坚定，李医生的想法适应潮流、眼光独到，希望他能把诊所事业做得更好！

邹静：安贫乐道

　　重庆市为西南行政中心，与北京、上海、天津并称为四大直辖市，但是其中的江北区，面貌却是"坪"、"丘"、"谷"、"坝"密布，山岭环形，交通不便，经济相对于其他区域较为落后。30年前，国家经济迈入腾飞阶段，大量人口汇聚大城市，江北区就成为重庆贫民的聚居区。邹静医生的诊所就开在位于江北区的南桥寺。

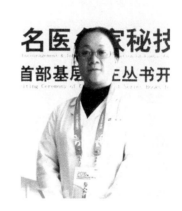

　　邹静医生小时候不是很爱好医学，觉得做医生面对的是成千上万的病人，虽然白衣天使、救死扶伤听起来令人仰慕，但她接触过医生，觉得吃苦受累还要忍气吞声。她有一个聪明能干的母亲，母亲的意愿就是让她从医，觉得医生这个职业对自己、对家人、对社会都是有用的！邹医生在还不能自立的年纪，母亲早已为她选择了未来的道路，不容拒绝，邹医生直接考进了卫生学校。既来之，则安之，邹医生发奋自强，非常努力地学习，学习之后发觉医学博大精深，渐渐地喜欢上了医学。

　　毕业之后，邹医生被分配到石油测井公司卫生所当一名基层医生。我们国家是贫油国，1989年又正是经济腾飞阶段，石油企业作为国家经济的动力，待遇福利较好，其他行业远不及。邹医生在这里生活优渥，事业稳定，余下的时间，就是一门心思钻研医术，把工作做好。邹医生不禁感谢母亲的圣明烛照，尽心尽力工作学习，回报社会。10年时间，她便成为一名用药老到、技术娴熟的医生。

1998年，国家已经富强起来，人口大规模涌向大中型城市，随之而来的两极分化问题慢慢暴露出来，重庆作为全国四大直辖市之一，表现得非常明显。但是邹医生回到江北区，见到的却是另一番景象——大量人口汇聚城市，无产业者在这里聚居成贫民区，贫穷与落后造成了这里的医疗卫生情况十分差。邹医生行医十年，早已经脱离了当年无能为力的境况，行医的过程使她见识更多，眼界也变得更为开阔，体悟到了医者仁心的精要。于是她辞去工作，毅然回到江北区开办了个人的红十字门诊。

诊所面对的人群经济水平偏下，这里的患者大多数经济不好，都是拆迁户、下岗工人、吃低保的低收入人群，生存艰难，就更舍不得求医问药了。作为这里的医生，看病最重要的就是讲究低廉而有效，收费多一些他们都承担不起，其次就是诊所患者多，都是来什么病看什么病，要求内科、外科、妇科、儿科、口腔科、中医等都要会，邹医生行医10多年，自然难不倒她。邹医生扎根这里近20年，当时的贫民区条件已经大为改善，现在诊所面积已达150多个平方米，患者每日50人左右。虽然苦累，上班起早贪黑，经常不能准时吃饭，但是邹医生毫不后悔当年的选择。她认为，这些都是她个人的使命，能得到患者的认可就是她最大的幸福！

邹医生擅长用雾化治疗妇科病症与内、儿科病症，当这些疗法在社会上刚刚兴起时，出于降低用药费用和医疗安全的考虑，邹医生积极引进实验，效果不错，就采用这些技术取代了原先的打针输液。一般妇科阴道炎、宫颈糜烂、雾化阴道，一周便好转。她治疗一名中度宫颈糜烂肥大患者，采用替硝唑雾化、勒马回阴道给药，连续7天，转为轻度，停止用药两个月后，病情康复，整个治疗过程价格低廉。类似的例子不胜枚举，治病效果好，治疗便宜，邹医生的诊所在当地慢慢便很有名气起来。

邹医生做基层医生 28 年，最深刻的认识还是，基层人群收入特别低，对他们而言，看病最重要的要讲经济实惠，诊所不能追求去赚钱，要讲究医者仁心。对于一个患者而言，如果治疗病症的花费过于庞大，就会引起家庭的连锁反应，我国是一个特别重视人情味儿、讲究内敛含蓄美的民族，一方有难，八方支援。一个家庭有患者，其他成员就会对他有一定义务，钱财上尽力支援，医生如果不替患者考虑，盲目追求经济效益，就会将整个家庭的未来捆绑上去，一旦出现失误，就会引发大的纠纷矛盾。

邹医生认为，中医适用技术疗法的效果较好，值得推广。从总体上来看，中医技术价格低廉，针灸、贴敷之类技术成本很小，防治常见病症可为患者节省很大一笔医疗费用。诊所这种模式，更适合几千年中国文化熏陶下的中国国情，介于邻近乡里之间，医生更是应该本着救死扶伤的责任心去行医，真正彰显医者的仁心仁术。随着经济的快速发展，我国环境资源问题的挑战日趋严重，在这样一种医疗需求大趋势里，中华民族几千年传承的中医药绿色医疗有明显预防、强身、健体的作用，也将会产生更大的发挥空间。邹医生希望自己能再接再厉，多学习，勤进取，与同行业多交流沟通，把自己的红十字门诊做得更好。

"只要给我时间，我一定证明自己的卓越。"对于能够不懈努力、奋斗不止的人而言，相信命运总是会给予她双倍的奖励！

刘爱国：泉城名医

四面荷花三面柳，一城山色半城湖——说的就是山东著名的泉城济南。济南一城，名泉七十二，著名的泉水金线泉、马跑泉、漱玉泉、百脉泉、黑虎泉等等，其中趵突泉号称第一，与千佛山、大明湖号称济南三胜。《水经注》记载曰："沥水出历城县故城西南，泉源发奋，水涌若轮，瀺涌三窟"，元

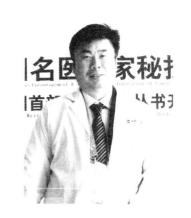

代诗人赵孟頫诗赞"沥水发源天下先，平地涌出白玉壶"，康熙皇帝访游济南时曾经题诗，后人刻有石碑，碑文是"源清流自洁"，至今仍在，游赏趵突泉，兴尽题名"激湍"，并封为"天下第一泉"。严冬之时，水面袅袅一层薄雾，泉池幽深，波光粼粼，岸上楼阁彩绘，雕梁画栋，真乃人间仙境。南依泰山、北跨黄河、西接聊城的济南是著名的融"山、湖、泉、河、城"于一体的自然景观城市，它也是全国少有的五十六个民族共居的城市，各种文化在这里汇聚融合，形成了特有的泉城文化。刘爱国医生的家乡就是这个人间仙境般的泉城。

刘爱国很小的时候，就喜欢上了医生这个职业，当时还在闹"文革"，后来国家改革开放时，他已经是大龄青年，上学之后，拼命学习，考入了山东中医学院中医专业。毕业之后，又师从山东著名医生李树棠先生学习，1997年又攻读了中国中医研究院中医基础专业研究生。年少时不能学习文化知识的缺憾，使他在后来的日子里一直发奋弥补，终于成为了一方名医。

刘医生从事临床工作30余年，早年在各种报刊上发表有影响力学术文章十多篇，1984年实习期间他就展现出了很强的学术天赋，曾发表过《"三叶汤"防治红眼病》一文，当时红眼病交叉感染，产生了一定的影响力；次年在《上海中医报》上发表《加味小青龙汤治哮喘》，也获得了好评，同年，当地的广播电视局对他病毒性结膜炎预防治疗的稿件做了广播宣传。其1991年发表的《从痰湿论治女性不孕症》一文更是获得了《全国基层中医药优秀论文》三等奖。

1989年，刘医生开了个人诊所，到1993年之前，都是使用中医中药。西医西药兴起之后，为了迎合社会的快节奏，刘医生开始引进心电图、化验器材、显微镜对患者进行西医治疗，1995年又更换成日本全套最先进器材，2002年花费五万元建成了心电工作站，到近几年，又换成了中医药疗法为主，中药中成药在治病中占80%。经历了这么一个由中医到西医再回到中医的过程，刘医生发现中医内病外治法非常好，现代医学叫绿色疗法，他在中医外治方法中不断总结经验，并发表论文，在2016年10月被聘任为世界中医联合会中医外治方法委员会理事。刘医生认为，我们国家的医疗环境与医药文化，还是要走中医的道路，诊所才能走得远、走得久。

刘医生现担任济南市爱国诊所主任，市中区医学理事会理事，经常参加各种专家义诊活动。十几年来连续被济南市评为先进单位、先进个人，受到人事局表彰。在工作过程中，他觉得所眼见的医患矛盾是一个非常严重的问题，并专门为降低医疗风险问题在全区卫生工作会议上作专题报告，论古代名医扁鹊的六不治。刘医生认为，医生是负责帮助病人的，如果病人抱有自己的看法不相信医生，医生就不必要再强为，否则会有乘机要挟赚钱的嫌疑，不论对患者、对医生都是不利的。

有一次，一名患者喝了刘医生开的中药，病情未好转，就准备攻击刘医生，幸好排队等待医治的人出手拦截，刘医生才未受伤。这件事让他觉得，基层医生风险非常大，要重视与患者的沟通，如果实在没有把握，患者并没有专业的医疗信息渠道，医生有责任提供给他们让他们选择，却不能贸然用药，让自己处于纠纷风险中。治疗病症一部分是治好病，另外一部分是提供帮助，对患者进行心理抚慰，这一部分到目前为止乡村诊所做得都不是很到位，大家好强地认为大医院治不好的病自己能够花少量钱治好，但却低估了其中的风险。

刘医生认为，中医适用技术是一种廉价、有效的治疗方法，更重要的是，可以尽量减少医患矛盾。现在社会上所推崇的绿色疗法，是非常好的诊疗途径，对于常见病、多发病，疗效好、副作用少，中医外治，因人用药效果更好。比如，雾化疗法治疗鼻炎这类常见呼吸系统多发病，用药出奇，疗效非常好。他曾用鱼金清洗鼻腔，然后做雾化的疗法治疗过多例鼻炎鼻窦炎症状，感觉效果不错。在此基础上，他学习了河北耳喉鼻学科研究主任赵圣堂先生的学术思想、北京同仁堂耳喉鼻科傅新星教授的专业技术，结合恩师李树棠先生的经验，以美洲大蠊精粉治疗慢性溃疡结肠炎的病例经验为指导，融贯中医，提出了清洗和冲洗鼻腔介入疗法临床治疗鼻炎鼻窦炎的方法，这一论文在2015年7月19日被中央电视台综合一套节目《生活早参考》栏目报道，引发了社会广泛关注。

"每当病人带着痛苦呻吟而来，带着微笑而去，内心一种职业的自豪感便油然而生"刘医生说。行医越老，胆子越小，刘医生在谈到治病的时候，不甚健谈治好过什么病、有什么样的影响力，而更多谈及的是，作为一个医生，要注意行医的态度，不能伤到病人，治病水平占20%，让患者信任则要占到80%。一举一动都要增强患者治疗疾病、战胜病魔的信心，展示作为一个医者的形象魅力、人格魅力、知识魅力、技术魅力。在刘医生看来，诊所是他展现自我的舞台，是他的天地，要学的东西还有很多。自己存在一天，就要燃烧一天，尽情地为百姓服务。

叶益忠：万年医者

江西上饶，北东南三面山环，西面鄱阳湖，处于长江经济带、海西经济带、鄱阳湖生态经济带交汇之处，自古就被称为"上乘富饶，生态之都"。鄱阳湖冲积形成的平原，为农业发展提供了基础，自先秦起就是著名的"鱼米之乡"。万年县所处的湖滨地带，地势平坦、土壤肥沃、河网交错、水源丰富，成为粮食生长的最好地方。南北朝时，这里出产一种优质大米，代代耕食，岁岁上供，因而得名"万年贡米"。这里，便是叶益忠医生的家乡。

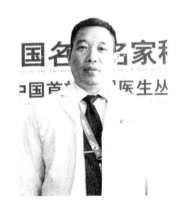

叶医生开始时是西医儿科医师学徒，后来考入上饶卫校学习3年，之后就开始开诊所，现在他经营一家面积约120平方米左右的诊所，平常接诊量每天达到40人，属于一村一站村卫生站。叶医生自行医开始，就把做医生当成自己的事业。他做医生十分认真，不计投入，不计付出，真正做到了悬壶济世，治病救人。为了病人，叶医生几乎天天都在村庄奔跑，晚上也是陪伴病人，他的付出得到了全村的认可，万年县选人大代表时，很多人支持他，于是他成为了万年县人大代表。感激乡亲们的支持，叶医生更加加倍付出，妻子也以他为荣，相当支持他的工作。岁月刻在孜孜不倦的工作中，事业的发展上也终于迎来了高峰——2008年其被评为江西省百名优秀乡村医生，之后又被选为全国优秀医生。

2008年到2011年，他的工作一直都是早出晚归，虽然十分忙碌，但是内心感到无比充实——因为自己对病人有所帮助，那种从大家的信任中得到的快乐远远战胜了疲劳。但事情总不是那么一帆风顺，那是在2011年的一天下午，一名六十多岁的心肌梗塞患者找叶医生治疗其他病症，患者之前没做过这方面的检查，也未告知其有心肌梗塞病史，对症开药两小时后，患者突然死亡。患者家属认为是医生治病不当才导致的父亲身亡，经常来闹，叶医生赔了许多钱才解决这个问题，但也造成了巨大的负面效应——除了经常治病的人外，周围的人不再那么信任他。很长一段时间内，叶医生都十分苦闷，起落，挣扎，徘徊，本来与自己关系不大的医疗事故，却赔上了名声，也付出了代价，使他对自己所做的事业产生了深深的怀疑。

用不断的成长，稀释忧伤与苦闷，驱散困惑与忧虑。了解到一些中医诊病的方法之后，他开始试着转型，尤其是在使用针灸、拔罐、小针刀、推拿、直肠给药、雾化治疗、贴敷等一些疗法之后，叶医生果断放弃了原来打针、吃药、打吊瓶的传统治疗方法，这些方法经他验证，要比原先的方法好。一个13个月大的孩子，父母在南昌，家庭条件优越，爷爷奶奶带着小孩住在万年县。孩子老是腹泻，每次都去南昌儿童医院，用药就好，回来停药就复发。找到叶医生诊治，叶医生认为系脾胃虚寒所致，用勒马回直肠给药，口服启脾注射液，两天改善，4天痊愈，至今未复发。他治疗带状疱疹患者，用七星梅花针破疮，拔火罐出血，点舌丸和阿昔洛韦膏外涂，点舌丸口服，一般也是两天改善，最长7天痊愈。

中医适用技术的引进和使用，使叶医生重获了对自己事业的信心，最重要的是，自采用新的疗法至今，没有发生过医疗纠纷问题。叶医生认为，将来诊所治病，还要靠绿色诊疗。诊所发展，盈利小，风险大，首先要提高诊疗水平；中医治病，一个手法，一个药方，这些都是要学习和钻研的东西，要传承下来，发扬光大。其次，要提高自身的核心竞争力，中医辨证简、便、验、廉，不会像西医那样做一大堆检查，进门先收许多钱，注重特色和疗效非常重要。最后，要注意患者的就诊量，前两者都做到了，患者闻风而来，但不能仗着名气大就不辨病人都来治病，要发挥自己的特色与长处，否则便很容易引发医患纠纷。

"繁华时不张狂，挫折时不消沉"。如今，平淡看待得失的叶医生在自己最喜欢的事业上勤勤恳恳、稳步前进。回顾自己工作 20 年的最大体会，莫过于经历那次医患矛盾带来的考验，面对工作中突如其来的意外打击，自己20 年的心血差点就灰飞烟灭。或许，只有经历过这种暴风雨的摧残，平凡的树木也才会变得更加柔韧与坚强，此后的叶医生便更加坚持热爱自己的事业了。

在他看来，一个人做自己喜欢的事业，能够让我们在物欲横流的滚滚红尘中，击破纷扰，洞察世事，回归简朴，达到"落花无言，人生如菊"的境界。虽然叶医生只是一位平凡的乡村医生，但他在职业历练中折射出来的那种"坚持中明智，平凡中伟大"的精神品质，值得我们学习。

李其良：醴陵医师

湖南醴陵，位于长沙、株洲、湘潭经济金三角的中央地带，盛产陶瓷，是世界名瓷"五彩瓷"，中国国瓷"红官窑"的所在地，经济发达，水运便利。李其良医生的家乡就在这里。李其良医生是典型的中国乡村医生。

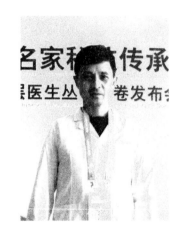

李医生身体较弱，早年在家曾务农一年。参加过农村劳动的他，深知农民的艰辛，一年四季土里刨食，风吹雨打，寒暑冬夏，都要出苦力才能满足一家生活所需，李医生因为身体弱撑不下来，家里便为他找了一门不需要出苦力的手艺活计。他的舅父是当地著名的老中医，李医生就跟着他去学习医术，从此便走上了医学的道路。

李医生因为自己身体弱，不能参加重体力劳动，一直把自己行医当成自己一条求生的道路，在学习上十分刻苦用功，学完舅父的知识之后，他又自己报名到当地卫生学校进行了医学学习。他刻苦的求学得到了丰厚的回报，虽然不能成为一名光荣的劳动人民，但他却成为了一名为劳动人民服务的光荣医生。

国家改革开放之后，醴陵因处于经济中心地带，经济发展飞速，普通村民家家富裕，原先诊所治病主要依靠打针输液吃药，自人们的需求提高之后，社会上的中医适用疗法广为流行。李医生通过观察，谨慎引进了直肠给药的治病技术。经过20多年开诊所的努力，李医生的诊所现在面积大约已有100平方米，是国家将诊所合并之后一村一站的模式，拥有一名医生、一名护士、一名药剂师。

现在，李医生诊所的患者农村小孩子多，一天接诊的30—50个患者之中，有20多个都是小孩。小孩感冒、发烧、肺炎之类的疾病都可以使用鱼金、勒马回直肠给药，治疗速度快，副作用小，还不用打针，小孩都容易接受。诊所用了4年直肠给药的方法，到现在都没有发生过一例医疗问题案例。现在，李医生的诊所还没有自己的雾化室，据其观察，上下呼吸道疾病在小孩患者中的比例非常大，雾化治疗作为一种好的给药方式，治疗这类病症要比直肠给药效果更好，速度更快，小孩也更容易接受，他决心要建一个属于自己诊所的雾化室，帮助更多的人解除病痛。

求知应多，生活应简。李医生一直都很尊重自己的行业，热爱自己的行业，努力学习新的技术知识，全心全意地为村民付出，从来都不计较个人得失。但尘世上的事物，真相与表象总是会有一定区别的，生活还要讲究实际，现在诊所在实际发展中也遇到了一定的瓶颈：诊所有医生、护士、药剂师共三人，每天接诊的患者只有30多人，乡村诊所以前主要靠药费维持生存，自从国家基药政策启动之后，卖药几乎赚不了什么钱，补助有时候还不到位。除此之外，还要上交一部分钱，过低的收入导致他们现在的处境只能是维持生活，李医生虽好看雾化治疗已经很长时间了，但到现在仍没有钱来建造一间雾化室，经济的压力无疑成为诊所发展的一道屏障。

不了解自己的人，就无法驾驭自己，从一定程度上讲，自知之明是一面可以观察自身精神的镜子。虽然说现在得村民较为富裕，但是相对于西医西药高昂的医药费用而言，他们的富裕是不能够长久承受的。李医生自小就跟舅父学习中医，深知中医医疗费用之廉价，且医疗副作用较少，特别是对于长期慢性病的调理治疗作用，有着西医远远不能企及的优势。

在他看来，发展中医药文化在乡村基层医生中是必行之路，但是具体如何发展，他也感到比较困惑。以前使用打针输液的办法治病，是因为这些治病方法速度快，现在国家把卫生站改成了"中国式医改模式"之后，从上层限制了基层医生的盈利，诊所半死不活地生存着。使用中医治疗之后，收费会更廉价，个案个治每天治疗的患者人数也不会多出多少。基层医生站在高尚的道德阵地上，饿着肚子给村民送健康，可乡村医生也有一家老小需要赡养。长此以往，基层医生的发展就会十分尴尬。而一旦后继无人，那么乡村面对的情况就是有病无医。

历史总是惊人地有着相似之处。新中国成立之前，国家就是因为城乡经济的巨大悬殊而导致住在乡村的广大农民孩子不能得到教育，生病没有人医治，幼无所养，老无所依，所以广大群众支持共产党闹革命。新中国成立后，毛主席代表广大农村的利益设立了"赤脚医生"这样的乡村医疗体系。现在，乡村医生处于医疗卫生事业的最底端，没有保障，后继无人。当乡村基层医生成为被抛弃的一个群体的时候，乡村面临的又是生病没人医治的情况。李医生希望，国家能够正视乡村医生的诉求，在一定程度上给乡村医生一些生存的空间，帮助他们站好这道医疗卫生事业的"第一道防线"。

姜良：邵阳医者

1840 年，历经五百年闭关锁国的中原王朝走到了日薄西山的境地，大英帝国因为科技革命带来的兴盛使它的殖民地遍布全世界，世界的利益格局将迎来新一轮洗牌，满清王朝的统治者却还沉睡在天朝上国、地大物博的美梦中而没有睡醒。英国依靠走私鸦片从中国掘走了大量白银，林则徐虎门销烟导致英国挑起鸦片战争，战事

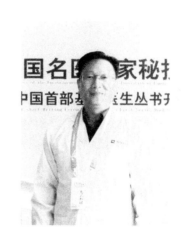

失利，割地赔款，忠直的民族英雄反被革拿问罪，魏源义愤填膺，写下了具有划时代意义的大著《海国图志》。希望中国"师夷长技以制夷"，放弃妄自尊大，学习外国科学技术，病入膏肓的清政府将这一奇书束之高阁。日本却以这部奇书为思想基础发展了自上而下的维新运动，最终成为中华民族最强劲的敌人，给中国带来了无法弥补的创伤。魏源是湖南邵阳人，而今的基层医生姜良也是湖南邵阳人。

姜良医生的母亲身体虚弱，常常生病，四处求医。为了减轻母亲的痛苦，姜医生从小就喜欢看一些中医方面内容的书籍，后来越看越感兴趣，就决心

去学医，高中毕业之后，他考入湖南中医学院学习中医。毕业之后，在家乡做起了乡村医生。1994年10月，他把诊所开到邵东县的镇上，成为一名个体医生。

姜良医生是一名中医执业医师，他的妻子也是执业医师，和他一起行医，现在店面规模为100多平方米，拥有护士2人。当地经济条件一般，普通村民经济收入大约一个月1000到2000元，他夫妻俩的诊所年收入能够将近有十来万元，所以非常满足。但姜医生对自己的技术永远都不会满足，经常进修学习，曾进修于湖南中医药大学附属医院、南华大学医学院，深造于北京大学基层全科医学高级研修班。其诊所现为世界中医药学会中华特色医疗专科联合会湖南分会会长单位。

现在诊所最常见的病症是小儿常见病和一些中老年慢性疾病（包括颈肩腰腿疼痛病人针灸及刃针治疗）。由于姜良医生夫妻俩的敬业、诚实、诚信、厚道、心胸宽广，对病人有爱心、有关怀，所以赢得了老百姓的认可。当地的医患关系在他看来没有那么严重，虽然现在总说医患矛盾非常严峻，但姜良医生认为，解决这一问题的根本在于，医生要尽可能地去降低诊疗成本，积极外学内研，提高治疗效果。乡民都比较朴实，病人打心眼里都是很感激医生的。所以他治病从来都是尽心尽力。如果病人实在困难，就实施赠医赠药这种善举每年都有。

针对小儿常见病如发烧、支气管炎、肺炎、肠炎等，姜医生的诊所5年之前都已经全部使用穴位贴敷配合雾化吸入、直肠给药治疗。鱼金雾化治疗结膜炎是他们诊所新的验效处方。一名一岁大小的支气管肺炎患儿，发烧咳嗽已经一周，在别的医院打点滴六七天扔未见好转。来到姜医生的诊所，使用勒马回直肠给药，鱼金、沐舒坦、沙丁胺醇雾化治疗连用3天，一天两次，第一天结束患儿就咳喘减轻，睡觉很安静，第三天则完全痊愈，患者父母十分感谢。

一名两岁小患儿，秋季腹泻住院7天未见好转，其母经人介绍带患儿到姜医生处。经辨证施治，使用勒马回注加蒙脱石直肠给药，一天两次，神阙穴中药贴敷，配合口服健畅益生菌。一天大便成型，第三天就完全痊愈了。患者父母因此成了姜良医生的忠实粉丝。一名患药物性皮炎的年轻患者，在别的医院打点滴总不好，姜医生用点舌丸打粉涂抹患病处，患者不抱希望，但是不久就全好了，患者十分感激。因为合适的疗法，药到病除的疗效，使姜医生和当地患者的关系非常好。

目前，直肠给药、雾化治疗这些中医适用技术是他们诊所最常用的给药方法，直肠给药是跟据中医辨证施治的原理，选择适当中药滴入直肠，通过经络和药物的双重作用来达到治疗的目的。祖国医学认为：肺与大肠相表里，直肠吸收药物后，通过静脉上输与肺，通过肺的宣发作用输布全身，从而达到治疗效果，是中医内病外治的方法之一，也符合当今国家的政策，减少抗生素的滥用，对患者健康也有益。但让姜医生担心的是，国家目前限制抗生素的使用，却也没有明文说这些新技术是合法的治疗手段，政策的不明确，没有一个权威的认证，将来如果有问题不在法律保护之内，就会增加基层医生的执业风险。所以，他希望国家能够尽快对这些疗法进行审核，然后支持推广，这样病人更容易信服，医生使用起来也才更放心。

随着大健康时代的来临，"健康中国"已上升为国家战略，健康成为了一种时尚，一种追求，更是一种责任。中医的精髓在于治未病。姜医生正在积极地学习，希望未来把诊所改成中医治未病为主的特色诊所，能够真正做到未病先防，既病防变，病后防复，让民众少生病，不生病，颐享天年。

寻求多技，博采众方。姜医生认为，医学在不断发展着，要不断地学习才能跟上时代的步伐。他希望国家能对诊所医生提供一个开放的平台，给他们在传承发展祖国医学的基础上提供更多的机会，去学习更先进的医疗技术。在网络飞速发展的今天，放眼看世界，才能在自己所从事的医学事业上加倍贮存绽放生命、护航生命的必需品。

林爱娥：雕琢成"玉"

墨晶石，又名楚石、紫石、墨玉，这种石头质地细腻，色泽脂润，纯净无瑕，通体黝黑，产于湖南省洞口县。这里的石头被雕刻成动物、神话人物、仿古器皿、文具各种生活用具，远销东南亚欧美各个市场，是当地特殊的经济产业。石头不仅仅是石头，粉雕玉琢，石成大业，终谱写出媲美美玉的传奇。

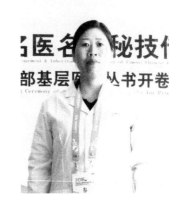

林爱娥医生的诊所就开在洞口县，而她自己的从业生涯也堪有几分"滚在红尘里的不仅仅是石头的石头"的意味。

小时候，其舅舅和三娘都是当地有名的医生，社会地位很高，受到乡里人的尊重。她觉得当医生是一种很神圣的职业，非常向往，报考学校时便考到了湖南省邵阳市洞口卫校。学业完成之后在当地乡镇卫校上班。1998年开了个人诊所，2000年又考入南华大学函授班学习三年，之后便一直在经营自己的诊所。林医生夫妻两人都是医生，经营一间300平方米左右的诊所，日诊量一个人能达到 30 至 40 人，家庭年收入在 20 万元左右，在当地的经济水平属于中等。

林医生夫妻的诊所主要治疗儿科、妇科症状。这两年他们又学习了疼痛科诊治，主要治疗病症是腰椎病和颈椎病。林医生认为，中医绿色疗法对儿科病症、普通病症效果好。她治疗一名 46 岁尿频、腹痛、腹胀反复发作的患者，当时患者患这种病症已经 3 年有余，在很多医院都进行过治疗，有时治疗几个月也没有成效。她仔细检查了患者，患者支原体阳性，右腔附有囊肿，盆腔积液，林医生使用阿奇霉素、勒马回、替硝唑，直肠给药，连续 7 天一个疗程，口服克拉霉素、点舌丸、桂枝茯苓丸，3 天患者症状明显好转。三个疗程之后，患者完全治愈，至今未有复发。这种疑难病症的治愈使她对直肠给药产生了极大信心。

治疗一名 2 岁小男孩，当时患者发热，满口疱疹，查体温 39.4℃，口腔黏膜、咽喉部、脚掌、手掌、屁股布满了各种大小不等的疱疹，林医生诊断为手口足病。她使用鱼金注射液、利巴韦林、地塞米松、头孢噻肟钠、安乃近、维生素 B_2 注射液，直肠给药，每天两次。直肠给药第一次，小孩体温便恢复正常，停用安乃近，2 天后疱疹明显减少，停用地塞米松，继续直肠给药 3 天痊愈。治疗一名 7 个月大的小患儿，当时家长描述小儿咳嗽、呼吸困难，检查体温 39.6℃，肺部有哮鸣音，是喘息性支气管炎，林医生用鱼金注射液、沐舒坦注射液、病毒唑、加上生理盐水，雾化吸入，2 天之后，患者咳嗽，气喘好转，七天之后完全痊愈。中药适用疗法对这些普通病症中较为严重病情的良好治疗效果，使得林医生对诊所发展有了极大信心。

基层医生非常不容易，患者要求看病立竿见影，而任何疾病的治疗都是需要一个过程的，不能指望患者去了解医学。去理解医生的为难。只有好的技术、好的方法才能在短时间内最大限度地解决患者的病痛问题。在医患矛盾日益复杂的今天，诊所经营更加艰难，这就要求诊所要降低自身风险，还要治好患者病痛，林医生通过使用这些中医适用技术，看清了诊所未来发展的方向——要走绿色疗法的道路。

　　林医生是一个非常善于学习的人，经常会外出参加各种学习活动。现在他们夫妇的诊所面积已经很大，两个人本来计划将来把儿女也培养成为诊所的继承人，开分诊所。而通过新闻媒体常常看到一些医闹的信息后，使得她又有些惴惴不安，虽然她的诊所没有发生过此类事件，但现在也没有任何法律条规保护他们，如果遇到此类事件，诊所是无能为力的。

　　与此同时，现在的个体诊所不可以使用医保，这对个人诊所医生的从业积极性也打击很大，国家医疗体系将个人医院排除在外，使林医生很不理解。现在很多患者因为不能使用医保，就不选择去诊所就诊，林医生认为个人诊所同样是为老百姓看病，国家应该一视同仁。如果担心个人诊所医保得使用上容易出纰漏，可以制定更加严格的监管条例，但是不能将他们剔除在外，这是不利于医药事业发展的。

　　在岁月的流逝中，细细体会基层医生的从业之路，尽管已经百炼成钢、淡定从容，但在前行路上，依然还有一片迷茫的森林。林医生呼吁，国家应建立起一个完善的社会医疗事业体系，给各个阶层的医疗工作者广大的空间，让他们能够人尽其才、物尽其用。这其实也代表了广大基层医生的心声。

陈小兵：山城"英雄"

山城重庆，古称江州，自古以来都是西南一个重要城市，但是绝非要害。抗战期间，大江南北，土地失陷，大量难民流离内迁，国民政府的重工企业、知名院校也都迁到这里，融合当地少数民族，山城重庆作为抗战时期的"国家首都"，奠定了它鼎定西南的城市地位。自此之后，便上升为国家的直辖市。国民政府南迁之际，文

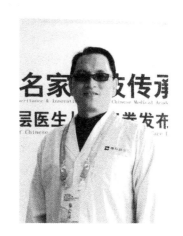

化名流不甘屈于外族，追随政府流亡重庆，成名的张大千、胡适、傅斯年、林语堂、钱穆、梁实秋、郭沫若、柳亚子、马寅初、陶行知、梁漱溟、徐悲鸿、老舍等等人物，众志成城，抵御外族，陪都文化盛行一时。陈小兵医生的诊所就在这里。

随着日本被打败，国民政府迁回南京，山城已经萎缩，到了新中国成立以后，这里变得和其他地方并无二致。陈小兵医生的三爷爷是中医，所以他对中医接触得比较早，他的父亲是老师，有许多中医方面的书籍，因为他的母亲经常生病，他常常看一些医书，希望对自己的母亲有所帮助，一来二去，

便喜欢上了中医。但是那时候，山城辉煌的时代早已过去，改革开放的春风却还没有完全吹醒这座大城，一切都显得落后。陈医生根据自己的兴趣报考了当地的卫生学校，毕业之后就在当地的职工医院做了医生。

1997年，陈医生工作7年之后，有了一定积蓄，开起了自己的小诊所，当时主要面对小儿患病。重庆市人口多，改革开放还不久，医疗资源十分欠缺，每天人满为患，虽然诊所面对的家庭经济收入总体偏下，但还是有很大的生存空间。经营到现在，陈医生已经是儿科方面的专家，诊所已达200多平方米，拥有两名医生，五名护士。虽然还是以儿科疾病为主，但年收入已经能达到50万元。

虽然陈医生的爷爷是中医，但陈医生行医一直是遵循学校所学，以打针吃药为主，可打点滴的风险相当大。那时只有他一名医生，人数一多，照看不过来，每天都过得提心吊胆。2010年，陈医生在其他诊所看到直肠、雾化用药之后，感觉效果还不错，就很快引进。后来5到10岁的儿童，发热、咽炎、扁桃体炎和引发的其他类症状，直肠给药、雾化治疗都能很轻松地应对了。陈医生就从原先很繁重的工作中解脱出来。

一名23岁的女性扁桃体发炎患者，发烧40.5℃，以前这类病症都是打点滴，陈医生用勒马回注射液、阿奇霉素、安乃近、地塞米松直肠给药，两个小时后，患者就退烧了。第二天再接着用勒马回注射液、阿奇霉素、安痛定、柴胡注射液直肠给药，病情基本上就痊愈了。陈医生仔细算了一下，以前这种病症按经验可能需要输液一周，最短输液3天，才能见效。直肠给药，便宜安全又高效。此后，对于成人他也推荐用直肠给药。长期使用这种疗法，有的人的病情十分钟居然就见效了。

学习了直肠、雾化疗法以后，陈医生对中医的兴趣转浓，经常会研究一些中医适用技术治病。陈医生认为，中医适用技术疗效好、风险低、花费少、见效快，要大力学习与使用，所以他又学会了用针灸的方法治疗疼痛患病，用中药贴敷的办法治疗小儿腹胀、腹泻。这些学习使得陈医生充满了充实感，为更多的患者解除了痛苦。

陈医生用自己的专业技能为患者解除痛苦，为许多人治病，在当地很有名气，受到了无数人的赞许，也坚定了他更加热爱自己工作的信心。这些年来，山城发展神速，大部分的患者经济条件已经好转，但陈医生依然坚持自己当初的行医理念，治好病，花费少，让患者真心诚意地感受到经济实惠。

陈医生认为，重庆作为国家的直辖市，有各种大医院、名医院、专家学者汇聚于此，小诊所要同他们展开竞争，必须发挥出自己的特长来。让患者受益，是诊所立足的根本，廉价、健康的绿色疗法为诊所的发展提供了一条明路，所以要沿着这条道路，勤学习、勤进取。眼下陈医生的诊所虽然经营理念走在了同类诊所的"前端"，但是他认为，必须要不断地进取、不断地发展，才能确保小诊所在大城市的生存。所以，他在治病之外会经常参加各种学习的活动，保证自己的知识更新，始终走在医学交流的前沿。

人世间有太多的"命运注定"，也有太多的"时代责任"。陈医生觉得能在重庆开诊所，这是一个特殊时代的记忆，他一定要做好做大，把握住时代给予的机会。我们亦期望，通过他不断的努力，其诊所能够恰如那些年的山城，光前裕后，垂范百世，镌刻出一代基层医生、一代基层诊所发展的"时代烙印"。

代相武：名传桃源

晋太元中，武陵人捕鱼为业。缘溪行，忘路之远近。忽逢桃花林，夹岸数百步，中无杂树，芳草鲜美，落英缤纷。渔人甚异之。复前行，欲穷其林。

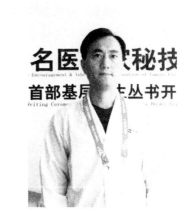

林尽水源，便得一山，山有小口，仿佛若有光。便舍船，从口入。初极狭，才通人。复行数十步，豁然开朗。土地平旷，屋舍俨然，收良田美池桑竹之属。阡陌交通，鸡犬相闻。其中往来种作，男女衣着，悉如外人。黄发垂髫，并怡然自乐。

见渔人，乃大惊，问所从来。具答之。便要还家，设酒杀鸡作食。村中闻有此人，咸来问讯。自云先世避秦时乱，率妻子邑人来此绝境，不复出焉，遂与外人间隔。问今是何世，乃不知有汉，无论魏晋。此人一一具言所闻，皆叹惋。余人各复延至其家，皆出酒食。停数日，辞去。此中人语云："不足为外人道也"。

......

这一片失落的桃花源，就在如今的酉阳。酉阳地处武陵山腹地，通达鄂、湘、黔，被称作"渝东门户，湘黔咽喉"。代相武医生就在这里行医。

代相武医生出生于中医世家，父亲乃当地名老中医，医术高超，远近闻名，15 岁初中毕业后，代医生便追随父亲在当地扯草入药，送医下乡。父亲看他对行医治病很有兴趣，便因势利导，三四年之后，代医生便可以独立行医了。1998 年之后，看到自己所掌握的家传中医知识不能与现代医药学接轨，代医生便报了重庆卫校，进行中西医结合的进修，2009 年代医生又到重庆高等专科学校进修。他们家从 1981 年起便开办诊所，算是中国最早的一批诊所，代医生自开办诊所便与父亲一道治病救人，直至今天。

酉阳虽是桃源仙境，却是贫困山区，处于西南大山边缘，交通不便，经济条件十分落后。现在诊所的三位医生分别是代医生、儿子、女儿，诊所面积大概 240 平方米，一天接诊患者 100 人以上，年收入却只有 20 万元。代医生 40 年行医，现在最明显的感觉是山区人口面临二极分化，留守山村人口老龄化、儿童化，知识学习能力弱，不懂得养生保健，因病致贫现象较严重。所以乡村行医，除治病救人外，还要花大力气做宣传养生防病的知识，帮助这些人尽量少生病，不然是治不过来的。老年人在家患病没有钱，怕花钱，有病都是一拖再拖，不到不得已不会看医生。没有人护理的老人，公立医院不接收，全靠乡村医生上门治病，但他们人力物力有限，实在是为难。

除此之外，乡村诊所发展所存在的问题甚多。第一，就是抗生素药物的滥用。乡村医生收入低，吸引不了人才，多半是一些半路出家的医生，治病过程中对抗生素、激素类药物的广泛使用，导致患者抗药性增强，免疫力下降，因病发病，多发病久治不愈。二是乡村医生无地位、无工资、无保险，现在还要直面医患矛盾，没有人再愿意走"这条泥泞的小路"，后继无人，但是留守老人儿童需要这样一支队伍替他们的生命做保障。他们这一辈人起早贪黑，跋山涉水，风里来雨里去，日复一日，年复一年打下的基础，需要国家支持来应对这种现状。如不加以呵护，一旦瓦解，想要再建起这样的医疗服务网络来，花费的代价是不可预估的。第三，乡村医生处在医疗食物链的最底层，社会上对乡村医生的认可程度极低，而对他们进行整改，则完全不顾及现实农村卫生事业的需求，这样不只是诊所的发展受到影响，对当地民众的健康卫生事业也从一定程度上造成了极大伤害。

代医生认为，现在中医适用技术的推广使用可以有效缓解一部分问题，直肠给药、雾化治疗更值得在农村推广。直肠、雾化疗法不用皮试，简便易操作，在治好病的同时还可以减少抗生素滥用而导致的菌群失调或者其他不良反应后遗症，更加安全可靠。只有绿色疗法大力推行起来，乡村诊所才有希望。

代医生治疗一名 1 岁患儿的腹泻，患儿一日泻青绿色水样便十余次，患病一月，无脱水，他诊断为慢性肠炎，用鱼金注射液、维生素 D_2、维生素 B_{12} 直肠给药，3 天见效，5 天痊愈。治疗一名 5 岁发热咳嗽喘急女孩，用鱼金、林可霉素、利巴韦林、喘定直肠给药，鱼金、氨溴索，做雾化，两天痊愈，五天康复。这些治疗病症的实例让他对中医适用技术在乡村的推广极为看好。

代医生最擅长中医治病，在当地很有名气，治疗肾炎水肿用金桂肾气丸为主，治疗肝脾肿大用四君子汤为主，治疗小儿骨瘦如柴用肥儿饼，都有很好的疗效。他治疗一名 69 岁老人，患者全身水肿，下肢更为严重，这样的情况已经持续了半年。代医生认为是慢性肾炎，用熟地、枣皮、山药、茯苓、丹皮、肉桂、泽泻、附片、前仁、牛膝、猪苓，在原有六味汤加味开中药，患者很快便痊愈了。

代医生虽然只有 50 多岁，却有 40 年乡村行医的经验，可以说自小便与医结缘；他是一方乡土名医，血管里涌动着基层工作多年所累积的深切体会。谈及乡村医生的发展，资深的他有一些微词，也有一种无奈——"桃源仙境不足为外人道也，不足为外人道的，更是苛捐杂税多如牛毛……"

谭湘勤：株洲医匠

湖南株洲，背靠湘水，水陆通达，自20世纪30年代起，老工业在这里生根发芽，新中国成立之后，良好的工业基础推动它成为受前苏联援助的八个工业城市之一。改革开放之后，新工业蓬勃发展，株洲成为一个集冶金、机械、化工、新材料、生物材料、绿色食品、陶瓷等多种工业于一体的高新技术工业产业区。谭湘勤医生的家乡就在这里。

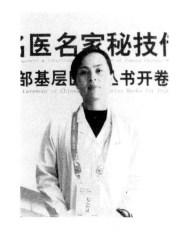

谭湘勤医生的爷爷是旧社会的老中医，平时就喜欢摆弄药材，谭医生小时候就跟着学，发现很有趣，看到爷爷帮助病人解除病痛，感到十分神圣，从小就对做医生充满了向往。1987年，她如愿进入卫生学校学习，毕业之后，就在当地卫生院做起了医生。行医5年之后，感觉知识储备欠缺，1997年又自学考入湖南医学院学习。

大学的学习是一个自学的过程，在此期间，2000年谭医生开了自己的诊所，边工作边学习。2002年学业结束后，她又自发提升学历，经过三年苦学，终于打下了深厚的医学知识基础。常年在学校的学习生活，使谭医生对学生有一种特殊的感情，于是她把诊所也开在大学门口，主要关注大学生的健康领域。经营十多年后，目前她的诊所面积大约120多平方米，拥有两名医生、三名护士。大学生群体消费水平整体偏高，她的诊所年收益在40万元以上，在乡村医生诊所中处于高收入水平。

谭医生比较推崇的治病方法是针灸，她通过学习认识到疾病是人体内淤积所引起的。"通则不痛，痛则不通"。人体经络运行如同交通运输，如果发生阻塞，淤积，就形成了疾病，使用针灸进行疏通管理，恢复运行，疾病自然就康复了，这是中医治病的传统道理。中医认为，是药三分毒，故而不能轻易用药，针灸通过刺激腧穴，对交通路口进行管理，使经络运行无阻，病症会被人体自身的恢复力打败，使病情痊愈。

中医针灸这一诊疗思想与西方医学的诊疗思想相对对立，但是确有独到之处。近些年西方医疗所暴露出来的药源性反应、医疗费用过高等问题，中医针灸则完全不会涉及，其操作方法简便易行，广泛适用各种症状，医疗费用便宜，完全依赖自身调节，根本不会发生药物反应。但针灸必须要经过很专业的学习，业余水平很容易对患者造成伤害。谭医生推崇针灸，除了针灸自身拥有的治病优势外，更是对我国独特医药文化的一种热爱。

因为对中医的喜欢，谭医生对中医适用技术也极为推崇，较早引进了雾化、贴敷绿色疗法。一名哮喘病患儿到她的诊所就诊，当时患儿呼吸急促，咳嗽、咳痰已经一周，检查体温37.5℃，肺部伴有哮鸣音，谭医生诊为风寒侵肺，使用雾化治疗，服用加味青龙汤，配合针灸，虽然病症很急，但没有使用打针输液的手段，3天患儿便痊愈了。对于这些治病的方法，谭医生认为配合针灸使用，药物到达体内发挥疗效速度快，副作用少，应该大力提倡。

作为一名基层医生，谭医生感觉做医生是十分艰辛的，她感慨地说："能生存下去，真是太不容易了。"问题很多，承担的风险很大，支持的力量太小。以前学习信息狭窄，除了上学之外，几乎没有别的学习渠道，知识与经验也都趋向于守旧，如打针输液这样的治病手段，每年也避免不了几例问题事件。

但它还是作为一种常用手段在应用，毕竟相对于那么多的病人来讲，一个简便易行的治病方法是值得冒一些风险的。现在的医疗信息资源明显有所好转，诊所医生可以通过很多资源掌握多种绿色安全的方法，达到既能治病又能有效规避自身风险的改观，这是我国医学信息进步的突出表现。

现在国家大力提倡中医药发展，谭医生希望能够响应国家的号召，把诊所做成治病"阵地"的同时，能够同时肩负起民众的医疗保健、营养养生课题。现在诊所的第一目的是看病，每天忙得脚不沾地，防病这一块根本就顾及不来，但中医讲究上工治未病，通过养生保健，许多病情可以在很轻微的时候就被根治，等到成为病症爆发出来时，往往已经不可逆转或者需要付出很大的代价。

谭医生认为，这是一个很大的课题。在过去的几十年里，人们吃不饱穿不暖，得了病就更成为家庭的累赘、社会的负担。改革开放 40 年来，国家有了足够的经济实力，人民富裕起来，又有了科技技术的支持，以前普通人不能了解的养生保健知识现在可以广泛地被传播，通过乡村诊所的推动形成一种从上到下的全民健康文化风尚，可以提升国民健康素质，提升人民生活水平，对提高老百姓的幸福度有着重大意义。

李代美：兵团卫士

新中国成立前新疆地区虽然有丰富的资源、平旷的土地，但是由于自清政府以来百余年的战乱和政策的落后，使得新疆地区的经济十分落后，百业凋零，物资奇缺。国家为了发展新疆经济，采用古代屯田戍边的成功经验，设置了新疆建设兵团。这是中国最后一个生产建设兵团，"生在井冈山，长在南泥湾，转战数万里，屯垦在天山"的著名的三五九旅就是其中代表军队的一支。李代美医生的服务人群就是这个军团队伍。

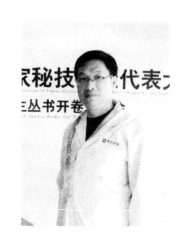

李代美医生从小就喜欢中医，1987年的时候，他就已经在当地乡村行医了。不过作为当地的一名土医生，其没有任何资质，只是靠着当地群众的信任，他边学习边做医生，一晃10年而过。

1997年的时候，他开了个人诊所，之后国家要求乡村医生需要有资格证书，他参加统考，因为学得多、见得广，一考而过。这件事使他意识到系统学习的重要性，2005 年自学医科大专知识，2006 年考过了中医职称，2009 年考过了全科医师，2014 年成功成为一名中药师。这些考试都是一考而过，李医生认为自己能取得好成绩主要在于平时多看、多学，他订阅了 5 本中医学杂志，每天晚上都要研究两个小时。这样的勤奋程度使他在平常的治病过程中真正达到了活学活用、熟能生巧，面对各种病症游刃有余。

现在，李医生的诊所负责新疆生产建设兵团两万人的健康卫生工作，拥有两名执业医师，前些年诊所年收入 6 万元。近年来，新疆经济发展得非常快，特别是"一带一路"战略开始实施，使得新疆建设兵团发生了翻天覆地的变化。李医生的诊所冬天早上 10 点到晚上 10 点开门营业，夏天早上 8 点到晚上 11 点开门营业，平均每天接诊患者 60 到 70 人，年收益能有 30 万左右，完全能够维持诊所的发展需要。

李医生对针灸治病较为推崇，他本身就是中医，了解针灸。针灸治病没有毒副作用，而且价格相对较低，患者都能接受。中医适用疗法中的直肠给药、雾化治疗也是诊所常用的治疗方法，患者接受程度比较高。李医生治疗手口足病发烧 40℃以上的危险病症患者，采用勒马回加对乙酰氨基酚直肠给药，用大黄、冰片、黄连、芒硝、黄芩、柴胡、青黛、鱼金注射液与白醋调和贴敷双涌泉穴，治疗效果相当好，一般 3 天病人便可退烧痊愈。对于秋季常见的病人腹泻，鱼金注射液调和神曲、山楂、麦芽、槟榔，易蒙停贴敷神阙穴，治疗效果也相当不错。一名 80 多岁糖尿病患者并发的阴疽病，在三甲级医院使用抗生素治疗一个多月也没有康复，到了李医生诊所，采用点舌丸研磨与鱼石脂软膏调敷患处，半个月就痊愈了。李医生对点舌丸的药效感到十分满意，认为疮疡采用点舌丸外用效果不错。

李医生说，现在新疆大部分乡村诊所还是靠"老三样"诊病——温度计、血压计、听诊器，容易造成误诊。一些诊所希望引进心电图、B 超等先进检测设备，但管理部门认为诊所可能会让患者做不必要的检查来提高诊疗费用，增大当地群众的看病负担，所以坚决不允许引进，这对诊所的发展十分不利。李医生觉得有条件的诊所还是应该允许引进一些先进设备的，但管理部门的考虑也并非没有一点道理，而是应该设置一个监管的制度，防止不良诊所使用这些器材提高诊疗费用、谋取利益。现在医疗风险很高，只有有法、有度，才能够有效改善这些问题。

李医生准备将未来的诊所转型成以中医为主的诊所。传统中医治病有很多优势，最大的优势就是治未病，通过医疗保健调理的方式，最大可能地将病患消灭于无形，而不是等到病情已经爆发再忙着"救灾"，那样的大花费不是一般家庭所能承受得起的。他认为，目前有很多好的医疗技术、医疗方法，但因为交流的局限，只有小范围内的人知道。现在社会上看病贵、看病难现象较为严重，好的技术可以有效缓解这一矛盾，传播得越广泛对社会的贡献越大，作为医生应该主动去学习、去交流，不能把自己限制在一个低水平的圈子里。

完美的人生，要靠思想和行为来造就。李医生一生行医，十分好学，他的个人经历深深影响到了家里人，他的女儿现在也是医生、在读医学博士，儿子在广州大学学习医学，同时也跟随李医生学习中医——看到诊所未来后继有人，李医生十分欣慰。

刘益斌：术业专攻

洛阳与长安、北平、南京一起，号称中国古代的四大古都，自夏起，十三个王朝在这里定都。这里北据邙山，南望伊阙，东据虎牢，西控函谷，群山环绕，雄关林立，洛水中通，地形之盛，山河拱戴；东压江淮，西挟关陇，北通幽燕，南系荆襄，八法辐辏，九州腹地，十省通衢，是历朝历代逐鹿中原的王者必争之地。

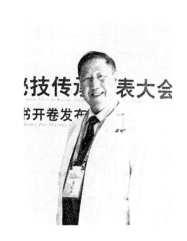

洛阳物阜民丰，创造了灿烂的文化，中国最早的河图洛书就出自这里，文学首萌，道学肇始，儒学渊源，玄学兴盛，佛学首传，理学根源，尽在此地，圣贤云集，群英荟萃。刘益斌医生的洛阳益斌气管炎医院在这里峥嵘岁月已30余载。

刘益斌医生是中医世家，他从小就对医学有着很强的天赋。其从山西中医学徒班毕业之后，就进入乡镇医院当医生，因为医术突出，1964年被军队选拔入伍，工作努力上进，1971年被组织任命为部队防治气管炎科研组组长。担任组长期间，他认真学习了毛泽东思想，成为全军毛主席著作积极分子，并荣立三等功一次，之后被任命为二炮军基地首长保健医生。1985年之后转业进入洛阳市第一中医院，创办气管炎专科，任气管炎专科主任。1993年创办了气管炎专科中医门诊部，之后发展为洛阳益斌气管炎哮喘病专科医院。

此后的职业生涯，从北京泽东科技公司董事长，到北京华京医院院长，到北京丰台防治中心医院呼吸病中心主任。刘医生从事咳喘病临床防治工作40余年，结合家传秘方和手法技术，独创了《刘益斌咳喘病精准医疗靶穴生物全息系统防治工程》（以下简称益斌咳喘工程）。他家传治气管炎、哮喘、肺气肿、肺心病的秘方，被北京市药监局批准为北京市医院六个制剂号应用于临床，很受病人的欢迎。其独有的"中医靶穴六叠多导疗法"在防治肺气肿、肺大泡、肺纤维化、支扩、肺癌等疾病，改善病人症状，提高生活质量方面取得了新突破，在肺部疾病领域奠定了自己的价值和地位。1989年就已取得防治慢性气管炎科研成果，经中国中医科学院、国医大师路志正、王琦、中国针灸总编王本显等呼吸道慢性病专家鉴定，1990年载入《中国技术成果大全》一书中并向全国推广。他的团队运用"刘益斌咳喘病精准医疗靶穴生物系统工程"先后在洛阳、郑州、北京、沈阳、长春、哈尔滨、西安、南昌、海南等地防治气管炎、哮喘等咳喘病人90余万人次，治疗方法被称为"京城一绝"、"神仙手眼、菩萨心肠"、"魔罐神针"。

刘医生认为，"治鼻先治肺，祛痰先健脾，平喘先补肾，除哮需调肝"。基于这一理论，他在《益斌咳喘工程》一书中详细讲述了中医靶向六叠多导疗法和咳喘系列产品。按照周易的子午流注、阴阳五行的生克法则，内服中药，外治经穴，彻底祛邪扶正；巧妙发挥人体正气，借天地灵气，日月运行节气，中医经络经气，吐故纳新，从根源上清除风、寒、暑、湿、燥、热、火、病毒、过敏引起的各种咳喘病"综合症候群"，益肺健脾，补肾养心。恢复肺脾肝肾的免疫功能，是咳喘患者彻底恢复健康的有效方法之一。这一套理论听起来无比复杂玄妙，实施过程就更加漫长，所以刘医生的洛阳益斌气管炎医院一般诊疗的都是病情非常严重且具有突出代表的患者。

刘医生对穴位注射治疗支气管扩张有着独特的临床实践，患者主诉反复咳脓痰、咯血，胸闷气短15余年，加重3天，从小有咳喘病史，查体呼吸急促，双肺呼吸音弱，叩诊过清音，双肺闻及广泛哮鸣音及湿啰音。血常规显示：WBC：$11.1\times10^9/L$，GRAN%：72.6%，RBC：$5.20\times10^{12}/L$，HGB：143g/L，PLT：$182\times10^9/L$；取曲池穴注维生素 K3 针（每日二次，4 天痰中无血停用），取丰隆穴注鱼金，承山穴注勒马回，4 天后咳喘明显好转，吃饭量增加，多年的气雾剂能不用了，下床活动自如。黄脓痰变白，量减。10 天后低烧止，体温正常，咳白稠痰，平路行走不喘。

刘医生用鱼金靶向经穴注射，治疗上呼吸道疾病有见效快、防复发的良效，一般取曲池（双）每穴鱼金，足三里（双）勒马回。每日一次，一般 3 天即可痊愈。

刘医生一生都在从事肺部疾病的研究治疗工作，他的洛阳益斌气管炎医院现在在洛阳寸土寸金的地方拥有 1500 平方米的办公楼，内设置 10 个科室，共有工作人员 36 人，是市医保新农合定点合作医院，治疗患者不计其数，大江南北、中原大地、东北的白山黑水都能寻到他的足迹。

他的一生，在防治肺部疾病方面所取得的成就无与伦比，但这些并不是他最为挂心的事。刘医生认为，创建更多美好的平台，有机会把他几十年的治病经验传授给更多人，"桃李满天下"造福苍生，才是医者的大爱之所在。他这么想，也是这么做的，到各地授课，从省、市、县、乡、镇到诊所，手把手地教医生绝技手法，为更多需要诊治的病人尽心尽责，"全心全意去爱每一个人，就会拥有全世界最大的幸福！"

胡树能：大道至简

安庆，位于安徽省西南部，万里长江此封喉。宋靖康之变，中原汉民南渡之后，南方从此成为全国最富庶区域以及经济钱粮的要塞。南方地势低多水泽，无险可守，所以安庆成为战略要塞，安庆守则金陵安，金陵安则江南半壁尽可平定。安庆市作为江南军事要塞，在近代更是紧要。自天平天国起义开

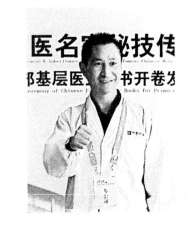

始，安庆便成为最重要的堡垒，后来曾国藩克平江南，洋务运动由这里发起，创造了中国第一台蒸汽机、第一支手枪，打下了中国最先进的工业基础，辛亥革命在这里打响了第一枪，之后的军阀割据、民国争锋，安庆都是浓墨重笔的城市。战争将各种文化融于一体，大的宗教如佛教、道教、伊斯兰教、天主教和基督教都在这里传教授徒，形成了独有的安庆文化。胡树能医生的家乡就在这里。

胡树能医生在很小的时候就树立了当医生的理想，1983 年从安徽医科大

学毕业之后，就在白泽湖乡卫生院做了一名医生。1984年，因为为人诚恳，工作努力，被医院安排到安庆市市立医院进修三年，1988年被调入安庆市宜秀第二人民医院任内科主治医师。2014年为了方便群众就医，更好地为当地服务，胡医生开办了自己的诊所。这时候，他已经年过知天命。

胡树能医生最早接触的医学思想是中西医结合治疗疾病，这也是国家在开国时期"一穷二白"的状态下，由毛主席提出的搁置争议解决问题的办法。作为一名行医多年的医生，胡医生深深认识到，中医与西医是两个不同的体系，要想结合还需要很大程度的努力。在胡医生看来，两者最大的不同，还是世界观有差异，要真正地进行中医西医结合，是一种高屋建瓴的观点，需要乡村医生的鼎力支持。

西医的一切都是建立在"可见"基础之上的，基础的器官解剖、细微的病原体，都必须实验判断，确定数据；而中医则没有那么准确，经络的运行、药物的五行、方剂的配伍，都是不可见的，只依靠一些哲学方法去分析，但不能说是不科学、或是不先进。就像SARS爆发之时，当西方工作者还搞不清楚是什么病原体导致了这种疾病时，中医就已经能够治愈一部分患者了。西医侧重于唯物主义，中医偏向于一种哲学思维。没有哲学的唯物主义是一种狭隘的唯物主义，没有唯物主义的哲学是一种偏激的哲学，要把两者结合统一尚存在相当大的困难，但将来必定是要实现的。

胡医生认为，中西医结合首先需要医生对中西医都要精通。中医就好像战争之中的谋士，运筹帷幄，决胜千里。西医就好像战争之中的战士，两军相争，奋勇向前。虽然谋士可以发展经济，稳固内政，但两军对垒，未必比得过一个小兵；战士勇猛无敌，奋勇向前，但是不懂筹策，粮草耗尽，百万大军，饿死塞外。单纯成为中医或者西医方面的专家，都是一条非常漫长的道路。就拿中医来说，要想成为有所建树的专家，必然要有极其深厚的传统文化积淀，几年时间甚至十几年时间都未必能够一窥精髓。西医也有其文化传承，这样的耗资对一般不是特别有情结的人来说，均难以承受得住其中的煎熬。

新时代对医学提出了新的要求，医学的发展就要与时俱进、因势而为。

作为乡村医生，要想实现中西医结合，成为某一领域的高手尚且困难，如何才能真正地进行中西医结合呢？在胡医生看来，现在许多老百姓都有看病贵、看病难的感觉，而真正的大病重症却只占极小一部分，大部分都是常见病、常发病，拖久了才容易引发成重病，只要在一开始的发病阶段解决病症，就可以用极少的资源解决很大的问题。现在网络先进、信息发达，乡村医生只要利用西医解决西医擅长的问题、利用中医解决中医擅长的问题，同时向广大人群广泛传播卫生健康知识，使他们对卫生知识有一个广泛的认知，注意饮食起居，减少生病，知道慢性病用中医、急性病用西医的知识，并通过一些简单技术、简单方法，用最省钱的办法解决一些最常见的病症，就是在实践运用中很好地做到了中西医结合。

胡医生现在就朝着自己设想的方向努力。他认为，中医适宜技术疗法的效果非常好，特别是直肠给药和中药贴敷值得学习。他治疗一名仅出生3天、全身皮肤橘黄（眼巩膜看不清）新生儿黄疸的小患儿，用鱼金、勒马回直肠给药，茵陈、栀子、大黄神阙穴贴敷，10天后胆红素降到正常，停药一个月未见复发。治疗一名24岁因为受凉、受累、吃油腻食物而引发慢性阑尾炎的患者，当时患者患病已经两年，反复静脉滴注左氧、甲硝唑、美洛西林，但是只能暂时缓解，并且一次比一次药效差，他使用鱼金、勒马回直肠给药，二花、野菊、地丁、天葵、公英麦氏点贴敷，贞芪扶正颗粒口服，治疗一周治愈。随访两个月未有再犯。这些疗法让他对自己诊所未来的发展产生了很大的信心。

胡医生认为，基层医生面临情况多且杂，必须要走中西医结合的道路才能真正地服务乡村、服务大众。中西医结合虽然是一条漫长而复杂的道路，但中国古代医术起于易术，大道至简，看似不可能实现的过程，通过广大乡村医生的学习交流未必不可以找到一条通途。

孙从军：长安医风

综观历史兴衰，王朝更替，人才的晋升途径往往是兴衰成败决定的关键。周王朝分封诸侯，秦王朝奖励军功，汉王朝察举孝廉，魏晋形成了九品中正制的察举制度。南北朝时期，因为察举制度被地方豪族门阀影响太大，造成了优秀人才流动的限制，大量人才投身于少数民族政权，导致五胡乱华，隋唐开了科举制。唐太宗定都长安，重开科举，看着考场鱼贯而出的士子，感慨道："天下人才尽入吾彀中。"大唐人才鼎盛，方能创造出煌煌大唐文化。长安，就是今天的西安，这里是孙从军医生的家乡。

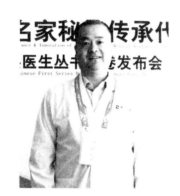

依本性而为，通常与一个人的胸襟和能力有关。

孙从军医生出生于一个医学世家中，爷爷是一名老郎中，伯父是原陕西中医学院的一位教授，父亲是工厂的一名医生，家里几代从医，耳濡目染，使其积累了很多医学知识。当他还很小的时候，有一天伯父问他："你是想学中医，还是想学西医。"他当时还不了解中西医有什么不同，伯父耐心解释道，我们国家的医学叫中医，外国的医学叫西医。小小的孙医生回答："我要学我们国家的医学，学中医。"从此，他就走上了学习中医的道路，一走就是几十年，一生的大方向也就定了下来。

大学毕业之后，孙医生就成为了一名乡村医生，到现在已经 23 年了。23 年来，他从未有一朝放弃过学习，每当有一名患病严重的患者被他治愈时，他的内心就充满了一种极大的满足感和成就感。那些年被他治好的患儿，现在很多都已经有了自己的孩子，他们又带着这些孩子来诊所看病，他对这一份信任与感情一直藏在心里，默默地做好每一个环节，用心为这些新的"花朵"治疗疾病。

2000 年 8 月，孙医生的妻子在儿童医院进修临床护理学习工作时，为诊所带回了雾化吸入疗法，孙医生找人买了一台与儿童医院同款的压缩式雾化器，这台仪器一直使用了 7 年，直到新的产品出现才被取代。孙医生在临床中使用雾化治疗多年，上下呼吸道患病病人，无论感冒、鼻炎、结膜炎、咽炎、扁桃体炎、支气管炎、肺炎、哮喘、肺气肿都可以用雾化疗法治愈，用药安全，而且效率高；对于腹泻伴有上感的患儿、胃肠型感冒、秋季腹泻，雾化治疗一样可以保证疗效。

孙医生使用雾化疗法时，一般用鱼金、勒马回之外会加用速尿。他认为喘息病人都是痰在作祟，配伍具有抗炎、抗病毒功能，加入速尿可以快速减轻支气管粘膜及肺泡充血水肿，从而快速减少痰液分泌，恢复支气管纤维排痰功能，起到强心利尿的强大功效。对于哮喘严重的患儿，加速尿可以减轻咳喘症状，改善呼吸功能，从而加速患者的痊愈，一般喘息性支气管炎、支气管肺炎患儿 3 到 5 天皆可完全康复，有时候将速尿改成地塞米松疗效也是相同的。

而对于直肠给药，孙医生认为一般用于发热和胃肠道患病的患儿。临床发热症状是很多见的症状，小儿寒热失调引发了外感疾病，伤食引起了内部疾病，都会造成发烧发热，清热解毒的同时可以加入大黄等导泻药物，起到釜底抽薪的作用，快速退热。常用组合鱼金注射液、柴胡注射液、NS 和九制大黄丸，或者双黄连、清开灵加九制大黄丸，治疗效果非常显著。

孙医生的诊所现在诊治的病症大部分都是小儿呼吸系统、消化系统及新生儿疾病诊治。针对常见季节性腹泻患儿，孙医生一般使用鱼金注射液、利巴韦林和正气剂直肠给药，或者勒马回、正气剂654-2直肠给药，同时配合中药贴敷，治疗效果非常好。一名10岁男童咽喉发热、打呼噜已两周，在其他诊所输液治疗3天，口服清热解毒药物双黄连一周没有明显疗效。孙医生检查发现患者发烧，咽红，扁桃体热，有针尖状肿性分泌物，吞咽淋巴滤泡增生，认为是急性扁桃体炎，腺体肿大，慢性咽炎并发症，采用鱼金、地米、扑尔敏直肠雾化结合治疗，几天便完全恢复健康。

另外，诊所面向的人群是疼痛症病人，孙医生治疗疼痛症主要依靠一种微创技术，这种技术操作简单、疗效十分应验。现在孙医生的诊所平常的儿科已经超负荷，兼顾疼痛症病人时只能是忙里抽闲，但并未因此让自己的工作压力加大。孙医生用微创技术已经完全治愈5、6粒腰椎间盘突出的病人、多名类似多动症患儿和胸腹疼痛伴随心肌过缓的病人。

孙医生使用中医适用技术疗法多年，真正感受到了中医的博大精深，深知中医治病的高手在民间。眼下，他认为最要紧的是，基层医生没有任何编制，没有任何保障。乡村百姓看病贵、看病难，国家政策对基层医生的限制却在变严，限制他们发展的出路，导致好的技术不能够广泛地进行传播。现在基层卫生事业发展滞后，国家应当帮助基层医生建立有效的秩序，给予上升的空间，从而激发他们学习和工作的强大动力，这样才能最大程度地解决老百姓看病贵、看病难的问题。

科学、合理的人才流动途径，是解决现实问题的最根本关键。古语曰："得人心者得天下"，而人心，最重要的，就是人才之心。解决问题，必须要拥有深远的见识，其次才是过人的才能。人才，能够在同一个平面上站得更高，看得更远，发挥他们的主观能动性，才会有最好的解决方案。1000年前，唐太宗科举举贤，奠定了我国一千年文化领先的基础，现实中要解决最广大人群看病贵、看病难的问题，怎么能够不设法发挥基层医生的动力呢？

谭春鹏：讲信修睦

"大道之行也，天下为公，选贤举能，讲信修睦，故人不独亲其亲，不独子其子，使老有所终，壮有所用，幼有所长，鳏寡孤独废疾者皆有所养。男有分，女有归，货恶其弃于地也不必藏于己，力恶其不出于身也不必为己，是故谋闭而不兴，盗窃乱贼而不作，故外户而不闭，是谓大同。"这是《礼记·大同》篇的核心思想，是我国古代社会的终极理想。谭春鹏医生从业之初就怀有这样美好的愿望。

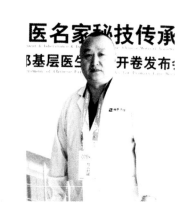

谭春鹏医生出生于山西大同，这里历朝历代的杰出人物不计其数，人文古迹遍布，谭医生很早就领略到了大同这个名字所代表的内涵。哥哥嫂子是从医的，家里哥哥就是自己的领路人，每当看到哥哥替患者解除了病痛，他就感到非常有成就感，仿佛自己帮助了别人一样，后来就考到卫生学院进行儿科学习。1989年学业完成之后，在当地煤矿医院做内科、儿科病诊治。他并不满足于此，抓住机会，勤奋学习，于1992年开办了属于自己的一家诊所。

谭医生初开诊所时，采用打针输液的方法治疗疾病，这是当时诊所都会采用的一种方法。国家改革开放的风潮吹到了各地，全国人民都在起早贪黑地发家致富，治病就要求一个速度快，而西医西药恰好满足了当时的需要——时间就是金钱，时间就是财富，时间就是一切，打针输液中存在的风险被患者自动性忽略，医生为了满足患者的需要也只能如此，当时也没有什么好的取代方法。

随着国家的富强，人们对健康提出了新的要求，对健康变得极为重视，原来打针输液的治疗方法已不能满足现在人们对于健康的更多要求。抗生素的过分使用以及输液治病引起的药物反应，使得大家把目光又集中到了原来的中医上，中医绿色疗法的优势开始盛行起来。

谭医生看到了这一变化，主动参加学习，引进了新型中医绿色疗法，发现绿色疗法对医患皆有好处，患者使用绿色疗法，疗效更快，效率更高，诊疗费用降低，更重要的是，这类方法更加安全可靠、毒副作用少，把可能爆发的医患矛盾消灭于无形。他的诊所采用绿色疗法治疗疾病开展了两年多，在大同市内属于技术领先，得到了周围患者的一致信任与好评，也奠定了自己的名气与声望。

一名一岁半的小女童，因为感染喉炎，咽部红肿出血，声音嘶哑，呼吸粗声，心率达到了 100 次 / 分钟，发烧 38℃，谭医生采用鱼金、地塞米松或勒马回注射液、柴胡，相互配合交替直肠给药，第二天其喉炎症状便明显好转，继续治疗，第三天喉炎症状完全消除，只有轻微咳嗽症状，谭医生用勒马回、细辛雾化，同时进行小儿贴敷，5 天便完全康复。一名一岁八个月患有疱疹性咽峡炎的小患儿，当时咽喉部充满了大小可见的绿豆状疱疹，发烧三天，体温 38.4℃，患儿父母急得团团转，谭医生使用鱼金注射液、柴胡注射液做雾化治疗，勒马回注射液、复合 VB 针直肠给药，在 5 天便完全康复。疱疹性咽峡炎是小儿多发病之一，谭医生这个用药方法是很多儿童治疗对比的基础上做出的调整，针对这个病症的疗效最佳。

谭医生从医 20 年，对基层医生这个职位有着深刻的理解。现在社会对基层大夫是不公平的，基层医生付出多、回报少，国家也几乎没有什么政策支持。谭医生认为基层诊所要想发展，还是离不开政府的大力支持。现有的医疗环境下，地方保护主义倾向明显，刷卡、新农合政策把病人变相地送入地方公立医院，公立医院因为这些补助性政策在治疗中通过种种手段，提高治病费用，加剧了农村看病贵、看病难情况。很多医院使用新农合报销之后，治疗疾病的花费反而要比乡村诊所高很多，但疗效却未见提升。很多家庭基于这种现象更信任乡村诊所。乡村诊所作为百姓身边最方便、最经济高效的疾病诊疗基地，能真正担负起群众健康守护者的责任。谭医生希望国家能多多支持乡村医生的发展与建设。

行医 20 年，谭医生始终坚信，大道之行，天下为公，只有惠及更多的人，才是诊所能够立足的根本。现在诊所的发展依然面临很多问题，但谭医生相信，只要坚持初心，一步一个脚印地去做，事情总是往好的方向进步的。

吴菊芳：淮安医者

淮阴韩信，国士无双，这是汉开国丞相萧何对韩信的评价。韩信年少，仗剑游侠，家贫不能自给，常乞食于人，为众人厌恶，然而为人慷慨落拓，气格豪迈不拘于时，经常被无赖取笑。天下反秦，韩信也随势而起，始终不得其时。后来投奔刘邦，刘邦不能任用，韩信逃，萧何月下急追，刘邦听萧何拜韩信为大将军，三年之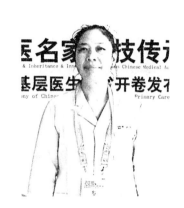间，以巴蜀一隅之地席卷天下，大汉开国，功勋莫过。过去的淮阴，就是如今的江苏淮安。这里便是吴菊芳医生的家乡。

吴菊芳医生小的时候，当地红眼病爆发，周围居民闹得十分厉害，当时好多人都被传染，吴医生也被传染了，她很害怕双目失明，感到生命十分脆弱。去医院找大夫诊治，看到医务人员辛苦地为病人诊治疾病，不顾自身劳累，内心十分感动，决心将来也要做一名医德高尚的医生，为老百姓解决病痛，帮助患者战胜病魔。1989年从南京医学院淮阴临床专科班毕业之后，其被分配到淮安市清河区人民医院做临床医生，1999年单位编制改革，吴医生到社区做了一名基层卫生工作者。

吴医生行医多年，内心最深的感触是基层医生的责任重大，患者患病初期治疗容易康复，可使家庭幸福；而患者由小病变成大病再住到医院的时候，家庭就面临着巨大的精神压力和经济危机。作为奋斗在治病救人第一线上的基层医生，必须要有强烈的责任心和博大的爱心，每一次的成功诊治，都能改变一个家庭的命运。

在治疗疾病的过程中，吴医生特别喜欢使用中西医结合的方法辨证论治。她认为，中医与西医各有优势，不必比较强劣，只要是对患者有益，不必拘于使用什么疗法。除此之外，吴医生比较喜欢研究营养学知识，并进行了专门的学习，已取得国家中级营养师资格。很多疾病都是由于细胞营养不均衡导致的，需要营养调理，她的观点是西医是对症，中医是调理，营养是修复。所以患者每次来就诊，吴医生都采用药食同治的方法，这也是她治病的一个常用方法。

国家禁止使用抗生素、激素类药物之后，中医适用技术在基层诊所传播开来，这正合吴医生的心意，她很快便引进了。吴医生认为，以前的疗法不够安全是个十分大的隐患，药源性疾病每年都会造成成百上千的药物反应患者，而现在换了中医适用技术疗法之后，治病比以前更安全有效，老人小孩都能接受。最为重要的是，新的给药途径减小了药物对人体的伤害，极大增强了诊所治病的安全性。在医患矛盾日益严重的今天，使用中医适用技术疗法等于给了诊所一把"保护伞"。

一名三岁小患儿，因为严重的哮喘病发烧38.5℃，咽部充血，扁桃体肿大，肺部充满了哮鸣音，精神极差，吴医生给予鱼金注射液、病毒唑、地塞米松和扑尔敏直肠给药，口服退烧药的治疗，第二天患者所有症状基本消失。家人非常高兴，巩固疗效用药三天，患儿完全康复。一名38岁女性慢性哮喘病患者，心慌胸闷10年有余，一直都在治疗，但效果不明显。吴医生给予雾化治疗同时，让患者口服贞芪扶正颗粒扶正祛邪，治疗两个疗程，病人多年的哮喘病便完全康复，替病人解除了痛苦。病人很感谢，吴医生也感到非常高兴。这些治疗实例让吴医生坚定了对于绿色治疗方法的信心，现在她的诊所，面对大部分儿童患者的常见病、多发病，一般都是使用直肠给药和雾化治疗，药到病除。

吴医生在工作中，感到病人生病的原因是千变万化的，需要医生更用心仔细分析患者每一个症状和体征，这样才能达到完美的治疗效果，让患者痛苦而来、高兴而去。以前自己把所有时间都花在工作上，已经不能适应现在新症状的变化，必须要加强学习，特别是要学会中医适用技术绿色疗法，给患者带来方便、有效、安全、健康。她希望国家能把中医绿色疗法技术进行广泛的普及推广，这些疗法效果很好，但要真正普及到大部分乡村并惠及千家万户，却离不开国家的支持与帮助。

吴医生希望，能够学习更多的绿色疗法诊疗技术，做更多的研究与探索，她认为新技术的产生要经过一个长期测试的过程，在现有技术推广的同时，也要注意新症状的产生，注重新技术的研发，进而再开发出一些低风险的绿色疗法，是诊所发展的重点。

两淮自古多出奇才异士，传说韩信家贫不能自给之时，还常常坐在河边树下看蚂蚁，后来垓下之战所用的著名阵法十面埋伏，就是通过蚂蚁相斗的阵法演化过来的。后世韩信用兵成为了历代名将的教材，明修栈道，暗渡陈仓，半渡而击，背水而战……这些成语都是用来形容他的，其被誉为一代兵仙。著名的巾帼女将梁红玉、《西游记》作者吴承恩、民族英雄关天培、大公无私的周恩来总理都出自这里，与这种善于学习研究的精神不无关系。生于斯、长于斯的吴医生，秉承这种精神，也一定可以成就自己。

李俊生：勤学不怠

理圆四德，智满金身。

璎珞垂珠翠，香环结宝明。

吴云巧叠盘龙髻，

绣带轻飘彩凤翎。

碧玉纽，素罗袍，祥光笼罩；

锦绒裙，金络索，瑞气遮迎。

眉如小月，眼似双星。

玉面天生喜，朱唇一点红。

净瓶甘露年年盛，

斜插杨柳岁岁青。

解八难，度群生，故镇太行；

居南海，救苦寻声。

万称万应，千圣千灵。

兰心欣紫竹，慧性爱香藤。

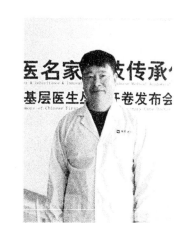

　　这段出自《西游记》的描述，写的是珞珈山紫竹林潮音洞慈航普度的大慈悲观世音菩萨。观音尊者的原身是南北朝兴林国妙善三公主，出生在如今的河南平顶山。这里也是李俊生医生的家乡。

李俊生医生的父亲是一名医生，在乡里影响很大，他自小跟着父亲，对行医救人十分喜欢。李医生学习成绩好，凭着自己的兴趣，报考了河南中医院本科。1989 年毕业之后，他就被分配到平顶山第一人民医院小儿科病房做儿科医师。在做医生的 10 年里，李医生保持着自己一贯勤奋进取的本色，向同事认真学习，不久之后，就成为一名出色的儿科医生。但直到 10 年之后，他才迎来了自己人生中的巅峰时刻。

1999 年 1 月 29 日，这是李医生毕生难忘的一天。为了继承父亲的事业，响应国家做基层医生的号召，满足当地村民对医生的需求，李医生放弃了三甲级医院的优厚职位，带队下乡，到父亲工作过的地方做了一名乡村医生。历经 18 年风雨，李医生的诊所现在营业面积已达到 600 平方米，拥有执业医师 8 人、护士 9 人在内共 35 人的医疗团队。拥有自己独立的药房和实验室，共包括 9 个科室，负责全乡大约方圆 200 里范围内两万多人的卫生健康事业。每天的接诊病人达到最少 200 多个，多的时候超过 500 人。基本做到了小病不上传、大病尽量依靠诊所自身力量解决的发展水平。

李医生的诊所因为科室众多，主要分为使用西医疗法和使用绿色中医疗法两个部分在运行。现在人们的安全意识提高之后，除了很少情况的特殊患者要使用输液治疗外，大部分患者都使用直肠给药、雾化治疗和中药贴敷来治疗疾病，特别是患者之中人数最多、发病最为常见的儿童患者，都采用直肠给药和雾化治疗相结合的治疗方式。李医生认为，中医适用疗法是一种非常有效的好方法，效果好，无副作用，可以极大避免以前医患矛盾这一块儿的尴尬，值得推广。

现在，李医生诊所一岁半以下的幼儿生病，不吃药、不打针，采用中医透皮贴敷技术，三天痊愈，到目前为止无一例外。这样的疗效激发了李医生的学习热情，他把自己业余的时间全部用于学习中医。在使用了中医绿色疗法之后，李医生有了更多的时间去学习，学习的东西越多，他觉得自己知道的东西越少，越加勤奋，就越感受到中医适用技术疗法的优势。以前看病，使用输液出问题，就会导致医患矛盾；而现在使用了中医适用技术之后，见效快，花费少，效率高，病人高兴，医生也高兴。

"汝当顶天立地，抑或借力挺直"。李医生对中医很是推崇，他认为中医是我国传统文化中一个很特殊的版块，拥有很多有待探索的宝藏，而现在的研发还远远不够。中华民族能够在五千年的历史中，面对各种疾病瘟疫，依然爆发出强大生命力，中医功不可没，小到我们日常生活中的饮食衣着，大到我们国家的治国理政方略，都离不开中医文化的熏陶，需要更多有建树的人才去研究，应该把它开发成一种普通人都可以简单适用的文化去学习，而不是束之高阁。

时间就像一条河，里面的激流仿若世间发生的大小事件；在时间的长河中，诊所的成长也像春天的玫瑰、冬天的果实一样轮回出现。在李医生看来，现在诊所最大的问题在于质量参差不齐，有的诊所做得十分专业，拥有一流的设备与医生团队，经营得也相当成功；有的诊所还是过去赤脚医生改变过来的经营模式，治疗疾病还依靠老三样，没效率，没疗效。现在国家针对乡村百姓看病贵、看病难的问题，将要对诊所进行整改，这是一项长期的、复杂的工程，不同的诊所面对的情况不同，通过一个标准化的整改肯定会有难度，需要结合当地的经济条件、诊所运行现状、民众健康水平各个方面作参考，在不同的地方实行不同的整改方式，这样才能有效解决群众看病难、看病贵的问题。

真正的美，源自自身的内在美，不断用学识来充实自己，这是经世致用的思想精神。李医生行医多年，算得上是一名有成就的医生了，而问起他有什么优点，他自己认为是学习、学习、再学习。通过他妙趣横生的智慧之语，可以看出他的学业精深，与其博、不如精，优秀在于质量而不是数量。如果能够在自己喜欢的职业道路上保持专精，不管是现在的时代，还是以后的时代里，他也一定能够大获成功。

毕树生：东海渔情

东临碣石，以观沧海。
水何澹澹，山岛竦峙。
树木丛生，百草丰茂。
秋风萧瑟，洪波涌起。
日月之行，若出其中。
星汉灿烂，若出其里。
幸甚至哉，歌以咏志。

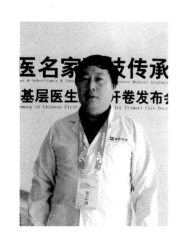

魏武帝曹操北征乌桓，凯旋而归，谋士郭嘉已经病亡数日，郭嘉追随曹操，十一年生聚筚路蓝缕，艰难困苦，每出奇策，终于使曹操从四面强敌的中原脱颖而出，一统北方。曹操感怀故友，在碣石山写下了这首著名的诗篇。碣石山连北戴河山海关，地势雄奇，山川险要，秦始皇当年在这里派燕人入海寻求海上三岛瀛洲、方丈、蓬莱，寻求不死之药，故而名作秦皇岛，孟姜女哭长城的传说在此地流传了2000年。毕树生医生的家乡就在这里。

毕医生家里是祖传中医，家里希望他继承医术，他本人也爱好这一行业，从小学习，到1982年的时候已经开始在当地行医，得到了当地百姓的信任。

当时西药流行，而且治疗速度快，毕医生就自己考进了当地的卫校学习进修，学成之后，进入当地的县医院边工作边学习，向老一辈医学工作者请教。自己开了诊所之后，就跟随自己父亲学习，希望将祖传中医发扬光大。

在医院工作期间，毕医生因为医术高超，待人又宽厚，被委任为当地卫生院院长，后来因受不了卫生院的死板体制，他便辞了这份工作专门去做医疗。现在经营一家 2000 平方米左右的类似个人医院的诊所，诊所拥有 50 多名医职人员。毕医生每天要用三分之二的精力来治病，每天诊治病人达三四十例。比起诊所的经营管理，毕医生觉得自己在医术方面更为擅长，所以他更愿意把时间投入到治病救人的专业上。他说，一个诊所，花少钱，看好病，附近的人就会闻名而来。

毕医生现在的诊所模式是中医适用技术和祖传中医方的结合经营模式。以前使用过一段时间打针和打点滴的方式，现在除非特殊情况一般不用，中医适用疗法的直肠给药、雾化治疗基本上可以面对儿童、老人、妇女这类病人的各种常见病症，这类病症用这些方法，效果好、收费低，获得了当地普通民众的认可。祖传中医主要是针对腰椎肩腿痛、不孕不育和心脑血管病，这类病症一般患病期长，较为棘手。譬如卵巢囊肿，90% 的症状可以用中药组方消散；骨质增生、腰椎间盘突出所造成的疼痛，用中草药活血化瘀、强筋健骨可以明显缓解疼痛症；不孕不育，使用针灸与中药相结合的手段，多半疗效显著。

一名 50 岁的心脑血管系统疾病急性发作患者，被当地医院宣布不治以后，转到了天津市医院，三天后天津市医院也没有办法，通知病人家属领回家静养。当时病人已经是植物人，但是家属不甘心放弃，听闻毕医生的名声便登门跪地求救，毕医生无法推辞，只能随着病人家属去看。毕医生经诊断以后，尝试输液使用奥扎格雷、疏血通，输血浆使用小牛血清蛋白，再加上中药调理，3 天之后，病人可以睁开眼睛，7 天之后，患者清醒，可以一字一字说话。改用中药调理，不久可以下地走路，自己去医院复查，接受简单的工作，能做饭。这种救人一命的感觉，让毕医生对自己的工作充满了成就感。

毕医生的诊所目前治疗常见病、多发病，特别是儿科病症一般都是直肠、雾化同时用。一名 5 岁小女孩发烧咳嗽气喘，体温 39℃，毕医生使用鱼金注射液、林可霉素、喘定直肠给药，鱼金注射液、氨溴索做雾化治疗，每天两次，第二天患儿体温便下降，3 天恢复正常，5 天完全康复。现在诊所治疗发烧咳嗽气喘等病都用这种方法，效果非常好，毕医生认为这两种疗法给药副作用小，治疗速度快，而且小孩容易接受，是一种很好的方法，值得大力宣传推广。

栉风沐雨，历经艰难。毕医生从事医生工作已经 30 余年，做乡村诊所也有 20 多年经验，对于诊所的发展与变迁，毕医生真切感受到作为乡村医生的责任重大，负担很重。乡村诊所环境简陋、设备落后、条件很差，医生一般都是全科，有什么病治什么病，却收费低廉。现在的基药制度对村民治病有报销，对患者而言更加省钱，选择药物的时候更多地就看哪个能报、哪个不能报，而不是考虑哪个药更能有效治疗，这让基层医生很费脑筋，对诊所的发展也会有一定的限制。

基层是服务广大百姓的第一站。在国家医疗卫生事业最艰难的时候，正是这些乡村医生行走在人民大众之间，为他们的健康保驾护航，这是一个很大的群体。毕医生认为，虽然也许他们医术并不高明、医疗水平也难免落后于时代，但是几十年来他们用最真挚诚恳的服务态度为当地百姓服务了一辈子，不应该随着时代的发展潮流把他们的功绩抹杀和淡忘。

相信，人世间总有真情在！据他所知，现在的乡村医生中，还有很多医生保持着那种病人一个电话就要上门看病的习惯，这种"朴实的赤脚医生"作风，也是一些基层医生、基层诊所立足的资本，老百姓的眼睛是雪亮的，真诚的服务一定可以赢得百姓的认可。在毕医生看来，老百姓看病贵、看病难、医患矛盾等重重问题，不应该是诊所和基层医生所应背的"黑锅"和压力，国家应该重视和保护乡村医生的积极性，譬如基层诊所一旦出现一例医疗事故，便可能对乡村医生产生毁灭性的打击，所以基层医生应该提高风险意识、积极学会规避风险，同时这一方面也需要国家法律、法规的合理介入。

丁聘勇：岐黄井方

上古之时，井做邢字，河北邢台，古称井方。井方之地，百泉竞流，黄帝在轩辕丘建立井田，筑造城邑，史说："黄帝凿井，聚民为邑。"传说之中，轩辕黄帝汇集了当时的名医岐伯、俞跗、雷公、巫彭、桐君，开中医药治病延寿的先河，至此代代传承，这里是商王祖乙故都，扁鹊之术就是在此

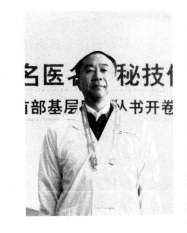

地学于长桑君，这些都是传说了。东望山东，西依太行，北连衡水、石家庄，南接邯郸的邢台，是中原经济区北方门户。这里土地肥沃平旷，气候风调雨顺，种植小麦、玉米、花生、谷物、棉花，是全国有名的"粮仓棉海"。丁聘勇医生的诊所就开在这里。

丁聘勇医生家是祖传的老中医，也许是三代，也许是四代，或者是更多代。丁医生也不清楚他们家的医术是从第几代传承下来的，自小他就跟着父亲耳濡目染，学会了很多治病用药的法门。年轻的时候"文革"刚刚结束，

曾经想过要去当兵，要去考学，要到处闯闯，但是家里老人对他学医寄予厚望，做其他的一概不支持，在这种半压迫半鼓励的教育下，丁医生也就成了一名医生。后来行医日久，觉得家里这种传承文化是一种使命感，不去做医生就无法报答父母的养育之恩，也对不起前辈的付出，于是又去了卫校进修，到县医院学习，中西并用，为乡里人诊治病症。

丁医生今年51岁，至今行医已经有35年经验，现在经营一家800平方米左右的诊所，两名大夫、六名护士，每天前来治病的患者大概有80到100人左右。前些年每天输液的患者达到30到40个，现在中药适用技术引进之后，一般使用直肠、雾化给药，每天输液患者控制在10例以下。目前国家禁止门诊输液，他计划此后就要全面停止，而全部采用中药适用疗法和中药汤剂治病。

丁医生认为，中医始终在民间，而西医则在庙堂。西医与中医是两种不同的文化传承、药理传承。西医简单易行、容易推广，中医却是一门很难掌握的学问，中国传统文化相对于西方先进文化始终处于劣势状态。相对于西医，中医更是一种态度，更注重照顾病人的心理，使用药剂，在于调理。这两种文化目前来看中医处于劣势，但是中医能在中国扎根几千年，自然有它存在的理由。从长远来看，在我们国家的文化环境里中医可能更有优势，特别是治疗一些慢性的症状。

丁医生治疗一名80岁的老太太，她因为肝肾阴虚，晚间耳鸣不能入睡，吃药维持就是不见好转，丁医生转用中医中药天麻钩藤饮、杞菊地黄汤，很快便痊愈。治疗一位60岁的老者，当时他大面积脑梗塞，医院认为恢复希望不大，丁医生通过做理疗加针灸，输液喝中药，10天时间，患者便可以借学步车走路了。这些医疗上的实例证明，比起西医西药，中医中药还是有很大优势的。但是目前基层中医的现状一言难尽，缺管理，缺引导，缺扶持，缺宣传，缺经营，和国家政策接口不上。

一个医院，有专家，有院长，有信息渠道，一个人治不了的病症，可以向外联合专家力量，组织专治、会诊，形成一个先进的医疗救治体系。相对而言，民间医生、基层诊所基本上就要靠自己背水一战，去造福一方百姓，信息渠道的不健全，使得中医的学习传承还要依赖那种一家一门学习传承的方式，信息交换速度如此之慢，即便有什么好的方法、好的治病手段，所能造福的人群也毕竟有限。

即便面临重重困难，丁医生仍在不断寻求着自己的突破与发展。他积极引进直肠、雾化等中医疗法以来，效果显著，临床使用鱼金注射液克服了很多肌注、点滴治疗的不足，规避了很多医疗风险。一名患手足口病发高热的三岁小患儿，应用鱼金注射液和其他药物配伍，直肠、雾化治疗同时进行，治疗速度堪比输液，治疗副作用大大降低。小儿常见病感冒、发烧、病毒性咽颊炎、咳嗽哮喘各类症状都可以如此治疗，收费不贵，效用却好，丁医生认为这种方法非常值得推广。现在，丁医生的诊所针对儿童患者完全采用中医适用技术治疗手段，比起以前的打针，小孩无痛苦，接受起来更容易，医生工作也轻松了很多。

谈到未来诊所的发展，丁医生准备将自己的诊所做成中医老年病治理的专门诊所。他认为，现在的农村，中年人会慢慢变成老人，儿女外出工作不在身边，出了问题也照顾不到。而将诊所与养老院、老年服务中心结合起来，针对农村老人养老实行一种养治结合的养老模式则是一种未来的趋势。

中医重在治未病，预防大于治疗。丁医生希望，国家能对中医养生保健多做一些宣传，因为毕竟治疗疾病的花费是非常大的，而防御疾病的花费却非常小。同时他更呼吁，可以通过国家组织，提供一些知名诊所、知名老中医的先进技术，"这些都是一代人的经验积累，广泛的传播可以让大家用一些简便低廉的手法治疗一些大病、重病，可以很大程度地节约资金投入，在利国利民的同时，也利于社会的和谐与健康。"

王忠智：笃志博学

"云中谁寄锦书来，雁字回时，月满西楼。"李清照的这首《一剪梅·红藕香残玉簟秋》中，一句经典的倾诉相思、别愁之苦的词中提到的"云中"，虽在女词人的心中指的是白云舒卷处，但现实中却真有这样的地名，那就是古代的山西大同。"蜃楼疑海上，鸟道没云中"，现代也有对大同这样的赞美，大同地处晋冀蒙三省交界，黄

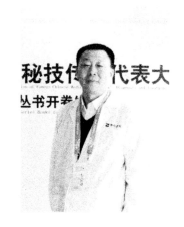

土高原东北边缘，地方险要，物产丰富，是古代防备游牧民族的咽喉锁钥，北方游牧民族建立都城一般都选择此地。进入新时代，大同因为多有煤矿，北方主要依靠火力发电，依靠矿产资源开采，使经济实力变得强大。王忠智医生的家乡就在这里。

王忠智走上医学道路并非偶然，他 1963 年出生于中医世家，幼承庭训，舞勺之岁就对中医"四小经典"谙熟于心，高考时他毅然选择了医学，弱冠之年就毕业于大同大学医学院中医专业。毕业后其一直耕耘在临床第一线，先任乡镇中心卫生院院长，后调县中医院任门诊部主任、副主任医师。

　　一个人如果充分了解自己的特长，并通过努力使其得到发展和提高，那他就一定能够在某个领域取得卓越成就。

　　王忠智从医 33 年，始终不忘初心，笃志博学，精诚济世，本着"不求药物图名利，但愿人生悉健康"的行医宗旨，严格要求自己，博览广纳，衷中参西，不断提高自己的诊疗水平与治疗效果。他长于妇儿，如对小儿屏气综合征、儿童抽动秽语综合征等疑难病辨证不囿成法，随机应变，多得心应手。曾治一段某，52 岁，更年期子宫出血，患者面色苍白，少气懒言不能行动，少动出血更甚。西医主张立即输血切除子宫，家属不接受，求治于他，经他辨治，后调治一月痊愈。这样的例子举不胜举，方圆百里及邻县慕名来而求诊者络绎不绝，诊室几乎户履为穿，日均门诊逾 100 人次。

　　同时，他还积极参加全国各地举办的学术研讨会，并利用业余时间笔耕不缀，将自己的治疗心得、验案、论述整理发表于各类医刊，有 20 多篇。其中，"痰证治刍议"获《时珍杯》全国医药学术论文三等奖，"崩漏治验"载入国家级出版社出版的《中国中医验案荟萃》一书。1990 年，应邀参加了我国第一部中医临床老年病学专著《中医老年病学》的编写工作。他的业绩、学术思想相继被收入《中国专家人才库》、《世界名医大辞典》多部典籍中。

　　王忠智始终铭记《大医精诚》的教悔，怀着一颗虔诚的心和谦虚的态度求学行术。几十年只问耕耘，不求回报，曾受到山西省委省政府、大同市委市政府及广灵县委县政府的多次表彰，还收到过很多感谢的锦旗和称赞的条幅。但他最欣赏的是一位当地名宿赠送的一块匾——"忠厚博学，智圆行方"，不仅巧妙地把其名字镶嵌其中，而且传达出的正是他一生行医为学的精神写照。

　　世界卫生组织将 2011 年世界卫生日的宣传主题确定为"抵御耐药性"。今天不采取行动，明天就无药可用，命运总是垂青于有准备的人。王忠智凭着一颗"仁心"和精湛的医术，及对基层工作的心路历程，以前瞻的眼光，深刻意识到绿色疗法任重道远，乃大势所趋，很快便独立开设了一家中医适用技术绿色诊疗门诊，改变了基层诊所传统主要靠输液、打针的局面。

中医适用技术新型绿色诊疗深受广大患者的认可，特别是新型诊疗技术雾化、直肠给药、中医穴位贴敷，广泛应用于临床各科。不仅效如桴鼓，操作简单，而且极大降低了抗生素的毒副作用和抗医疗风险能力，使得基层诊所如虎添翼。

一名31岁男性患者，口舌、上腭及外生殖器龟头处有绿豆大小溃疡20余个，底部淡黄，周围红肿，疼痛甚，饮食不振，小便赤，大便秘，舌红苔黄腻，脉滑数，经诊断为白塞氏病。给予口服点舌丸、贞芪扶正颗粒，5日后再诊，患者诸症消失，精神大振。效不更方，坚持服一月，患者症状未现。辨证论治是中医学的精髓和规矩，治疗学的准绳与核心，也是决定中医药疗效的关键性因素。

有远见卓识的人，永远不会身处困境。王忠智经常感言："我热爱中医事业，愿意将所学的技术和智慧造福于广大人民。"他对未来诊所的发展充满着憧憬，正着手规划民营医院的建设，更大更好地造福一方群众。他认为，基层诊所是我国医疗服务中一支很重要地力量，群众需要基层医生，社会离不开基层诊所。他提议政府应该支持绿色疗法的推广，支持乡村基层诊所的发展，给予政策，允许民间资金投入乡村诊所建设，搞活乡村医疗市场，真正负责起农村老百姓常见病、多发病的治疗和保健来，这对实施"健康中国"尤为重要。

王忠智也常说："看病是我最大的乐趣，不忘初心，竭尽绵薄，患者的微笑就是对我最大的安慰。"他十年如一日，投身于临床，成为济世良医的楷模。"忠厚博学，智圆行方"——这正是对他为人为医最好的诠释。

董耀卿：许昌医枭

东汉建安年间，天下纷乱，曹孟德高瞻远瞩，迎天子于许昌。从此奉王命以讨不臣，挟天子而令诸侯，招揽四方英才，南征北战二十年，于群雄逐鹿的中原中平定了北方的狼烟烽火，为大魏的开国奠定了基础。许昌，就是董耀卿医生的家乡。曹孟德一世枭雄，到底是挟天子而令诸侯，还是奉王命以讨不臣，一生真伪，只有天知地知了。但是北方因此而结束了兵戈征伐，生灵涂炭，却是不世的功德，千秋史书，自有定论。

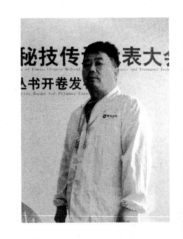

董耀卿从小就确立了从医的志愿，当他还是一个小孩子的时候，赤脚医生的形象红遍了大江南北，成为那个时代年轻人的偶像。看到行医是一个如此神圣而高尚的职业，董耀卿医生在心里暗暗下定决心，将来要做一名医生，救死扶伤，为人民做贡献。后来，董医生报考了许昌卫校。从许昌卫校毕业之后，董医生成为了一名医生。1996 年，他又报考了中医中药学院进修，希望在医术上更进一步。2006 年，董医生到河南省人民医院儿科进修一年，之后返回许昌当地农村，为村民服务至今，20 公里之内的病人都十分熟悉他，大家有病就会主动来找他。

董医生年过知天命，从医 20 多年，现在他对乡村医生的发展越来越困惑了。在过去，乡村医生是革命最红的星星，走到哪里都闪闪发光，虽然也赚不到什么钱，但是大家那时候都没钱，能够获得别人的称赞已经是无上的光荣。但是现在，村医自身收入低、地位低，又得不到国家的重视，做基层医生几乎没有了最初的那种存在感和价值感。董医生认为，现在这种情况，最直接的后果就是导致村医未来的发展可能会后继无人。

首先，村医的收入根本养活不了一家三口，还不如外出打工；二是医疗风险大，医患矛盾越来越严峻，村医没有保险没有后援，根本承受不了任何打击；第三，稍微有点真才实学的医生，压根儿就不愿意到基层做医疗卫生工作，村医连最基本的编制都没有，毫无上升的空间甚至上升的希望。很多老村医一个月还领着 60 元的工资，那已经是 20 年前的标准，定下来就没怎么改变过。这样的就业环境何以吸引优秀的年青一代加入进来呢？

村医是整个医疗环节中最弱势、最底层的一个岗位，又是村民健康防卫的第一线战士。基层诊所医疗设备欠缺、医疗技术低端，各方面都相对落后，所以给人的印象村医就是一个可有可无的存在，但是事实上呢？大部分村医用药经验丰富，对于病人的发病和用药有一段时间的观察分析，误诊的情况倒是十分少见。但不得不承认的是，基层医生的弱势会导致抗生素的滥用，输液十分普遍，药源性疾病、输液反应给病人带去的伤害会十分严重。

在这样的情况下，董医生引进了中医适用技术疗法，采用直肠给药、雾化治疗，这些疗法安全有效，药物不经过肝肾首过效应，安全有效，极大地帮助乡村医生规避了用药风险，且容易被患儿接受。一名 1 周 5 个月肺部湿罗音发烧的患儿，使用鱼金、氨溴索、勒马回雾化，口服头孢克洛颗粒和肺宁颗粒，一周之内完全康复……类似的例子数不胜数。董医生认为中医适用技术对儿童的保护意义非常重大，有必要加以广泛使用。

董医生认为，如果没有村医，所有的病人全都涌向大医院，情况是不可想象的。正是村医们的存在，在患者最开始的发病阶段就控制了大部分病情，才造就了目前医疗大环境的良好和谐生态。所以说，乡村医生必须要得到社会应有的尊重，得到行业应有的认可，尤其应得到国家的支持和保护。国家应重视基层医生诊病治病中所面对的实际问题，给基层医生提供给一定的发展空间，号召社会对基层医生的认可和肯定，这样才能调动广大基层医生工作、学习的积极性，充分发挥他们的最大动力，为乡村百姓更好地服务。

孔子的学生子路曾经救过一名落水儿童，家人送给他一头牛，子路接受了，孔子表示赞赏。孔子的弟子子贡是个富商，周游列国经商时赎回了几个被抓的鲁国人，回国之后这些人的家人要把赎人的钱给子贡，子贡觉得赎人出自孔子讲的仁义，并不愿接受金钱的馈赠，而孔子批评了他。孔子的学生说：子路帮助别人接受了别人的施惠，子贡帮助别人毫无所取，难道子贡不比子路更高尚吗？孔子说：如果别人看到子路勇救落水儿童获得回赠，那么以后就会有更多的人去救落水的人；如果别人看到子贡赎回鲁国人不接受馈赠，那么以后再遇上鲁国人被抓、别人赎回鲁国，收取馈赠别人就会认为他的品德不高尚，不收取馈赠就会损失金钱。长此以往，鲁国人被外国抓做奴隶，就回不到自己的家乡了。

真正的君子要考虑长远，不能只追求自己的声名。孔圣人尚且不能要求自己的弟子成为无欲无求的圣人，乡村医生又怎么能够要求他们只做贡献而没有收益呢？董医生的观点，虽然与现在对医生的道德要求有所不合，但却是解决问题的一个立足实际的观点。

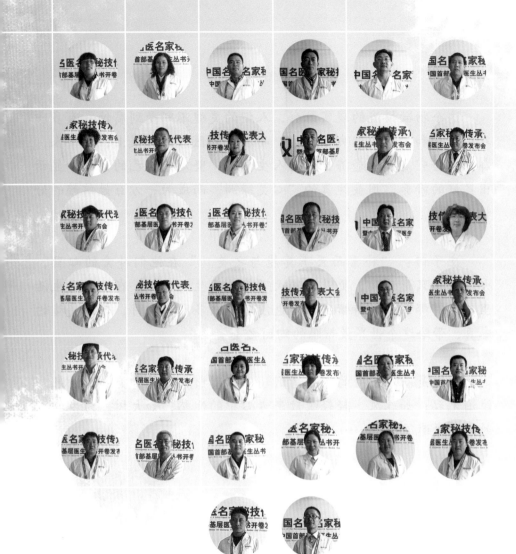

中华

"中流砥柱"——

落棋无悔

给人间一个最耀眼的美

这个物欲横流的现实社会，人们的灵魂不断受到腐蚀，有多少人在诱惑和贪念中迷失了自己？而在乡村医疗的土壤上，一群人，却始终坚守着"悬壶济世"的人生信条，坚定着自己的方向，显示出良好的修养，用最纯真的"心灵绿洲"而成为一方百姓信赖的好村医。

庄子曰："朴素而天下莫能与之美。"在他们朴素的心里，大爱，不只是无私，更是怀寄天下黎民苍生的守护；在他们的生活里，没有那么多的诗情画意，也没有那么多风花雪月，却以灵魂的本真，带给这个世界最耀眼的绚丽之美。

他们是基层医疗的守望者们——折射出来的那种美，如清泉，淡泊无私；如春风，轻轻吹散患者心中的忧愁；如大树，为乡村百姓的健康遮风挡雨……

罗官文：诗仙医境

唱彻《阳关》泪未干，
功名馀事且加餐。
浮天水送无穷树，
带雨埋云一半山。
今古恨，几千般，
只应离合是悲欢？
江头未是风波恶，
别有人间行路难。

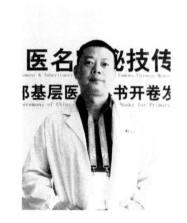

辛弃疾这首《鹧鸪天·送人》
虽然是送别朋友，却更是感慨
壮志难酬的情怀。"靖康之变"之后，辛弃疾立志洗雪国耻，
收复北方，奈何朝廷无心进取，思图苟安，无奈对着山河书写
愤慨。书中引用到的《行路难》是大诗人李白的名作，大诗人
李白意气豪迈，身负雄才，入长安希望成就管仲、张良、诸葛
亮的事业，却遭小人诋毁，为唐玄宗弃用，因此感慨写就《行
路难》三篇。

四川江油，正是李白的故乡，罗官文医生的诊所就开在诗仙问月路上。
罗医生今年42岁，是祖传中医世家，自小受家父教导，有较深的中医基础。

1990 年就开办了诊所，1995 年从四川江油卫校毕业，2010 年取得了四川省卫生学校毕业证书，2014 年取得了成都中医药大学毕业证书。其从医 22 年，眼下经营一家 100 平方米的诊所，有 4 名在岗医生，门诊次数为每天 60-80 人。

由于是祖传中医，罗医生深得当地人的信任。他父亲行医时不喜欢打点滴、打吊瓶，只在很少的情况下使用。罗医生的医术习自父亲，也喜欢以中医为主，不太使用西医的方法，很早就用直肠、雾化、水针刀、小针刀、贴敷一类中医实用型治病方法了。他擅长治疗疼痛、肩颈腰椎的各种疼痛症状、前列腺炎、痔疮以及呼吸道病。治疗痔疮一般采用针灸的方法，他说，人体有痔疮，主要是经络不通畅所造成的，在人体背部有一个穴位，往往针灸一针就可以生效。

一名 68 岁男性患前列腺增生肥大，头晕乏力，失眠多梦，排尿不利，查卵磷脂 ++++，罗医生用前列腺按摩与针刀结合，勒马回与鱼金注射液直肠给药，半月之后症状缓解，卵磷脂值恢复正常。

一名痔疮患者，患病 3 年以上，长期以来大便出血，诊断为混合痔，给予针刺治疗及直肠给药勒马回；口服平痔胶囊，15 天即恢复正常。这些疾病一般都较为棘手，但使用中医适合技术疗法治疗一般半月左右即可痊愈。

罗医生说，村卫生站属于国家公共医疗卫生事业，个人诊所则自负盈亏，许多个人小诊所转成村卫生站，对于目前的发展是有利的，但将来真正承担解决老百姓"看病难、看病贵"社会责任的有可能还是个人诊所。我国现在的医疗体系中，患者一有病就去三甲级医院，有报销，有支持，大医院设施先进、条件更好，这是不争的事实。但国家三甲医院辐射范围、承受能力都十分有限，导致医院病人常常人满为患，网上挂号都保证不了看病的有效时间，医院为了遏制这种趋势，采用高收费、多检查各种手段，而现状改善仍不明显。譬如一个感冒，在个人诊所可能开 100 块的药就可以治好，在大医院挂号检查住院全套费用可能需要 1000 元。虽然各种政策会报销 700 到 800 元左右，乍一看对患者而言是有利的，却浪费国家财政，浪费医疗资源，也浪费患者的时间、精力。这种"有病就往大医院挤"的现象确实不应提倡。

万物存在于世，必有其功用之处。相对而言，个人诊所主要靠十里八乡乡亲们的信任，没有各种补助的支持，只能真正靠医技、医术，用真本事吃饭。近年来，发展虽然缓慢，但走得平、走得稳。患者只要不是特别重大的疾病，在诊所治疗既节省钱，又节省时间，非常适合基层老百姓的需要。

然而，现在制约个人诊所发展最重要的问题还是医患矛盾，当今社会的复杂性让以前人与人之间那种单纯、朴实的关系渐行渐远，不少患者把看病当成"做生意"一样——我给你钱，你给我看病，我给了钱，病没好，就是医生不讲良心，越来越多的类似事件对个人诊所的发展极其不利。就个人诊所而言，不仅自身生存发展的压力大，承担的风险压力也大。一般常见病、多发症状诊所都能解决，可碰上大病又没钱上大医院的基层患者，诊所如果不治疗往外推，作为医生，医德何在？可治疗一旦出了问题，全是自己承担责任。"辛辛苦苦十几年，一朝回到解放前"，这样的尴尬处境也是基层诊所在自身发展中面临的一大现实问题。

哲人有云，如果能敏锐地观察，便可明智地做出判断。在罗医生的视界中，医疗可谓是一个市场，但它是一个与其他市场不同的市场，可能是"救命的药"，也可能是"杀人的刀"。过去淳朴的医生与患者之间的关系已然回不去了，而如何平衡医疗环境各阶层的利益分配，用最少的投入获得对人民健康最大的保障，需要更深入的医疗改革去规范基层医疗市场的健康发展。

徐俊：蜀北医门

巴蜀之地交通不便，长长的群山峻岭之中，蜀人依山修建了绵延的栈道。广元处于川陕甘咽喉之地，距离剑阁九公里，地势险要，交通尤为艰难，古蜀栈道最为艰险，最为密集的地段都在广元境内。这里是蜀汉文化的中心，张松献图、刘备入蜀之后，在此地厚树恩德，广收民心，操练兵马，积粮

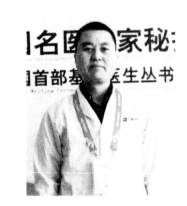

屯草，而后取得蜀地，这里还有张飞夜战马超的遗址。后来，诸葛亮六出祁山，姜伯约九伐中原，都以这里作为根据之地。三国后期，大将姜维在此屯田，以三万戍卒拒钟会十万精兵于剑门关外，邓士载偷渡阴平，蜀汉亡国，三分归魏，神话史诗一样的英雄传说在这里画上了一个句号。徐俊医生的家乡就在这里。

徐医生出生于医学世家，三代从医，自幼受到家庭的熏陶，对医学十分感兴趣，立志从医。其高中毕业后考入了广元职工医学院临床医学专科，毕

业后师承叔父学习中医两年，之后开办诊所独立行医。3年后进入广元市中心医院进修内科、儿科，从事临床工作5年后又考入泸州医学院临床医学专业进行本科学习，并于2005年在广元市第一人民医院进修学习内科、皮肤科，2006年考取中西医结合内科主治医师。现在广元市利州区开办一家面积200多平方米的中西医结合诊所，有主治医师3人、护士3人，开设中医科、西医内科、妇科、儿科，日均门诊量90余人。

徐医生在专业上不断进取，精益求精，多次外出进修学习，从不放过每次学习的机会。为此，他有着较高的专业技术水平，得到了当地百姓的高度认可和好评。擅长消化系统、呼吸系统、皮肤科疾病的诊治，并大力采用直肠、雾化给药、中药贴敷等基层中医适宜技术治疗常见病、多发病及部分疑难杂症，取得了满意的疗效。

一名5岁7个月的患儿，咳嗽，气喘，纳差伴发热4天，徐医生听诊查体：患儿双肺叶有湿啰音、哮鸣音，呼吸音明显增快，发烧39.6℃。X光片显示：双肺支气管肺炎征象。徐医生诊断是小儿支气管肺炎与喘息性支气管炎并发症，用勒马回、清开灵注射液、利巴韦林注射液和柴胡注射液直肠灌肠；再用鱼金注射液、沙丁胺醇雾化液、氨溴索注射液，用氧动力面罩雾化吸入。并嘱咐家长用物理降温，给患儿多饮水，清淡饮食，保持大便通畅。治疗两天后患儿体温恢复正常，一周即痊愈。

一名65岁的患者，左胸肋及背部簇状水疱红肿。徐医生对皮肤进行清毒，刺破疱疹，先用火疗，再根据患病面积，用点舌丸打粉与鱼金注射液、维生素 B_{12}、维生素 B_6 注射液调合贴敷混合贴敷，并配合用红外线照射。9天即痊愈，痊愈后没有疼痛后遗症。

从医对于别人来说是一种职业，而对于徐医生来说则是一种事业。每次看到自己为病人解除了痛苦，其内心就无比安慰，很有成就感。同时，面对那些不能解决的病症，也为自己知识的不足而感到惭愧，从而激发起继续学习钻研专业技术的动力。

基层医生的生存世界

学海无涯，医学无际。徐医生认为，学习是一个需要不断坚持才能不断进步的过程。现在的科技信息和各种医学平台为学习提供了无数新的途径，只要努力钻研就能提升自己的专业技术水平。将来是绿色、特色医疗发展的天下，在新时代下，他的诊所也面临着转型，中医文化与中医养生保健知识将会得到弘扬。他积极提倡中医治未病——很多症状如果能够在日常生活中注意保养、调理，就可以有效防御，而不是非要等到发病时再去大动干戈，也会降低病人的生命质量与生活质量。

在当下这样一个全民发展的大环境下，基层医生们更应该进行有效的学习。徐医生希望，国家能够有政策、有组织、有标准、有规划，定时组织一些面向农村乡镇最基层、最实用技术的学习推广活动。一方面，这些活动可以提升基层医生的专业水平，让基层医生能够用更好的医疗技术更好地为老百姓服务；另一方面，基层诊所也可以抱团取暖，加入一些有组织的团体面对更多的风险挑战，同时促进行业交流，有利于知识与技术的更新，这对促进诊所及基层医疗卫生事业的发展都很有必要。

徐医生指出，基层诊所终归是为当地百姓防病治病的阵地，基层医生工作辛苦，济难扶危，积累了丰富的适宜经验和方法，为一方百姓解除了疾苦。其名声口碑十里八乡人尽皆知。但当今是市场经济，诊所为了生存与发展不得不被卷入其中，如果任由市场调节，可能一些好的、利于百姓健康的廉价药、有效方剂等就有可能会被市场经济淘汰掉，这无疑会增加百姓的负担，使看病更贵更难，从而违背了国家医疗改革的初衷。所以，面对基层诊所谋发展、求创新的转型需求，还需国家给予更多的政策支持与鼓励。

汤素君：矢志不渝

自秦朝李冰开都江堰以来，巴蜀大地不知水旱，无忧饥馑，北有剑阁，南有三峡，中部平原沃土千里，物产丰盛。每有战乱，南北闭关而守，路不拾遗，夜不闭户。秦始皇横扫六国，一并天下，粮草物资，多赖这片天府之土。汉丞相张良，蜀汉丞相诸葛亮，对这片土地也青目有加。"自董卓造逆以来，豪杰并起，跨州连郡者不可胜

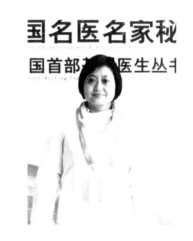

数。曹操比于袁绍，则名微而众寡。然操遂能克绍，以弱为强者，非惟天时，抑亦人谋也。今操已拥百万之众，挟天子而令诸侯，此诚不可与争锋。孙权据有江东，已历三世，国险而民附，贤能为之用，此可以为援而不可图也。荆州北据汉沔，利尽南海，东连吴会，西通巴、蜀，此用武之国，而其主不能守，此殆天所以资将军，将军岂有意乎？益州险塞，沃野千里，天府之土，高祖因之以成帝业。刘璋暗弱，张鲁在北，民殷国富而不知存恤，智能之士思得名君。将军既帝室之胄，信义著于四海，总揽英雄，思贤如渴，若跨有荆、益，保其岩阻，西和诸戎，南抚夷越，外结好孙权，内修政理；天下有变，则命一上将将荆州之众以

向宛、洛，将军身率益州之众出于秦川，百姓孰敢不箪食壶浆以迎将军者乎？"这篇千古雄文《隆中对》所说的益州之地，便是汤素君医生的家乡。

汤素君医生今年 46 岁，现在四川内江资中县水南镇内坊冲村第一卫生室经营一间 70 平方米左右的村卫生所，全所只有她一名医生，另有一名护士，平常情况下日门诊量有 50 人左右。一般个人诊所，若是家族、夫妻、朋友合伙经营，知识可以分享，资源可以互动，节约成本，提高效率，优势较多。而若是单人经营，抗风险能力就会大大减退，也易因为信息资源问题而被淘汰，汤医生一个人开诊所 20 余年屹立不倒，确实不易。

1988 年，17 岁的汤医生早早就确立了自己的志向，要治病救人，为人民减轻疾苦，虽然当时对人民还没有什么深切的理解，但方向一经确立，她就早早报了当地的卫生学校，苦学 3 年后，在家乡医院做了一名医生。1995 年之后，开了自己的诊所，一直坚持至今。

1998 年，国家规定医生行医必须要有执业医师资格证，乡村医生也不例外。当时的医疗资源分配很混乱，虽然教育平均水平已经达到这个程度，但小城市和乡村的医生并无多少人愿意去。许多乡村医生脱离学校多年，重新考取行医资格证就像让一个有很多年驾驶经验的司机去考取驾照一样，即便考题是非常简单的经验问题，但要让他们落到试卷上也十分困难。而且，乡村医生更多采用中草药治病的方式，执业医师资格证则是参考西医模式，中间的冲突也非常大。如果强行按照规定执行，许多乡村就会变成"医疗真空区"，这个政策的执行过程也就多了一些"可周转的空间"，许多医生因为有乡里百姓的信任，便与监管部门躲猫猫。汤医生不愿自己的诊所非法行医，鼓起勇气，使自己向前迈进，经过一年的业余学习，于 1999 年考取了执业医师助理资格证，而后经历了一个漫长的学习过程，终于在 2012 年考取了执业医师资格证。

经过这段从医资格的"奋斗史",汤医生深刻体会到医学也是一个发展变化的过程,不能与时俱进就要遭到淘汰。学习是一个循序渐进的过程,以后的她,诊病之余,都积极参加各种学习,务求医术精益求精,能更好地为病人减轻痛苦。在一个偶然的机会,她接触到直肠与雾化疗法,试用后认为直肠用药要比打针效果好,吸收快,雾化治疗呼吸病效果很好。

汤医生治疗一名患手足口病的1岁零8个月患儿,发烧40℃,口腔糜烂,咽喉发炎,手足肛生水疱、溃烂,用鱼金、地米做雾化,鱼金、利巴韦林、氨溴索直肠给药,一周康复。治疗一名患支气管肺炎的出生仅6个月儿童,患儿发烧39℃,肺部有湿罗音,咳嗽厉害,用鱼金、地米、氨溴索做雾化,勒马回直肠给药,很快康复……这样的例子不胜枚举。通过实践的运用,她更认可了直肠、雾化的治疗方法。

得益于治疗方法的不断尝试和改进,对于未来诊所的发展,汤医生决心走绿色疗法道路,多学习中医中药知识,将多种技术、知识结合起来,更好地治疗疾病。"每次治疗好病情严重的患者,心里就特别有成就感",汤医生说。她认为,目前工作压力大,责任重大,要充分利用互联网有效地进行学习。

巴蜀之地天府四塞,与外界互通往来相当艰难,古人就修建了长长的栈道溜索;水患肆虐,古人就修建了都江堰,很难想象古人是用什么样的精神用锄头铁锹去完成这样泽被千古的水利工程的。汤医生不善言谈,但她身上折射出来的"川人"那种执着坚毅的精神却深深令人感动。

曹洪："丁香"姑娘

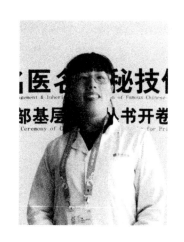

古语曰：兄弟协力山成玉，父子同心土变金。中国文化讲究"家和万事兴"，一家人同心协力为着一个理想而奋斗，相互协助，相互支援，会被看成是一种很高尚的道德。提起曹洪这个名字来，就会想到著名的三国名将——骠骑将军曹洪，曹操率军追击迁往长安的董卓，不幸被徐荣设伏，仓皇退兵，战马丢失，曹洪把自己的战马让给曹操，说出了"天下可以没有曹洪，却不能没有曹孟德"这样感人至深的话。而今天所说的曹洪，却是重庆市沙坪坝的一位女医生，她与父亲齐心协力做诊所的事迹同样值得敬佩。

细数星星的话语，感触万家灯火的幸福，在对医学孜孜不倦的守候中，生命中最美的注视莫过于总有一种坚持，值得我们所有的付出……

曹洪医生出生于医学世家，她的父亲是当地有名的老中医，现在已经76岁，仍然出外诊病，救治患者，行医一生，救人无数。曹医生父亲行医的年代，正是国家医药卫生事业发展最困难的时期，作为当地医术高超的医生，面对当时缺医少药的医疗现状，常常需要在几个县之间奔波。曹洪从小看着父亲为乡里乡亲劳碌，也希望成为一名医生，分担父亲的责任。父亲见她喜欢，也就经常教她治病救人的知识。

1978 年，国家允许原来的赤脚医生经营个体诊所，1983 年，曹医生的父亲开了自己的诊所。1995 年，曹医生进入四川省南充卫校学习，毕业之后就和父亲一同做诊所的工作。2002 年，她又进入卫校再学习。2004 年，根据国家要求考取了临床执业医师资格证。因为诊所多使用中医的内容，担心不合法，2005 年曹医生又考取了中医执业医师资格证，现在中西医执业医师资格证都有，曹医生成为了一名全科医生。

曹医生诊所主要面向的患者是沙坪坝周边的人群，当地属于重庆市区，儿童、老人、成人患者比例均衡，现在曹医生诊所规模大约 100 平方米，拥有包括父亲在内的三名医生，附近家庭经济水平也都趋向中等，曹医生诊所个人年收入能达到 10 万元左右。虽然相对于重庆这座城市而言偏低，但是从大环境来看做到这样还算可以。

曹医生治疗一名 4 岁的手足口病患儿，当时患者是被好多患者介绍过来的。病毒感染严重却还没有使用过一点消炎药物，曹医生检查白细胞正常，淋巴细胞偏高，轻微发烧，她使用鱼金注射液、干扰素、生理盐水上下午两次交替雾化治疗，勒马回、柴胡直肠给药两次，第二天体温就恢复了正常；之后放弃雾化治疗，使用勒马回、柴胡直肠给药 4 天完全痊愈。由于患者体表多生疮口，使用维生素 C、葡萄糖注射液、扑尔敏、点舌丸、鱼金注射液、生理盐水配成小喷瓶，同时加了少量口服药，使患儿痊愈之后并没有留下疮疤。这件事使得曹医生看到了多种疗法结合治疗一种病症的优势。许多疗法各有特色，结合起来治疗病症速度更快。效果大增，减少了用药量，对患者身体有益，是一个值得开拓创新的路径。

曹医生认为，基层医生工作辛苦，工作量大，不仅要懂治病，还需要懂经营，治病需要医治全科，对医生的要求很高。一个人的精力分散，就会产生出种种不足与矛盾，所以基层医生不能讲知识学历，最关键的还是用药经验和最基本、最实用的技术。像以前的赤脚医生手册，就是无数大家汇集中西、删繁就简的集大成之作，操作简单，常见病症应对得当，药到病除，这才是对乡村医疗事业的最大支持。现在乡村的情况虽然有所转变，但根本的状况还是一样的，不能再让乡村医生随便打针输液、滥用抗生素了，所以要推广使用简单实用的中医技术疗法。

曹医生现在拥有两个执业医师资格证，但开诊所只能注册一个资格证，注册了中医就不能使用西医。注册了西医就不能使用中医，类似的问题还有很多，比如中医技术医疗没有一个标准的收费规范、药品限制严格价格高等等，现在乡村诊所很多方面的政策都太过教条，与实际情况相差比较大。曹医生希望国家能注意到这样一些现实问题，帮助诊所制定一些较为开明的政策，这样乡村医生才有信心把诊所做得更好。

正所谓"千磨万击还坚韧，任尔东西南北风"。未来，曹医生希望自己学习更多可供应用的医疗技术，为当地村民的健康保驾护航，她希望能更多地参加一些学习培训。自从医以来，曹医生始终都牢记父亲告诉她的行医信条——"医术精湛，医德高尚，医风严谨，服务优质"，并一步步地践行着。为当地村民解除病症，她希望能把这种精神传承下去，做一名真正优秀的乡村医生。

李杰：以诚为本

东连荆湘，西驰叙马，南通滇海，北接秦陇，东北是遂宁南充，西北往黎雅僰羌，弹丸之地，六路要冲，这就是四川隆昌。东入两川，西接重庆，使这里成为西南货物集散之地，青石铺就的街道和一座座林立的牌坊，向我们诉说着这座小城昔日的荣光。简阳甘蔗，内江糖，资中山羊，威远辣椒，自贡山盐，荣昌白瓷，当男子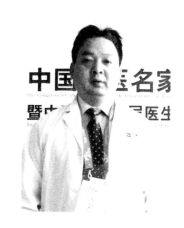出外经商不能返回时，小镇上就多出了一座座贞节牌坊。表彰的人多，县里的银子有限，几十人个人共立一个牌坊——这都是清朝年间的旧事了。

李杰医生就在隆昌县迎祥镇飞蛾村卫生站工作。40 岁的他有 20 年的行医经验。夫妻二人，经营着一家 70 平方米的诊所，为一村送来平安健康。李医生 1990 年跟师学医，属于中医授徒。两年之后，用药有了经验，慢慢地开始自己行医。后来考入成都中医药大学泸州医学院学习三年，待医术精进后，便开了这家诊所。1997 年后，转变为国家体制下要求的一村一站卫生室。

李医生认为，医药这一块儿总体应该归国家管控，国家一村一站的建设非常好。一般来说，个体医生总是以盈利为目的，所以难免会出现滥用抗生素、滥打针、推高药价的情况，很难对病患负责任，这必然会遭到淘汰。而由国家掌控，不仅可以从整体上调控药价，统一管理，更有助于乡村医生针对村民做一些公众服务的工作，譬如村民健康信息的收集、卫生保健知识宣传等等。但是，国家要求乡村医生使用基药也有一定的弊端，比如说，提交的药品往往不能按时拿到，经常会出现缺货、断货、串货等等问题，耽误病人治疗，希望国家以后能够逐步解决这些问题。

与此同时，李医生认为，现在基层医疗中出现的最大问题还是医患之间滋生的矛盾。尽管有国家政策提倡保险保障，然而现实推行中还有很漫长的一段路要走。在这样的工作环境中，他自己就曾遇到过使用抗生素类药物差点发生医疗风险的事件：他治疗一名70岁患呼吸道感染的老太太，用头孢噻肟钠输液，前两天通过皮试，输液效果还好，第三天几分钟之后突然心慌心悸、全身发痒、发红、发抖，眼看就要休克，他赶紧停药，用地塞米松肌注，换5%葡萄糖水静脉输液，几分钟之后，老人症状缓解，而自己却惊出了一身冷汗——出了问题可承担不起。

经过这次心悸的教训，李医生认为必须要依靠新技术转型，才能让卫生室有新的发展希望。现在，他已经引进了直肠、雾化疗法，效果很好。他治疗一名发烧39.5℃，咳嗽、流鼻涕、扁桃体肿大、昏睡了一天的小男孩，用勒马回、扑尔敏针、地塞米松直肠给药，一小时后清热恢复，一天即痊愈。治疗一名发烧3天，气喘困难的小女孩，用鱼金、地塞米松、扑尔敏针每天两次，雾化六次，病情即痊愈。

"好医生就是让患者少花钱，治好病。农村经济条件弱，患者往往承受不起很高的医疗费用，所以工作再苦、再累也不怕，最重要的是把病人的病情治好了，作为医生的自己心里就会很欣慰。"李医生说。

他认为，自己在行医的过程中，获得了村里人的尊重，获得了周围人的好评，获得了爱情，获得了家庭经济收入。既然生命与行医捆绑在了一起，就应该多观摩，多学习，多讨论，让自己的医术不断提升，用行动的力量修炼内蕴，更好地为大家服务。

完美的理想，存在于我们的追求之中。对于未来诊所的发展，李医生认为，现在一村一卫增强了诊所的服务功能，从长远看，当前农村青壮年外出打工、老弱儿童留守的现状很普遍，老人越来越多，这些老人又很少有经济保障，这部分群体的生病治疗将成为社会的一大难题。在责任履行的原则上，现在的乡村卫生工作，一个小诊所基本每天至少要给三五十人看病，将来病人还会更多，乡村医生收入低、缺乏人手，有些力不从心。

中医讲究治未病，普及健康保健知识，收集村民健康信息，这些都是村卫生站力所能及的工作。国家应该支持及早做出部署，普及中医知识、中医文化，防患于未然，才能彻底改善和提升国人的健康水平，才能真正帮助到更多的人。

王义臣：寸草春晖

慈母手中线，
游子身上衣。
临行密密缝，
意恐迟迟归。
谁言寸草心，
报得三春晖。

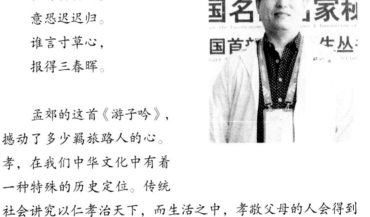

　　孟郊的这首《游子吟》，
撼动了多少羁旅路人的心。
孝，在我们中华文化中有着
一种特殊的历史定位。传统
社会讲究以仁孝治天下，而生活之中，孝敬父母的人会得到
别人的尊重，受到朋友的信任，更容易有所作为。孝顺父母，
友爱兄弟，更被看作是一种至高的美德。

　　王义臣医生在生活中就是一位孝子。

　　孝，也是王医生学医的初衷。王医生的母亲年轻时体弱多病，那时候经济条件不好，年少的王义臣看到母亲被疾病困扰的情况后便立志学医。他的舅舅家有家传的中医，大自己20岁的大表哥当时对中医已有很深的造诣，他就常常到舅舅家学习。表哥看到这个小表弟学习勤奋又有医学天赋，常常指点，

使其在上大学之前，就有了一定的中医根基。

后来，王医生考入山东省中西医结合学院，良好的医术基础，再加上家里的支持，其不久就在家乡河北衡水开办了自己的诊所。因为为人厚道，对待病人有礼貌，很快便取得了周围人的信任，每天病患过百。1986年的乡村诊所都是西医为主，打小针、吃西药、输液，其中输液最令人担心，病人发生输液反应往往就在几分钟到几十分钟之内，抢救不及时就有可能危及性命，即便是通过了药物皮试，也不能掉以轻心。王医生记得自己有两例病人发生严重的输液过敏反应，喉头水肿、休克发作速度非常快，还好自己有中医根底，临危不乱，抢救了回来。王医生形容当时的工作是：如临深渊，如履薄冰；提心吊胆，战战兢兢；工作量大，收入差，风险高。

王医生十几年前接触到用勒马回注射液等药物直肠用药，发现小孩并不排斥这种给药方式。小孩子在打针的时候怕疼，很多小孩往往怎么哄都不行，也不愿意吃难吃的药，所以往往是强制进行治疗。而直肠这种给药方式无痛苦，小孩也不怕，所以诊所对小孩一般就采用这种方法进行治疗。后来发现很多常见病直肠给药都十分有效，碰上合适的病症渐渐也就放弃了打针输液。

2003年，王医生参加了卫生部中华医学会的一个会议，会议领导殷大奎、梁万年等分析讲解了给药途径的利弊，认为能口服就不要肌注，能肌注就不要输液。王医生从他们给药途径道理的分析中又延伸理解为，中医比起西医来或更有优势。鉴于自己有一定的中医根基，所以他自己的诊所便逐步向中医诊所转型。2005年诊所完全转型成功，用中西医结合的疗法专门治疗疑难杂症。依靠多年积累的经验，2014年他率先注册了北京逸尘疑难病医学研究院，现在每天接诊病人已达30人左右。主要针对一些疑难病症，用传统中医药，针对病人采取专病专治的个体化治疗方案，取得了显著成果。

2006年，一位狼疮患者被五家医院下了病危通知书，她的狼疮经过两到三年治疗变为尿毒症、胸腔积水、高度腹水、肝肾衰竭、心肺衰竭，家人已经准备好了棺材寿衣，而辗转打听到了王医生后，希望"死马当作活马医"。王医生去看时，病人已经卧床不起，意识模糊、肚子鼓起、皮肤溃烂、小腿肿得像大象腿，靠着进口药物输液维持生命，一日1000多元，医院估计也只能撑半个月了。王医生没有绝对把握，只能说先试试，用了一剂中药，病人体温下降，意识好转，连用了7天，能够进流食，一个月后缓解过来，至今仍健在，并能日常劳作了。

2012年12月5日，一名在某省三甲医院治疗了40多天的患者，因肝昏迷、肝肾综合征、肺部感染、电解质紊乱、弥散性血管内凝血、癫痫而被医院建议放弃治疗。家属几经周折找到了王义臣医生，患者在王医生中药的精心治疗下，奇迹般地生还了，至今仍能正常工作。

类似这样的病例数不胜数。肿瘤、癌症、白血病患者的生存期一般都是3-5年，王医生认为采用中药控制病情一般可以延长到20年以上。王医生对很多疑难病症都有研究，比如心脑血管病、胃肠疾病、类风湿、强直性脊柱炎、颈椎病、腰椎间盘突出症、不孕不育症、银屑病、带状疱疹、狼疮、白塞氏病、干燥综合征、再障、肾病综合征、鼻炎咽炎、分泌性中耳炎、病毒性角膜炎等等都有很好的治疗效果。

关于开诊所，王医生认为必须要有自己的特色，"人无我有，人有我精，人精我转"。这也同他的为人性格一样，谦逊内敛，步步领先。王医生目前的研究主要以中医为主，在他身上始终透射出一种淡淡的中医气质，令人折服。

中医与西医之争已经有几个世纪之久，就像中国的汉字与西方的英文，同样创造出了出类拔萃的地域文化，并不能说哪一种更为优秀，只能说它们相互竞争、相互学习、相互融合，最终会成为一种世界性文化。医学的使命在于使人类生活得更好，为人类健康服务，由于以前对中医的歧视，使中医的科研教学发展水平明显滞后，甚至一度到了濒临灭绝的边缘。在传承与保护中医文化的征途中，王医生已经在基层实践中领先一步，我们也衷心希望他能在这条道路上走得更远……

查小琴：武陵遗风

落霞与孤鹜齐飞，秋水共长天一色。渔舟唱晚，响穷彭蠡之滨；雁阵惊寒，声断衡阳之浦。王勃《滕王阁序》中这句千古传诵的佳句，写的就是江西鄱阳湖上人家。虽然陶渊明著名的《桃花源记》向我们描绘了一个土地平旷，屋舍俨然，有良田美池桑竹之属；阡陌交通，鸡犬相闻，其中往来种作，男女衣着，悉如外人；

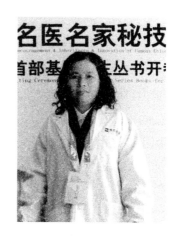

黄发垂髫，并怡然自乐的人间仙境般的世界，但是生活却不仅仅像这样一个美梦。生活需要一个梦，指引我们前进的方向，但更需要勇敢坚强地背负起现实的沉重步伐，向梦想进发。查小琴医生，20年如一日地在鄱阳镇行医，终于实现了自己的梦想。

查小琴医生，今年48岁，出生在江西省鄱阳县鄱阳镇，在20世纪80年代高考录取率极低的环境下，家庭条件极为艰苦和旁人冷眼的情况下，查大夫和她的老公得到家人的指点和帮助，毅然决然地选择学医，"从医而忠"。

她与丈夫1992年便开始经营个人诊所，20余年来，终于有了一个100平方米、上下三层的妇科、儿科、内科、外科都可以完成的乡镇诊所，日门诊量达100多人。

行医之路并不如想像得那么容易，以后的方向在哪里都是个未知数。查大夫和她的老公就从医技和医德出发，以治好病为原则，把赚钱放在第二位，慢慢赢得了左右和附近邻居的认可。邻居也都把家里人带过来看病，并且介绍熟人过来看病，就这样口口相传，诊所的人气越来越大。

而"巧妇难为无米之炊"，对于一个从600元起步的诊所而言，要发展、要提高，就必须边做边扩大规模，于是查大夫便积极寻找诊所发展的路子：一方面是有了新药就用，另一方面是扩大基础设备，一切为提高诊疗服务而努力。因为丈夫医术高明，设备先进，药物齐全，服务周到，来看病的人越来越多，在基层医师队伍里小有名气。虽然刚开始的几年也会受到个别同行的排挤，也会发生些许不顺心的事，但查大夫和她的老公同心同德，迎接挑战和威胁，逐步得到了当地政府和群众的拥护。

为了提高诊所经营质量，一次，查医生从药厂业务员那里接触到了直肠、雾化、贴敷等中医的疗法，试用过有一定的效果之后，很快便引进了这种方法。她认真总结后认为，鱼金注射液通过雾化治疗，对咳喘、急慢性咽喉炎、老师职业病效果显著；勒马回注射液以直肠疗法，对小儿红肿热痛、痔疮、病毒性感冒疗效显著，而且速度更快。这些疗法不但治愈率很高，而且打点滴需要四五天的疾病，新疗法往往一天见效，3天痊愈，针对慢性病效果更佳。她曾治愈过一名患肺心病咳喘不停的老人，就采用的是雾化与贴敷结合的办法，一天缓解，5天痊愈，后来没有再犯。

查医生认为，做人只要勤奋敬业，学习社会正能量，即便碰到困难，也会迎刃而解。她以自己为例，虽然经历了很多事情，但现在有一个三层的诊所，受人尊敬，有很好的口碑相传，几十里之外的病人也会到他们诊所看病。在大家的信任和爱戴面前，曾经的苦难如过眼云烟。

让查医生记忆最深的事情是 1995 年，一对父女来县城求医，他们没钱只能讨饭，私人医院和别的诊所都把他们往外赶。那对父女在他们诊所门前犹豫着不敢进，丈夫把他们带了进来，看了一下，认为是胆结石，只能到县医院去做手术。第二天，因为没钱交 500 元的住院费，那个女儿死在医院没人救，其父过了一周来给他们送诊疗费时查医生才得知。对于此事，她至今仍感到极为痛心，"500 块在那些年虽然算得上是一笔巨款，但我们凑凑，还是能凑出来的"。

"相夫教子，治病救人"，对于现在的生活，查医生甚是满意；而对于未来，查医生提出要多做一些医疗预防、保健方面的指导。她丈夫一心做医生，20 多年在医术上精益求精，她花了太多时间去处理各种与诊所发展有关的人际关系问题，只能面对一些常见病进行常规治疗。未来希望自己能够在医术上加以精进，与丈夫并驾齐驱。

作为一名基层医生，查医生认为应该要有更好的服务精神，替病人着想，不断求进步、求发展。如今她的女儿也已学医，她希望女儿将来能够发展壮大自己的诊所，把诊所进行规模化、连锁化经营，让自己和丈夫奋斗一生的医疗事业能够后继有人，且发扬光大。

侯慎超：郓城医侠

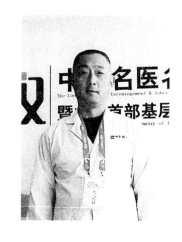

　　试看书林隐逸处，几多俊逸儒流。虚名淡利不关愁，栽冰及剪雪，谈笑看吴钩。评议前王并后帝，分真伪，占据中州，七雄绕绕乱春秋。兴亡如脆柳，身世类虚舟。见成名无数，图名无数，更有那逃名无数。霎时新月下长川，江湖桑田变古路。讶求鱼缘木，拟穷猿择木，恐伤弓远之曲木。不如且覆掌中杯，再听取新声曲度。

　　这是施耐庵《水浒传》的开篇词。说到水浒，就不能不提山东郓城——正是晁盖义取生辰纲，宋江暗放众好汉，才有了八百里水泊梁山替天行道，一百零八天罡地煞仗义行侠的一段江湖传说。郓城县，正是这个传说的起点，侯慎超医生的诊所就设在这里。

侯慎超医生家是祖传老中医，爷爷父亲都是一辈子行医，中医耳鼻喉科在当地得到了广大群众的认可。侯医生自小就被家里要求传承医术，等到他初中毕业之后，就报名到菏泽医专学习。当时学校的学习主要以西医为主，学习完成后侯医生被县医院聘为医生，从此边工作边学习。学校3年教授的内容应对工作比起家庭传授应用的要少得多，这让他发现了祖传中医传承的价值。1993年，他辞去医院的工作，开办了一家个人诊所，主要用中医来治疗一些病症。

为了更好地传承家里的中医，2010年，侯医生办起了医院，现在他的医院一共有36人，占地5亩大小，有10名医生。总体上而言，现在山东省还是缺医、病患多、医生少，即便是一家小医院也是人满为患，经常会很拥挤，所以他打算将来把医院修成六层楼，更好地为患者服务。虽然国家对乡镇医生有资质的要求，但是由于缺口太大，很多乡镇卫生所的从业人员都没有证书。侯医生要求自己医院的医生必须要有执业医师资格证、护士必须要有护士证，并不断提高自身的诊疗水平，向一些先进的公立医院多学习。

现实中，因为有些乡村诊所和乡镇医院滥用抗生素的问题迭出，国家现在严格限制抗生素的滥用。侯医生认为，限制使用抗生素是对的，普通老百姓没有药物常识，只能靠医生来把关。而现在流行的直肠、雾化给药则有效缓解了这一矛盾，所以他很早就引进了这些中医技术疗法。他的医院主治耳喉鼻科，通常一些因为吸烟、喝酒、吃辛辣食物、烟尘引起的呼吸系统疾病，用雾化疗法加鱼金注射液等中药便可以有效缓解治疗，比起打点滴来速度快、疗效好。类似急性咽炎、咽痒、咳嗽无痰、刺激性咳嗽，一般7天左右就可以治愈。

侯医生认为，中医用药保守，西医用药大开大合。中医用药，针对病症酌量用药，调节人体，使人能够通过自身调理恢复健康；西医用药一味求精，对病变的克制作用非常大，药物对症，很快便可以控制病情，两种用药各有所长。但是正常情况下，人体生病不宜直接大开大合。就像一个人，如果心平气和、与人为善，就容易取得成就。如果为达目的而不择手段，反而最终得不到想要的结果。

侯医生认为，一些慢性病，治疗周期长，适合选择中医适用疗法，因为其疗效更快。例如常发性口腔溃疡，他们会利用中药制作一种粉喷剂，发病的时候稍微喷几下，调理饮食后很快就会好。另外，中药用药讲究复方，传统中医一大包药材一起熬煮，但侯医生强调单方用药效果更佳，一味就可以见效，合理适用，一个药就是一个小复方，不必要进行复方了。

现今的医疗体系中，以贫富贵贱将患者分成三六九等，不乏有一些患者被当成任人宰割的鱼肉，这是现代医患矛盾的根源。侯医生认为，医疗问题最重要的还是要让患者花少钱、看好病，医生医术上要提升，医德上也要提升。患者患病之后身心会更加敏感，医生护士要更加用心，才能照顾好患者。

自做医生以来，侯医生在生活中就从来没有过节假日，从医20多年，他深感做一名医生不容易，对家庭和孩子亏欠极多，所以开医院对医生护士极为照顾，获得了医生护士的支持，现在医院在职人员全力一心，要把医院做大做强，为更多的患者解除痛苦。

医者当仁爱。显然，从侯医生身上，我们不仅看到了山东人豪爽大气、热情诚挚的风范，更看到了一种医者大爱的精神和品质。

何小平：德业兼修

在辉煌的丝绸之路上，有一个西域国家——龟兹，这里是古印度、希腊、罗马、波斯、汉唐文化的交汇之地，宗教经济文化发达，被称为东方圣地。龟兹音乐舞蹈独领风骚，享誉千年，龟兹，就是今天的新疆库车。库车河、塔里木河、渭干河从天山上流下，穿过库车，流入茫茫的塔克拉玛干沙漠，成为沙漠奇景胡杨林唯一依赖的水源。何小平医生的家乡就在这里。

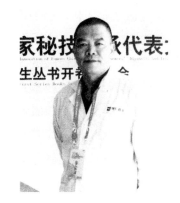

何小平医生小的时候，正值国家刚刚改革开放，处于西北内陆的库车信息落后，虽然有无数的好资源，却因条件滞后、经济艰难，群众缺医少药的情形很是常见。何医生的母亲经常生病，看着体弱多病的母亲遭受着病痛的折磨，何医生基于最初的情感动因就发誓，一定要做一名医生，尽自己所能为更多的人治好疾病。

拥有一颗追求美德与正义的执著心灵，再加之不断奋发进取、不屈不挠的努力，何医生 1990 年便进入当地大专院校学习行医。毕业之后就开办了自己的个人诊所，2005 年成立了综合性门诊，2016 年接手当地卫生服务站。现在卫生站拥有两名医生、四名医护人员，负责当地近两万人的健康。

知识和勇气是成就伟大事业的基础，一个总是将自身置于学习之中的人，也才会在岁月的长河中越发有所造诣。何医生不论对于自己研究的领域有多么精通，都常常觉得自身知识的不足，所以特别重视学习，无论是大专院校的课程、县医院的培训、大型医疗公司的讲座、专家学者的授课，他都积极去参加、去学习，乐此勤勉并对之甚是热爱。

他从业之初，感到最艰难的是当时行医条件差。很多病人并非病情难以有效控制，往往是由于医疗条件的简陋不堪，导致"小病拖成大病、大病成为不治"。所以何医生开诊所时，一方面特别重视改善医疗条件，一方面积极提高自己的医疗技术。现在，何医生的社区卫生服务站管理全社区健康档案一万份，日收治患者 80 余人，负责 1000 多儿童的预防接种，其履行着一名"全科医生"的职责与使命。儿科常见病、妇科肿瘤、疮痈老年病，有什么病治什么病，以雄心壮志和才能相并行的特质，全心全意做好当地老百姓的健康"公仆"。

在尘世中，没有谁是天生就完美的人，只有每天不断地进取，做到德业兼修，才能最终成为尽善尽美的人，获得声名永存的成就。何医生通过多年孜孜不倦的奋斗，实现了自己儿时成为一名医生的理想。自他开诊所以来，从来都不是想着要挣多少钱、要有什么名，只想着把诊所做好，让乡亲们不会再像以前那样有病没法治。当他尽心尽力地诊治病症的时候，他的施行仁爱也得到了当地百姓的爱戴、信任和敬重。这些来自当地百姓的敬仰与善意，使何医生感到非常有职业的成就感，也更加奠定了他做医生的信心。

有赖于现在所处的时代，现代医学的进步推进了中医适用技术的推广，何医生也积极引进这些技术充实自己的医学实践。实践证明，这些中医适用技术的运用也让其身负的重担减轻了不少。一些呼吸系统感染疾病或者妇科慢性炎症，都可以用雾化给药进行治疗，疗效显著；高热痔疮以及各种常见病症，直肠给药可以对应治疗；烧伤烫伤化脓性外科感染，用臭氧技术有独到之处，对呼吸系统及消化系统疾病用中药穴位贴敷等中医适用技术疗法效果显著，速度快，副作用少，杜绝了抗生素及激素的滥用，且操作简单，让医生的工作量大为降低。何医生曾经治疗过一名3个月肺炎发烧的男孩，用鱼金注射液雾化吸入治疗，用中药粉穴位贴敷仅36小时患儿便痊愈了，效果显著。

众所周知，基层工作风险很大，其中最为明显的还是药物抗生素的滥用。何医生认为，现在很多病症在进行治疗时由于对抗生素的滥用，会导致患者体内菌群紊乱并引发一系列并发病、药源病，其后果不堪设想。我国传统中医药简、便、验、廉，在基层有着广阔的发展空间，国家应积极推出能够取代抗生素的中医药物，这才是基层医学发展的关键。

"宁与人共醉，不要我独醒"，基层问题重重，不少基层医生抱怨国家对基层诊所的发展有些政策上的不公平，明慎的智者却总是能在事势共存中保持一种平和的心态。何医生谈到这些，却从未吐露出丝毫怨言——与其抱怨自己无缘向命运讨要，不如感恩命运已经恩赐的给予。

他认为，做医生是自己的选择，既然选择了成为一名医生，就应该尽力而为努力为更多的人治好疾病。但他也同时希望，国家能够在医患矛盾上能够制定相应的政策，毕竟基层医生面临的风险压力巨大，不能让他们陷入到一种尴尬的生存境地中。这样的保障是广大的普通基层医生们所极力追求的，也是推动他们的行为向着更美好的行医理想而前行的一把"保护伞"。无疑，在从医的舞台上，何医生明察审慎、德业兼修，是一位智者，更是一位明者！

王东芳：落棋无悔

千古江山，英雄无觅，孙仲谋处。舞榭歌台，风流总被，雨打风吹去。斜阳草树，寻常巷陌，人道寄奴曾住。想当年，金戈铁马，气吞万里如虎。

元嘉草草，封狼居胥，赢得仓皇北顾。四十三年，望中犹记，烽火扬州路。可堪回首，佛狸祠下，一片神鸦社鼓。凭谁问，廉颇老矣，尚能饭否。

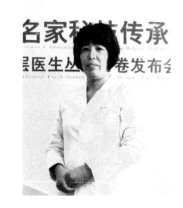

这首脍炙人口的《永遇乐·京口北固亭怀古》，是我国最著名的词人辛弃疾所作。辛弃疾年少有胆略，力主收复北土，无奈南宋朝廷腐败懦弱，失去了北方的大片土地，却苟延残喘，无心进取，辛弃疾被闲置20余年，空怀壮志。辛弃疾虽然无法成为保家卫国的豪杰英雄，却成为了我国历史上有名的词人。

凭谁问，廉颇老矣，尚能饭否？借用廉颇的故事，变现了自己年龄虽老但是却毫不改变的爱国情怀。这种执着于认定的目标，千磨万险毫不改变的精神，在王东芳医生的身上也有体现。

王东芳医生家在河南平顶山叶县，这里历史悠久、文化灿烂，王医生小时候对做医生就非常向往，看到医生为病患解除痛苦感到十分神奇，就决心要做一名医生。1988年，她报考了河南卫校，毕业之后在叶县人民医院门诊部工作，那时候门诊部有个老中医，非常神奇，经常是别的地方治不好的病就来找他看，名气很大，用药效果好，很得当地人的尊重。王医生和他成为同事之后，经常向他请教学习，老中医也愿意倾囊相授，使王医生的医术提高得很快。1996年时，王医生离开医院，开办了自己的个人诊所。

王医生开诊所到如今已经20多年，现在诊所经营面积达200多平方米，拥有8名医护人员，接诊病人每天多达400多人，非常忙碌。河南人口密集，医疗资源非常紧缺，以前治疗病症主要依靠打针、输液的时候，平均每天输液几乎有100人，几乎没有节假日。诊所每天都处于一种紧张的战斗状态中，虽然王医生喜欢做这一行业，从不懈怠，但是那时医生人数较少，非常劳累。王医生现在想想，那几年要不是自己有年轻优势，真是撑不下来。

3年前，王医生接触到直肠、雾化中医适用技术，感觉效果很好，就引进了。现在小孩子常见病症基本上用直肠、雾化、贴敷的方式都能治疗，不用再打针了，没有小孩的哭闹抵制，节省了好多时间。王医生认为，做医生是自己选择的职业，不管在什么时候都应以治病救人作为自己的第一目标。

有一次，她刚上班就接到一个电话，声音很急。一问才知道是自己的邻居，平时也不多交往，知道自己是做医生的，就打电话过来咨询。她出生仅42天的小孩在平顶山第一医院，医院说要把孩子送进重症加强护理病房，孩子妈妈的情绪近乎崩溃，不停地问"如果在医院住几天，奶水没了，我怎么办？孩子怎么办？"之类的问题。王医生安慰她别急，先把孩子抱给自己看看。王医生观察孩子的病情后，认为也不是很严重，便给孩子做了鱼金雾化和贴敷，第二天其症状就明显减轻了。接着在原有基础上加了推拿，一周之后便完全康复。

生活中，王医生也是这样一位热心的人，只要是患者，总会竭尽所能地给予帮助。虽然有时候也会觉得很累，但是她认为只要能让病人病好了，停止求医问药的脚步，自己也就值了。她的手机总是处于 24 小时开机状态，以免有人患病联系不到。现在王医生最担心的事情就是医患矛盾，报纸上时常曝光各种医患矛盾，虽然目前她自己并没有遇到过，但毕竟每天诊治那么多病人，谁也不知道哪一天就会碰上什么事情，尽管使用中医适用技术疗法有效地规避了一定的风险，但也不能保证永远是站在岸上、完全安全的。

选择了行医，也就选择了要经得起平淡的流年。基层医生没有一个安全的保障，医疗大环境的局势又很严峻，面对这样的情况，王医生只能选择在日常治病过程中尽量使用中医中药，毕竟这样的方法副作用更少、安全性更高。王医生相信，无论做什么事情，只要真心付出就一定会有回报。就如同她立志学医、坚持行医到现在，她有了自己的诊所，得到了附近乡亲们的爱戴，才能把自己的诊所开大，救治无数的患者。

落棋无悔，她希望自己能把医生这一行业一直做下去，在坚持做医生的路上，一直坚定地实践求真……

胡新荣：盐城医家

白日依山尽,黄河入海流。
欲穷千里目,更上一层楼。

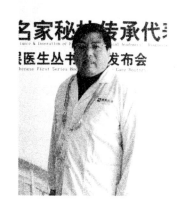

这首王之涣的《登鹳雀楼》,
以豪迈的诗风,将哲理与景物
相融得天衣无缝。诗中所言的
鹳雀楼就在山西运城。黄河自
此地外澎湃而过,遥河相对洛
阳,内有绵延中条山,物产丰
富,人才众多,古来便被誉为"表
里山河"。胡新荣医生的家乡
就在这里。

胡医生家是祖传中医,祖上九代行医,在当地很有威望。到胡医生这一辈,
国家安定,经济发展,为了传承家里医术,更是全家学医。胡医生自小便生
活在这种医学氛围浓厚的家庭里,懂得了很多中医方面的知识和中医哲理。

高中毕业之后,胡医生考入山西中医学院继续学习。他根基深厚,家学
渊源,学习成绩遥遥领先。从学校毕业之后,其进入西京医院进修,之后又
被保荐到郑州武警医院进修,在医院中医科开始有一定的影响力。

2005 年，胡医生开办了自己的诊所，因为全家都是医生，所以胡医生的诊所很快就集齐了中西医全科。他们治病主要以针灸为主，针对疑难杂症。几年前，胡医生接触到中医适用技术，觉得这种技术与他们诊所的中医疗法相结合，可以产生很好的效果，于是便引进了。

胡医生最初使用的雾化装置，是用超声波原理，把药液转变为气雾，通过呼吸道让患者吸入肺内，直接到达病灶，起到快速缓解病症和治疗疾病的目的，针对患儿的常见病症特别有效。现在常用的雾化器已经升级为氧动雾化，效果更好，见效更快。直肠给药减小了肝肾的毒性，值得推广，但是给药要注意长度、深度、温度、速度，否则会对患者产生伤害。外用贴敷和中医穴位结合起来，药物通过皮肤吸收直达病灶，毒副作用非常小，但现在最大的问题是这种方法治疗病症速度缓慢，针对慢性症状可以，而治疗常见病症还是有些弱。

胡医生治疗一名结肠息肉的患者，当时患者得这个病已经好长一段时间了，每次发病，一输液就好，停止输液就反复，搞得患者不胜其烦，胡医生采用勒马回和抗病毒直肠给药，3 天痊愈，至今两年都没有发病。

治疗一名耳朵肿患者，当时患者听说按摩耳朵可以治疗高血压，便不停按摩，使耳朵产生了积液，胡医生针扎后，用勒马回敷好，患者很快便痊愈。治疗一名青春痘患者，患者出青春痘反应严重，前胸后背都是，胡医生用勒马回 3 天，起来脓包都消除了，开点舌丸口服，配排毒丸，半个月左右，患者的青春痘就全消下去了。这些病症西医的疗法束手无策，而中医用简单的手段往往能出奇效。

胡医生今年 43 岁，在乡村医生里的年龄属于较小的一辈，但学习新技术的进取心却正值当年。胡医生认为，现在已值医疗改革，新技术发展得很快，许多新技术都是效果独到、见效好、疗效快。乡村医生一定要主动学习、积极学习，才能更好地为父老乡亲治病看病。基层医生不是"端上铁饭碗，风雨保丰收"，而要靠自己的踏实苦干、努力拼搏，才会锦衣裹身。

胡医生学习了新技术之后，逐步建立起理疗室、化验室、雾化室，现在诊所面积大约有 100 平方米，每天接诊人数却多达 300 人以上。他准备在诊所之路上走得更远，胡家本来就是中医家族，他希望在推行中医适用技术治病的基础上，去推行完成一部分公共卫生服务的工作。虽然现在人手欠缺，做这项工作会给诊所的工作带来很多困难，但是他认为还是应该耐心做好，毕竟生了病再治病是很耗费金钱、人力、资源的事，而平时只要多多注意防病，就可以不用上诊所或少上诊所，对诊所、对群众都是十分有利的。

　　现在，胡医生的诊所有越来越多的患者都是慕名而来。面对这么多患者，胡医生认为必须要提高诊所的服务质量，做到面对患者微笑相迎。这虽然只是一个小节，但是试想一下，一日面对几百名不同阶层、不同文化、不同症状的病人，始终坚持做到微笑面对，也是一件不容易的事情！

　　"凡事从小事做起、把小事做好，才能展大志、树胸怀！"他就是这样一位善于从小处严格要求自己的人，也只有如此才能从成功中走向更成功！

侯春丽：风雨无悔

鹤岗，位处小兴安岭与三江平原的过渡地带，是中国最北边的城市。光绪年间，才发展成为城镇。但是由于鹤岗地层有大量煤矿，除此之外，还有石墨、黄金、铁矿、硅石等各种矿产资源，背靠小兴安岭林业基地，面朝三江平原粮食中心，市内又有各种矿藏资源，鹤岗市经过100年的发展，已经成

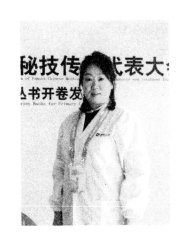

为东北老工业基地举足轻重的城市之一。这里便是侯春丽医生的家乡。

东北老工业基地在改革开放之前是国家战略经济的最大动脉，自满清建立以来，对东三省禁止开发，所以关外人口稀少。到民国期间，大量人口迁入，满清退出关外，才有基础进行开发。而到了改革开放之后，重工业基地因为体制老化、科技落后等原因，发展停滞不前，经济总体发展趋于疲弱，鹤岗市也不例外。

侯医生的母亲自小体弱，生下侯医生之后更是备受病痛的折磨。侯医生看到母亲的样子，便立志要好好学医，减轻母亲痛苦。1990年，侯医生进入鹤岗卫生学校学习，毕业之后到同济医院做了一名医生。1994年，在工作的同时，她又考入了黑龙江中医药大学，边工作边学习。1996年之前，侯医生开办了自己的诊所。通过六年苦学，到2000年，侯医生已取得本科学位。2004年，她考取了执业医师资格证。

鹤岗虽然是工业先进城市，但是医疗卫生事业却一直处于滞后状态。到侯医生工作的时候，因为经济发展不景气，诊所所在的鹤岗市南山区大陆街辖区3万多人，却仅有社区卫生服务中心一所、个人诊所3所。侯医生的诊所最为先进，设西医内科，有护士一名、医生一名。诊所面向的病患多是贫困家庭，这就要求诊所治病必须要压低成本，否则就会入不敷出，工作量大、十分辛苦，又不赚钱，侯医生却一直坚持了20年，任劳任怨，风雨无悔。她的付出得到了当地群众的信任，在当地有着较高威望。

侯医生是西医出身，以前治疗患儿主要靠打针，2011年初开始接触中医适用技术直肠、雾化无创治疗方法后，这些方法因为小孩不用怕打针疼，所以极受欢迎，侯医生就此开始大力引进。小儿免疫力极低，容易感冒发烧，体温超过37.5℃时就要注意，病毒细菌侵入呼吸道引发炎症就会生痰，痰的刺激引发咳嗽，喂养不当，脾胃不和或病毒感染，都会造成小儿腹泻。一般发炎、发热症状直肠、雾化治疗使用氨溴索、鱼金、勒马回都能治愈。腹泻可以贴敷或用益生菌调理，80%都可以治愈。

侯医生治疗一名3岁患儿，当时患者的咽部充血红肿，扁桃体肿大，右肺啰音，发热37.5℃，侯医生用鱼金注射液、氨溴索、加利巴韦林做雾化，勒马回、氨基比林直肠给药，3天之后患者便痊愈。治疗一名38岁额头出疱疹的女性患者，口服点舌丸，然后用勒马回调点舌丸涂抹患处，也是3天痊愈。这些中医疗法见效快、费用少，对侯医生诊所的发展很有帮助。

侯医生认为，现在乡村诊所的工作量是巨大的，病情的多样化要求每个医生都要具备全科的素质。大部分人还是看病难、看病贵，诊所是一种廉价高效的模式，要努力发展自身，诊所就需要能吃苦、肯吃苦的医生，为病人送去健康、送去温暖。现在基层诊所的诊疗条件有限，患者人数又多，病情也复杂，很容易发生漏诊、误诊的问题，患者对医生抱有的期望值一般也偏高，医生即便付出很多，患者也不满足，容易引发矛盾，而媒体和社会监管机构一味地指责乡村医生，使其得不到应有的保护，让医生感到很是无奈。

这些问题要解决，侯医生认为诊所的模式就必须有所发展。如同以前一样，来了病人就看病，每天忙得脚不沾地，却不去思考要怎样更好地发展是不行的。绿色疗法简便易行，给诊所带来了很大的空间，让侯医生有了一些思考的余地。要把诊所所需要的人员、所治疗的病症、财务收支、所能负责的区域、治疗的病种等各种情况都统计起来加以整合，准确打造一个精英、标准的诊所。以此为模型开分诊所把患者分流出去，一个诊所负责一片区域连锁经营，既有利于对患者的诊疗，也有利于对医生的保护，更可以抗击来自各方面的风险。

从医如品茶，慢慢地等，细细地品，才能滋味无穷。现在侯医生的想法还尚未成熟，毕竟诊所面对的还是大部分贫困人群，没有资金，缺乏人才，只能先维持目前的模式尽最大可能地帮助患者，绿色疗法省钱省事。侯医生希望多学习一些类似的方法技术，把自己的本职工作做得更好。

人生如棋，落子不悔。有些路，如果属于你，那就请勇敢地走吧！

刘立强：自立自强

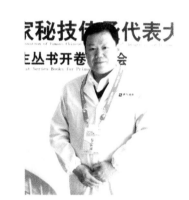

力微任重久神疲，
再竭衰庸定不支。
苟利国家生死以，
岂因祸福避趋之。
谪居正是君恩厚，
养拙刚于戍卒宜。
戏与山妻谈故事，
试吟断送老头皮。

林则徐虎门禁烟，奋力抗
英，却不幸遭到朝官诬陷，被
革职发配伊犁，经过陕西西安，写下了这一首《赴戍登口占示
家人》，表现出了自己不畏艰辛，在困境中仍旧以国家利益为
准则的高尚情操。到了伊犁之后，他大力发展屯田，兴修水利。
后来与俄国发生纠纷，左宗棠带湘湖子弟驰马天山，收复了北
方大片领土，就是因为得到了林则徐的举荐与支持。"苟利国
家生死以"，这种不屈不挠、奋发图强的精神，激励了一代又
一代有志之士奋勇向前。

基层医生的生存世界

"以史为鉴，可知兴替；以人为鉴，可明得失。"续古人精神，奋发图强、

自强不息，刘立强医生就是这样一位新时代的有志之士。

刘立强医生出生于辽宁省绥中县，他小时候就对医学拥有很大的好奇心，那时候东北还是全国最大的重工业中心。1987年的时候，他就考到了锦州市卫生学校学习自己喜欢的医学。因为自身喜欢，所以刘医生学习非常刻苦，取得了不错的成绩。毕业之后，来到绥中县中医院工作。两年之后，其被调到绥中市第二医院，1998年到郭颖诊所工作至今。

刘医生非常喜欢自己的职业，为不断提高自己的医学知识，无论是市医院、省医院还是其他省外医院组织学习，他一定尽力参加，基本上每个学习班都参加。经过他的不断学习与努力，医术得到了很大提高。由刘医生和岳父一起开办的郭颖诊所是当地著名的诊所，主治内科、儿科疾病，同时治疗外科、骨科和肛肠科疾病。

刘医生每天面对的患者一般情况下都多达百人以上，诊所有4名医生、两名护士，覆盖面积却达到方圆50多里。每天早6点前上班，晚9点还不能下班，没有节假日、年假休息。但是诊所的每名医护人员并没有觉得这样的工作很苦、很累，反而大家都在自发地维护这种氛围。能在这样的氛围和环境中工作与学习，刘医生感到非常欣慰。

刘医生最擅长治疗儿科病症，其中儿科呼吸系统、消化系统疾病最为拿手。他说，雾化治疗是他们诊所治疗呼吸系统疾病的常规方法，也是用来治疗哮喘的首选方法。他认为，雾化治疗药物被送入呼吸道和肺部起效快，副作用少，实用方便，疗效显著，是一种较为理想的给药途径，具体在湿化呼吸道、稀释痰液、改善通气功能、解除支气管痉挛等这些方面，都有其他疗法所不能比拟的优势。直肠给药在他们诊所因为安全无创伤、无痛苦、减轻了毒副作用，对小儿患者的应用也非常普遍。外用贴敷主要治疗小儿腹泻、咳嗽这一类病症，药效弱速度慢，但是它有自己独到的优势，药物伤害最小。另外浮针技术在治疗骨科方面也疗效独到。

刘医生治疗一名三岁毛支炎发烧咳嗽患儿，用鱼金、氨溴索、地塞米松雾化治疗，勒马回注射液直肠给药，一次用药之后，就明显好转，当时肺部还有哮鸣音，而三天后就全好了。治疗一名 43 岁的前列腺炎发病患者，当时患者尿频尿急反复发作已经快近 10 年，刘医生用勒马回注射液与阿奇霉素直肠给药，同时口服点舌丸，第一天病情好转，第三天小便正常，7 天之后便完全康复。

中医适用技术疗法在刘医生的实践运用中也相当娴熟，他总是不断地学习，不断去完善自己，不断地积累经验。他认为，只有把全部的热情投入到自己喜爱的工作中才会取得收获。当他自身对医疗上的问题有所困惑时，就会主动去求拜名医，查阅书籍，和诊所的专家一起研究并交流，找到自己需要的答案后便会感到十分开心。在他看来，作为医者，只有自身强大了才能在自己的事业上创造奇迹。医生应该不断地努力，学习更多的知识，才能够对患者更负责任。

生活中，刘医生待人特别热情，对待患者也是。他认为，医生应当把患者当成自己的亲人，医生对患者好，患者可以明显感受到，会对医生更好，沟通无障碍，才有利于病情的治疗。人与人之间在和谐中求发展，在信任中产生友谊，为更好地修行自己，刘医生准备申请参加社区医生义诊服务，拓展自己的空间，让自己更好、更全面地与患者接触，为群众服务。

在刘医生的人生信条里，有时候环境可能不会如人所愿，但人可以通过自身的发愤图强去适应环境，这样才是有尊严的人。现在的他，经过 20 多年的努力，收获了信心，收获了尊重、伟大的灵魂和自律的精神。也许，这就是他获得他人敬佩的捷径。

庞群杰：求知应多

河南之地，古称豫州。土地平旷，农业发达，中国最早的文明就是从这里起步的，三皇五帝大多都出生在这里。春秋之际道家墨家法家纵横家各家都在这里发源，二十余朝代在这里建都，古文化之盛，举国无匹。唐末，历经上千年采伐的黄河上游植被殆尽，流经黄土高原的大河带来大量泥沙，这

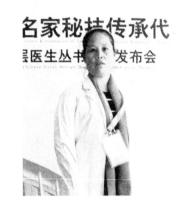

里河面宽阔，水速减缓，泥沙沉积，三年两决口，百年一改道，直到新中国成立之前尚有大规模水旱灾害，历史名城开封就曾被洪水淹埋过五次之多。作为黄患区的河南，从此陷入到无边的"黑夜"之中。周口扶沟，也数度被淹没在历史的尘埃里，直到新中国成立之后，一系列黄河水利工程开始建设，至今都没有发生过大的水灾，河南的经济民生才有所起色，目前仍是国家劳动力的最大输出省份。庞群杰医生的家乡，就在河南周口扶沟。

庞群杰医生自小便对行医感兴趣，1991年高中毕业之后报考了郑州医学院，毕业之后就在家乡开了一间诊所。她的丈夫也是从医学院毕业的，两个人就合力做，因为技术过硬，所以诊所做得非常好。两个人做诊所，就是可以加强交流学习，平常诊所不紧张的时候一个医生就够了，另一人可以利用闲暇时间参加学习培训，然后互相学习，大大节省了时间，所以他们的诊所在周围同行中都是出类拔萃的。

国家进行卫生体制改革之后，庞医生的诊所成为一村一站的村卫生站。毕业时开诊所主要是为乡里乡亲2000多人看病有个方便，现在是对乡村两万多人的健康保驾护航，所以非常忙碌，从来就没有休假日。

庞医生认为，农村确实存在着看病难、看病贵的问题，但是贵的不是乡村诊所，而是医疗体系上端的医院。农村人生病，一般都是"小病挨，大病忍，快死才往医院抬"，一般的小病都依靠乡村诊所解决，但是乡村诊所技术、能力、诊疗条件各方面都十分有限，在医患矛盾问题如此尖锐的当下，病得严重的病人只能推荐去上级医院。医院的治疗费用相当高，不是村民能够承受得起的，所以家家户户都害怕有个病人。自国家推出了新农合之后，原本那些可以熬着的农民借着政策东风也挤到城市医院去看病，大量乡村农民占据了本只够接受城市人口容纳能力的医疗资源，又造成一些医院人满为患、黄牛活跃、挂号费劲、住院艰难的现象层出不穷，看病难、看病贵始终得不到有效改观。

不论是以前还是现在，乡村基层医生都是最朴实地为村民服务的。几年前，庞医生接触了绿色疗法，发现这些疗法对治疗诊所常见病的效果更好，更加安全，便引进了这些方法。

一名双肺哮鸣音、咳嗽喘息的小男孩，庞医生上午用布地奈德雾化，下午用鱼金、勒马回、氨溴索雾化，同时配合贴敷，三天便完全痊愈。一名76岁的老人，患慢性支气管炎，咳嗽喘息，双肺痰鸣，庞医生上午用布地奈德雾化，下午用鱼金、勒马回、氨溴索、地塞米松进行雾化，也是5天痊愈。庞医生觉得这个用药方法对治疗一些病症的效果非常好，便更加坚定了自己使用绿色疗法治病救人的信心和决心。

庞医生在工作中，从无节假日，从无上班下班的区别，但她并不认为这样的工作非常辛苦，她理性地看待自己和自己的工作，只要周围的人积极配合治好病症，她就会感到无比高兴。现在，只要一有空暇时间她都会用来学习，希望在医术上能更进一步，为乡里乡亲解决更多的困难，避免他们花不必要的钱。庞医生觉得，现在农村最突出的问题就是养老难，虽然有很多乡村医生准备向这方面转进，但是情况仍不容乐观。

古语言：治民如止水，水性趋下，民性趋利。黄河如果没有新中国成立以来一系列的治水工程，今日的河南就不会是全国的产粮大省，而是水旱肆虐的灾难区。现在，医疗改革的呼声甚嚣尘上，"如何才能更好地为老百姓服务"这个问题已经成为了检验能力的试金石。庞医生做医生、做人都是真性情、直性子，想到什么就努力去做，求知应多，生活应简。在她看来，无论是求知还是生活，掌握民心最需要的医术医技，才是医者最本质的生存核心。

陈忠权：利川医范

湖北省西南部，长江清江上游，邻接重庆，面向长江，这个位于巴中三峡巫峡两岸的地方，清江自西向东横贯北部利中盆地，平川大坝与土地丘陵两岸嵌镶，土地肥沃，物产丰富，有利之故，称作"利川"。这里农作物、森林、矿产资源丰富，被称作"银利川"，土家族、苗族和汉族共同生活在这片土地上，人参、天麻、山药、

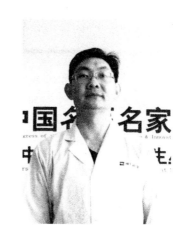

首乌、杜仲、黄连野生药材遍布高山峡谷，利州中药材以地道纯正享名千古，利川黄连自唐代起就是贡品。陈忠权医生父辈几代扎根于此，行医为生。

陈忠权通过家庭传授，年纪很小就掌握了很多地道中药材的运用，背负着父亲的希望，他在经过职工医学院专科的学习之后，1995 年进入当地医院上班。2001 年经由医院推荐去深圳学习外科，并在深圳医院担任外科医师。2009 年辞职回家，在利川开起了自己的全科诊所。目前，诊所经营面积达 200 平方米左右，有两名医生、一名护士，每天接诊病人达 50 到 80 人。

陈医生的诊所是由原村卫生所转过来的，现在治病主要以儿科为主，兼治慢性疼痛、外科，儿科病治疗以儿童绿色疗法为主，慢性疼痛症状则以针灸为主。陈医生儿科给药惯用直肠给药，他认为，一般支气管炎、腹泻、肠系膜淋巴结炎这些儿科常见病，使用勒马回注射液直肠给药见效快，疗效好；肩周炎、腰疼、软骨组织损伤、痛风关节炎，用针灸给特定穴位进行刺激，能够缓解病情，长期坚持，疗效好而且没有副作用。除此之外的疗法长期使用对患者都有不好的地方。

他6年使用直肠给药，未发生过一例不良反应、医治无效事故。一名疱疹性咽颊炎患儿，陈医生给予鱼金、柴胡雾化治疗，勒马回配合VB针直肠给药，5天便痊愈。一名急性支气管肺炎患儿，呼吸粗重有湿罗音，陈医生给予鱼金、利巴韦林、硫酸妥布霉雾化给药一天两次，勒马回、扑尔敏、生理盐水直肠给药，口服小儿珍贝散，3天便痊愈。类似案例，不胜枚举。陈医生对绿色疗法极为推崇，认为它疗效高效、费用低廉、副作用极小，十分值得大力推广。

陈医生以前在正规医院上班，特别是在深圳医院，深感正规医院医生的优越性——正规医院拥有全套的检测设备，做医生只负责看病和开药，责任小、风险小，即便是出了医疗事故也有医院做后援，也能够承担责任。相对而言，乡村医生风险大，只能依靠简单的诊治，依靠销售药品赚钱，收费又便宜，如果碰上医患矛盾，近乎是灭顶之灾，"但是大的环境就是这样，是不以人的意志为转移的"。

基层诊所名义上是国家三级医疗的"前哨"，实则药物受限制、补助不到位、自负盈亏，几乎快成了国家医疗体系的"边缘地带"。现实中，三甲级医院作为诊病治疗的权威机构很得患者的信任，能够承受医疗高费用的家庭一般都会选择三甲医院去看病，即便是乡村，稍有经济基础的家庭也会选择大医院，能够到基层诊所来治病的都是一些承受不起高昂医疗费用的经济贫困患者。而这些经济窘迫的患者人群，往往对自己的经济付出更为敏感，对医生的诊治要求更高、期望更大，稍有不慎也更容易引发医患纠纷。为了规避自身风险，很多村医于是选择行医不作为——遇上稍微严重一点的情况，总担心治病救人不赚钱还要承担风险。所以一般就往外推，基层诊所的经营常常是陷入一种"未展芳龄，便将凋零"的医疗真空状态。

春华秋实，夏雨冬雪，斗转星移，四季交替。做了几年的个人诊所，陈医生常常想到白求恩，越来越敬佩这位伟大的国际共产主义战士，感慨那时候的条件比现在艰苦得多，在那种特殊的年代中还能够坚持救死扶伤该有多么不容易！基层医生的生命中，到底什么才是最有价值的？陈医生认为，村医现在的地位尴尬，但价值也正是在这种尴尬的环境里体现出来的，有价值才能得到别人的尊重。村医是在"赤脚医生"的基础上发展起来的，从医疗仪器、诊治水平、软硬件标配上，乡村医生永远也追不上大医院，只有改变自身，体现自己的价值，才能改变这种尴尬的处境。

首先，要发扬为人民服务的精神，以前的赤脚医生，无论是风雨交加，还是炎炎烈日，病人有需要随叫随到。现在条件好了，不必再像以前那样，但仍要尽量关心病人，急病人之所急，想病人之所想。其次，要相互组织学习，推广先进的技术与用药经验。一个人的知识是不够的，独立存在很快会被社会淘汰，必须联合起来，学习先进的用药技术、诊疗经验，许多大医院医生治不了的病症，一些乡村医生反而能用民间的疗法治好。乡村医生要善于学习，善于挖掘，发扬基层医疗医技，让老百姓真正花少钱、治大病。

生命的跌与落，并不是因为命运的驱使所致，在很大程度上，靠的是我们对自己命运的争取和把握。乡村医生在中国医疗体制中风云变幻几十年，只有顺应潮流，才能生存发展。现在很多地方对医改的抱怨颇多，这是无济于事的，危机也往往就是转机，乡村诊所在面对老百姓"看病难、看病贵"这种现状时，有着先天优势，看好病，疗效好，没有乱七八糟的收费，一般都会取得当地人的信任。所以，基层医生一定要学习利用自身优势，不能因为条件攀比而抱怨放弃，只有真正为患者做贡献，才会赢得患者的信任与尊重。

闫娅：土家天使

五峰是两湖交界之地，渔洋关镇就是两湖四县"咽喉口"，因盛产鱼羊，元代起名渔洋关，是江汉平原、巴蜀三峡与鄂西山区交通往来的咽喉要道。渔洋关镇位处鄂西边陲、武陵山支脉，是云贵高原延伸尾翼地带，盛产中药材，当地天麻、独活、白三七、续断都是名贵珍稀的地道中药材，所以中

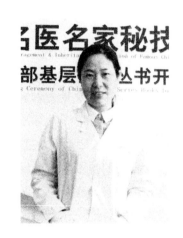

医很盛行。诚实勇敢，乐善好施，热情豪爽，轻利重义的土家族在这里占大多数，所以这里风气淳朴，生活诗意，就如同沈从文《边城》中描绘的世外桃源。自新中国成立以后，1984 年五峰正式划为土家族自治县，沿用至今。这里是闫娅医生的故乡。

淳朴的民风给了闫娅医生童真未泯的性格，她的姐姐学习医学以后成为白衣天使，她受到鼓励，决心长大也要做一名白衣天使，穿上属于自己的"白大褂"，走进医学的神殿，为患者解除痛苦，救死扶伤。因此，她学习特别用心，

1993年的时候考入宜昌三峡大学医学院学习。学业结束之后，她以优异的成绩获得了宜昌三峡大学仁和医院二门诊的医师职位。2000年，因为老家医疗条件的落后，她和姐姐回到老家开了五峰土家族自治县闫医生诊所。经过十余年的发展，现在经营面积大约已达200平方米，每天找闫医生治病的患者就有50多人。

从做医生开始，闫医生就全心全意爱着自己的职业，并在心里默默发誓：要把自己最喜欢的职业变成自己一生的事业，现在她正在按照这个誓言进行奋斗。闫医生认为，"医者父母心"，做医生，必须要把患者当成孩子一样呵护，想患者之所想，急患者之所急，不要让患者对医生产生隔阂感，这样治起病来才会事半功倍。所以，她要求自己面对患者时无论处在什么情况下，都要面带微笑；另外，闫医生认为做医生必须要开拓进取，推陈出新，在自己未知的领域中不断学习、分析、总结，不断进步。只有这样，才能更好地爱护病人、关心病人，才不会在碰到困难时束手无策。

闫医生以前治疗一些病症常常使用输液治疗的方式，有病人皮试还没完成就发生了药物反应，使得她对输液较为敏感。近年来，引进了直肠给药、雾化治疗、中药贴敷等中医技术绿色疗法之后，她几乎不打针输液了。闫医生认为，小孩输液对将来的影响是极为不好的，会在长身体的时候对身体造成一定损伤，有条件应该选用中药泡澡、喝中药的方式，实在没有办法才考虑输液，抗生素一般要拒绝使用，除非有专业医嘱。但是打针输液作为一种见效疗法，"一刀切"地淘汰也是不可能的。她曾经遇到一名流行性感冒高热的患者，觉得患者可以不输液，可是患者认为她不专业、不是一个好医生，坚持要打吊瓶，她耐心给患者讲了打吊针容易引发的症状，患者才作罢。

闫医生治疗一名4岁的疱疹性咽颊炎男童，当时患者发热咽痛已经一天，体检发烧39.5℃，口腔黏膜充血，舌发红，上颚密集疱疹和红点。她采用鱼金、西咪替丁做雾化，鱼金、清热解毒注射液、柴胡直肠给药，口服点舌丸、小儿七珍丸，第三天停服小儿七珍丸，其他治疗不变，第四天病情便基本痊愈。巩固疗效一天，患者停药痊愈。治疗一名乳腺增生症的30岁女性患者，当时她的左侧乳房疼痛已经两年有余，经期情况更为严重，检查有多块结节，最大 2×3 厘米，最小 1×1 厘米。闫医生先用针灸拔罐对乳房背对反应点进行针拔结合一次，痛点神灯烤 20 分钟，点舌丸加醋调敷，24 小时神灯烤，换药，饭后服用点舌丸、桂枝茯苓丸。3 天之后患者反映疼痛消失，症状缓解，局部贴敷 4 天后停用，继续口服药。一月之后，患者便完全痊愈了。

这些实际的用药案例，是她多年行医的心得。十多年栉风沐雨经营诊所，闫医生的诊所现在已经转变为一家集中医科、绿色儿科、疼痛科、烧伤科、痔疮专科、妇科等多个专科为一体的全科诊所。除了原先的西医疗法外，现在还引进了很多中医疗法、中西医结合疗法的技术，效果都比较好。但是诊所现在只有西医标准疗法的各种资质，中医这方面一直都很欠缺，国家行政机关也没有什么规定。现在比较头痛的问题是，有时候行政管理机关认为这些疗法属于非法行医，突击检查，诊所大部分疗法都趋向于中医，打着西医的旗号做中医，总有点"挂羊头卖狗肉"的感觉。闫医生形容说监管部门和诊所成了"猫和老鼠"，她很希望国家对这些较为领先的技术尽快出台比较标准的法律规则。现在市场上针灸、拔罐这些中医治疗技术的诊所收费也没有任何标准，十分不利于诊所推广使用这些技术。

对于未来诊所的发展，闫医生认为基层诊所要负担起提高全民健康保健意识的责任，传承和发扬中医药业。基层医生是广大老百姓医疗的第一站，要尽最大可能地为患者着想，给他们最合理的治疗，对他们负责任。闫医生同时呼吁，中医、中药是一个拥有无限空间的广大领域——看似一个普通的药方，却隐藏着中医药人一世甚至几世的精髓，西医执业医师也应该学习与掌握。

黄显辉：众望所归

黑龙江大庆，土地平旷，气候温和，雨热同季，是天然的农业与畜牧业发展基地，拥有很多动植物资源和中药材资源。20世纪50年代，中国刚刚取得民族独立，世界发达国家对我国实行经济封锁，新时代血液"石油"的缺乏成为了制约中国经济发展的最大因素。地质学家李四光在黑龙江大庆探出了地藏工业用油，但是开

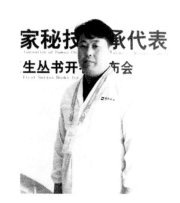

采技术极为落后，老一辈工人阶级以王进喜为代表喊出了"宁可少活二十年，也要拿下大油田"的口号，在工地上用人力去弥补工业发展的不足，开采石油，成为艰苦奋斗、无私奉献、为国分忧、为民族争光的时代典型。大庆精神从此作为一种精神代代传承，黄显辉医生就是在这种精神的熏陶下长大的。

黄显辉的伯父是医生，在当地很有名气。受伯父的影响，他从小就有当医生的愿望，1993年，他考取了卫校。学业完成之后，又跟随伯父学习，2007年根据国家政策考取了执业医师资格证，2013年又取得主治医师资格证

书，之后开了自己的诊所。他的医师资格证完全是自学的，一举考下，让黄医生对自己的职业很有信心。他的妻子也在这个行业工作，开了诊所之后，夫妻二人齐心协力，努力把诊所做好。

黄显辉医生的诊所开在龙凤自然保护区，这一片地带距离市区近，又有极好的自然环境，濒危物种繁多，鸟类密度高，吸引了市内一大批经济条件好的家庭入住。当地村民月收入只有两到三千元，诊所负责附近两万人的健康，但是年收入却可以过百万元。现在诊所有一名主治医师、一名护士、两名后勤人员，每天患者多达 100 多人。

黄医生以前使用打针的方法治病，患者数量很多，作为医生十分忙碌，现在使用了中医适用技术以后，黄医生认为这些技术帮了大忙，特别是针对儿科病症，这是他诊所就诊人群的主体。一名在医院已经打针两天却还不到 20 个月大的肺炎小患儿，高烧不退，咳嗽不停，孩子父母吓坏了，经别人推荐来到诊所，当时小孩发烧已经 40℃，轻微抽搐。黄医生采用阿奇霉素、勒马回注射液直肠给药，鱼金注射液、特布他林做雾化治疗，用中草药在膻中穴、肺俞穴做贴敷，一天之内患儿就退烧了，连续三天，咳嗽减轻四分之三，不久便完全痊愈。一名腹泻不到一周岁的小患儿，每天腹泻七八次，哈尔滨大医院治疗一个月效果也不显著。黄医生采用勒马回直肠给药，口服消旋卡多曲，中药贴敷肚脐神阙穴，一天患儿症状明显好转，很快就康复了。

黄医生认为，治疗小儿常见病贴敷疗法加中草药最为理想。治疗的关键是中药的配伍要适应症状和准确选择穴位进行穴位渗透；直肠给药治疗引起发热的症状效果好；雾化疗法对于呼吸道系统感染病症引起反复发作，难以根除的病症，用药出奇，疗效显著。

现在基层医疗的风险很大，医生工作辛苦，但是黄医生却乐在其中，每次帮助患者解除病痛后，黄医生内心就会感到特别高兴。他觉得自己要加强实践，临床要更多使用中药。因为从他治病的过程来看，中药对于易反复发作的病症或者一些棘手的病症治疗效果显著，拥有无限的潜力且副作用很少，需要大力发扬。

黄医生说，诊所应该响应国家政策，减少抗生素的使用，甚至于完全不用抗生素，这一方面是对患者的负责任，另一方面也是减少诊所医生的风险责任。抗生素的副作用很大，很多乡村医生知识经验有限，胡乱使用会对村民造成生命健康的伤害，也给自己带来了无法承受的医患隐患。黄医生认为，现在乡村医生的种种问题，归根结底还在于乡村医生自身要加强综合素质，专业的医疗水准还需不断提升，国家的医疗政策大环境与目前的基层医疗现状不匹配，只有自强才能有作为。

西医与中医本是两套不同的体系，中医通过疏导经脉治疗各种常见的病症，西医则针对某一个病症有特效手段。从农村的现状来看，中医的实用程度要远远高于西医，黄医生认为国家应该在乡村诊所问题上通过大力发展中医来解决问题，对他们这些乡村医生进行各种实用技术的培训学习，把医生培养成可以应对各种常见病症的全科医生，在广大乡村发挥作用。

黄医生从医 20 年，始终用铁人精神勉励自己奋发图强。他常常想起以前伯父对自己的教诲，"做医生，就要做一名好医生"。自己扎根大庆 16 年，用自己的行动、医术、热情和关怀赢得了大庆及周边患者的信任，也受到了伯父的赞扬。但他还不断要求深造自己，在医学的高峰上取得更好成绩，用精湛的医术造福于更多百姓。

王宣科：唯德乃兴

吴头楚尾，鱼米之乡，这就是江西风光，中国千百年渔樵耕读的传统农业社会从楚汉时代就已经打下坚实基础。除大米之外，这里还盛产小麦、油菜、茶叶、苎麻、柑橘、花生、芝麻、山羊、家兔、鸭鹅、鲤鱼、鲋鱼等各种农副产品。位于上饶的德兴市，取名德兴，意蕴"山川之宝，唯德乃兴"，体现 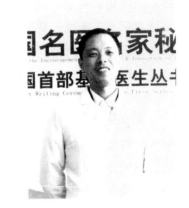 了传统农业社会的价值观。有德乃兴，王宣科医生就是德兴人。

王宣科医生是医生世家，父辈行医，在当地很有名望。周围医生缺乏，所以对行医的人特别尊重。逢年过节，村里人都会给医生送来鸡鸭鱼蛋等各种农副产品，平时对医生也都极为高看。小时候，王医生看到父亲受人欢迎，他和弟弟都在心里暗暗下定决心，要做一个像父亲一样受人尊敬的好医生。1988 年，他考入德兴卫校，有家传基础，进步很快，毕业之后在江西省医院进修学习了一年，便转入乡村卫生所工作。

刚开始行医那些年，王医生认为西医手法简便、操作标准，还比较看好这种方法，但是输液经常会引发药物反应，搞得精神很疲惫，渐渐地也就很少用了。1993年以后，基层诊所条件开放，王医生开了自己的诊所，那时候看病的人多，一天能赚20元，今天看起来好像很少，但在当时已经是很高的收入了。王医生觉得自己的所学有用武之地，所以更加勤奋地工作。

　　但是，接下来的日子就没那么好过了。媒体上会报道一些医患矛盾的事情，这些矛盾的评价并不客观，医生总被描绘成各种"坏分子"，挣黑心钱，道貌岸然，见死不救，渐渐地，周围的人对医生没有了原来的尊敬。王医生本来胸怀大志，准备在医疗事业上做出一番事业来，患者却根本不信任医生。他们治病时会给医生塞红包，怕医生诊治不用心或者故意使坏，却再也不会有人送来充满人情味儿的土特产了。王医生渐渐地灰心了，现实的问题也变得越来越模糊——很多稍微重一点的病症，本来很有把握的病情，以前处理得很好，现在也不敢做，不敢冒险，只能推荐去大的医院，诊所的经营一度陷入到一种恶性循环。

　　所幸，王医生的医术在当地还是能得到一些人的信任，尽管日子过得不舒心，但也能勉强为生。后来国家进行医疗改革，乡村诊所被合并成国家一体化管理的一村一卫模式，120平方米的乡村诊所，附近七个医生被合并到一起，王医生因为医术好而被任命为村卫生站领导。一村一站自负盈亏，基本药物制度零利润销售，在限制用药的同时夺走了原属于医生的收入；基药没有竞争，一家独大本就问题多多，国家承诺使用基药有15%的乡村医生补助，从他任领导开始却没有拿到过一分，反而增加了软件使用费、健康档案软件管理费等几项支出；医疗风险一直在增大，可没有任何后盾帮助他们承担责任，出了事情需要自己承担，成了真正的"操着卖白粉的心、赚着卖白菜的钱"。看着几个年龄比自己大的前辈辛苦工作了一辈子，每个月却领着较少的工资，王医生颇生感叹的同时，更主动积极地思考如何突破这种发展的瓶颈。

　　因为中医疗法的宣传，他较早便引进了针灸、拔罐、贴敷、直肠给药、雾化治疗、浮针、艾灸等多种疗法。引进的动机还缘于2012年时，有一名5个月大的小患儿，在县医院打了4天点滴，未治疗，市医院接着打了7天点滴，又转到了省医院，患儿慢肺痰喘，省医院也无能为力，前后已经花费两万多元。因为孩子太小，静脉注射控制不了病症，口服药吃不下去，王医生去看了一下，用宣肺平喘、止咳化痰中药雾化鱼金注射液加贴敷点舌丸粉，第二天中午十二点就减轻了70%，控制住了病情。连用三天，患儿康复。这件事使他对中医产生了很大兴趣，接着便很快引进了其他中医适用技术疗法。

现在，王医生把打点滴控制在每天20人以下，以规避风险。中医适用技术疗法不仅收费低，而且安全，他决定把诊所打造成纯绿色疗法的诊所。王医生认为，诊所发展要打造自己的特色，他个人比较擅长治疗疼痛症，要把这个做成诊所的招牌，吸引患者就医，增加诊所收入。

落棋无悔，选择了就一定要坚持下去。王医生的诊所目前有在职医生2名，诊疗费用十分低廉，经营依然十分艰难，但是王医生却不愿意抬高收费门槛。他始终都记着父亲行医的教导——医生是救死扶伤、悬壶济世的。每每有家家户户为了表现对医生的尊重给他们在节日里送来鸡蛋鸭肉时，王医生心里都有一种莫名的温暖和感动，从而更坚定了自己为百姓看病的信念。不管现在有什么样的误解，医生都应该替病人着想、多付出，人心换人心，一心做好，终归会得到患者对你的信任与依赖。

杨秋云：春城春暖

云南昆明，夏无酷暑，冬无严寒，四季如春，花开不断，所以又名"春城"或"花城"。26个民族在这里聚居，各民族文化相互影响，相互融合，又保持着相对独立的生活方式、民族习惯、文化风俗。彝族的火把节、白族的三月街、傣族的泼水节、苗族的踩花山、傈僳族的刀杆节，各具特色，融汇一城，形成了云南人热情好客、能歌善舞的当地习俗。杨秋云医生的诊所就开在这个城市的一角。

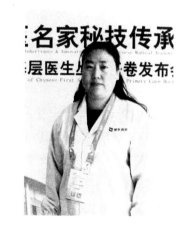

杨秋云医生家在偏远山区，交通不便，经济落后，看病就更是件奢侈的事情。她的爸爸因为工作患有尘肺病，受病痛折磨憔悴不堪。小小的杨秋云希望为父亲解除病痛，替他的健康保驾护航，1990年的时候报考了河北医科大学。学业完成之后，进入牟定铜矿职工医院做医生。5年之后，在昆明市马街镇她的家乡开办了自己的诊所。

昆明虽是座美丽的城市，但是相对来说还比较落后，而乡镇就更加落后了，比不得中原聚居地区文化先进、经济繁荣。杨医生的诊所还是农民患者居多，经济状况困难的居多，中等的很少，经济条件很好的就更是凤毛麟角。面积90多平方米的诊所只有她一个医生，每天接诊患者20到30人，年收入6万元左右，在当地已是中上等收入。

杨医生一直都很重视学习的机会，可以说是自己不断争取来的。她的条件艰苦，没有任何退路，只有在不断的工作中争取学习的机会。第一次国家组织执业医师考试，她通过努力一次顺利拿下，并取得了全县第二名的好成绩。近几年，她不断参加各种绿色疗法的学习，小儿推拿、弧刃针刀、风湿骨病，每一次机会她都倍加珍惜，学习体会之后进行临床使用，取得了极好效果。直肠给药与雾化治疗现在是杨医生诊所的必要治疗手段，以前打针，调皮的小孩经常称杨医生为"大灰狼"，而现在她已经是人人喜爱的"喜羊羊"了。

杨医生的诊所主要面对的是当地患儿及综合病症的成人，也有从远处慕名而来的患者，她对中老年心血管内科症状非常擅长。小儿呼吸道疾病和小儿消化道疾病，尤其是病毒性感染，鱼金、勒马回直肠给药见效极好。手足口病和疱疹性咽颊炎可以直接肉眼观察，疾病恢复程度一看可知。小儿腹泻，除精神差、电解质紊乱的患者输液外，直肠给药推拿加贴敷，效果显著，体质恢复快，并且以后的发病率明显降低。

杨医生治疗一名新生儿支气管炎患者，当时患者从昆明市儿童医院转过来，已经患病36天，检查体温36.2℃，心率116次/分钟，面色萎黄，哭声低微，吮吸很差，双肺有少量可闻干鸣音和痰鸣音，接诊后杨医生用勒马回注射液直肠给药，鱼金、盐酸氨溴索雾化吸入。治疗了三次之后，患儿哭声响亮，吮吸恢复，3天后患者治愈，家里人非常感激，至今未有反复。患者的小妹妹病了，家人也迫不及待地送来让给杨医生治疗。

一名67岁的高血压患者，体温38.7℃，血糖14.1，血压160/107，病人精神差，面色潮红，舌厚无苔，咽部充血L+++，输液对患者心肾负担极大，杨医生采用勒马回、柴胡、安痛定直肠给药，肌肉注射核黄霉素，5天患者便痊愈，至今病症未有反复，精神状态回归良好。这些医疗中的实际效果，令杨医生对中医技术适用疗法产生了很大的信任，现在已经是诊所主要的治病手段了。

基层诊所的工作，大部分情况下面对的是一些文化水平相对较低、经济收入相对也较少的人群，医生要重视与患者的沟通才能让患者放心。杨医生认为，治疗一些慢性病患者，沟通、相信这些心理上的作用不亚于药物治疗。患者最了解自己健康的状况，只有患者配合，治疗起来才能尽快恢复健康，这是一个医患双方共同努力的结果，不能单纯依赖吃药打针治病。

现在生活水平提高了，经济发展了，但是我们或许是吃的食物生长周期短且过于精细，或其他方面影响，导致心脑血管发病率明显增高，青少年亚健康人群也明显增多。针对这些症状，不能简简单单地依靠药物去治，杨医生计划把诊所做成具有中医特色的保健与治病相结合的诊所，要从治未病入手，实现防治结合，发扬中医绿色疗法的优势。杨医生认为，现在基层普通诊所检测工具缺乏，大多是经验诊断、推断进行，差一点就成了"摸着石头过河"。这样对患者来说难免有贻误病情的风险，这一现状需要尽快改善。

杨医生在生活中总是一个替他人考虑的人。她认为，医者仁心，治病是一个和患者互动、沟通解决问题的过程，站在患者的角度去思考，理解体谅患者的难处，才能事半功倍地解决问题。昆明春城聚集了 26 个民族，有着不同的文化、不同的生活习惯、不同的民族风尚，也许正是有这种精神，才能毫无障碍地生活在同一个城市里，而又保存了自己的独立性。20 多年来，杨医生一直扎根于基层，在检查设备缺乏的情况下，治好了一茬又一茬的病人。当年开诊所时治好的患儿现在已为人父为人母，他们的小孩生病也最爱找杨医生看。其中的付出与心血，可以想象。她是一个人在毫无背景基础的情况下通过自身奋斗，去争取，去改变，去提高，去与时俱进的。

"春城春暖，春意花开"，杨医生用努力与奋斗演绎着自己的人生，服务着基层的父老乡亲，绽放出了春城人一种拼搏进取的人格魅力！

杨天利：圣地医者

贵州遵义，南邻贵阳，北倚重庆，是西南地区承接南北、沟通东西、通达江南的战略要冲。遵义地处云贵高原与川中盆地交通地，物产丰饶，素称黔北粮仓。土地革命战争时期，由于王明的左倾错误政治路线，红军反围剿失败，被迫撤出井冈山革命根据地进行长征，欲图挺近湘西，与红二六军团汇合。

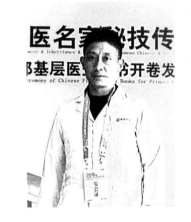

蒋介石洞悉红军动向，于前进道路中埋下重兵，准备一举消灭中共中央，毛主席主张进军川黔边区开辟新根据地，但当时党的领导人坚持进军湘西，造成了重大的湘江失败。中央大部分领导人针对中央军事指挥的错误问题，以及党长期以来左倾机会主义统治中央问题，在遵义召开了著名的"遵义会议"，确立了以毛主席为代表的新党中央，挽救了中国革命，这是马克思主义与中国革命实际相结合的一个重大转折点，中国共产党从此走向成熟，带领人民走向了民族自立。这个著名的红色圣地，就是杨天利医生的家乡。

人生有很多的命中注定和难以避免，正是有了这样的"天意"，我们的生命才得以"铸造"！

杨天利医生的外公是当地的老中医，从小他就跟着外公学习中医，1986年进入当地卫校学习，毕业之后就在家乡开起诊所。后来诊所变成了村卫生室，他仍一直坚持在卫生室工作，至今已经25年。因为遵义对于党和国家有着重要的历史意义，所以当地的政策较为宽厚，又有工农业的便利，普通家庭的经济状况都在中等以上，杨医生的诊所开到今天，已拥有5名医生，经营面积约120平方米，每天接诊病人少则四五十，多则过百，诊所年收入30到40万元。

现在，杨医生诊所面对的基本都是儿科常见病、发烧、咳嗽、消化不良等情况，对于这类病症，杨医生觉得直肠给药经济实惠，针对肺炎、咽喉炎的病症，小儿一岁以下一般给药半支勒马回注射液，一岁以上给药一支，六岁以上可以考虑给药一到两支，轻微发烧可以加柴胡。绿色疗法效果显著，儿童接受程度高，对身体伤害又小。自从他采用了这种疗法之后，有很多家长甚至坐好几个小时的车为了小孩的病症专门跑过来找他看。

杨医生以前看病也使用输液疗法，而自从使用绿色疗法之后，就放弃了打针输液。自使用这些方法以来，没有发生过医疗事故，就这一点，杨医生认为中医适用技术必须加大推广。针对他的诊所面临的患者都是小儿的情况，他准备扩大卫生室，建立专业的雾化治疗室。

希望的光芒永不灭，现实的残酷却也不得不正视。当下，乡村医生的生存现状日新月异、变化无穷，面临的竞争也越来越激烈，又几乎是处在一个较为艰险的境地：一方面，现在青年都往城市里跑，城市给了年轻人更广阔的发展空间，留守乡村的都是老人、妇女和儿童，乡村医生成了这些弱势群体救命的"保护神"；另一方面，从事基层医疗工作的都是一些年龄偏大的人，诊所工作任务重，地处乡村，又赚不到什么大钱，年轻人不愿意去做，做村医的人很多年纪偏大，学习能力不强，就不能跟上卫生事业发展的形势。如果始终不能吸引年轻人的加入，基层医疗事业终归是很难发展起来的。

　　杨天利医生以自身为例，现在像他这样的乡村医生，基本上都取得了当地村民的充分信任，村民有病也一般不会去医院，而是选择去他们诊所诊治。只有在诊所没有办法应对的情况下，才会根据他们的推荐去医院。如果缺乏了这样一个乡村卫生所，村民即使有病也不知道要到哪里去医治，就会盲目求医、多走弯路，这是一个十分悲哀的现实。虽然国家多次评选"最美乡村医生"，但是乡村医生要扎根发展，不能仅仅依靠这些活动的带动，还需要政府花很大的力量去支持，引入社会各界的力量来维护。

　　人生往往就是这样，最坏的时刻也会绽放出最美的人性之花，激发我们的潜在的力量，进行奋力拼搏。纵观华夏五千年历史，过去数千年来，中国都是世界上最先进、最繁荣、文化最昌盛的国家，因为强大的封建集权导致了愚昧的闭关锁国，在清朝末期走向衰落，经过几代人的努力奋斗，到今天确实可以称得上是民殷国富，科技、文化、医疗事业都取得了举世瞩目的成就。经济的发展也带来了强烈的两极分化，鲁迅先生说过，不在沉默中爆发，就在沉默中灭亡，时代给了乡村医疗事业更广阔的发展平台，但也抽走了基层医疗发展最富依赖性的人力资源。

　　杨医生认为，打铁还需自身硬，乡村医生所面临的种种问题，不是一句待遇差、工资低、没有国家确认的职业地位就能说明白的，要做出改变，需要根据实际情况做出应变，与农村实际情况相符合，不断改善自己、发展自己，才能真正为我国基层医疗卫生事业做出积极的贡献。否则即使国家投入大量资金去维护、去支持，乡村基层自身不努力，将来也会成为一个填不满的"无底洞"。

贾素枚：北地民医

蒙古高原，是匈奴、突厥、回鹘、党项、鲜卑、女真这些少数民族文化兴盛的地方。这里草场连着荒漠，适合马牧放羊，遍地生活着驼鹿、野驴、黄羊、野狐、雄鹰、大雕、野猪等各种野生动物。在古代，牧民逐水草而居，牧放牛羊，打猎野兽，生活习惯造就了他们善战的民风。高寒多变的气候随时会形成不可抗拒的自然

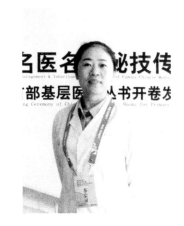

灾害，牧民拿起武器，成为士兵，这曾是中原王朝河与西域王朝的噩梦。最伟大的汗王成吉思汗一生灭国无数，就是从这里崛起的。巴彦淖尔位于内蒙古的西北方，在新中国成立以后，原来游牧的牧民转变为了划定草场、固定居住的牧民。现在，当地的风能、太阳能、生物能源等多种科技产业纷纷开发实践，拥有广袤土地和优越自然条件的巴彦淖尔已成为我国可再生能源利用研究的重要基地。这里是贾素枚医生开诊所的地方。

新中国成立之后，这里先是改良了当时的社会制度和一部分不良的风俗

习惯，真正的经济发展是在改革开放之后，优良的天然牧场引进了世界先进牧场的草种，畜牧品种和管理制度使得牧民逐渐富裕起来，能够接受教育，后来矿藏的开发和新能源的使用使得牧民真正走向了富足。巴彦淖尔在蒙古语里的意思是富饶的湖泊。在贾医生还小的时候，缺医少药也是常态，她下定决心要成为一名救死扶伤、为患者解除病痛的白衣天使。

从内蒙古附属医院学习妇幼科专业毕业之后，贾医生就开始在当地行医。那时老百姓看一个医生，先看他的年龄，贾医生年轻，经验不足，得不到患者的信任，所以她就想方设法到处拜师学习一技之长，反复揣摩磨炼。后来自己开了诊所，虽然面积非常小，但是因为她为人和气，医术又十分见效，患者一传十、十传百，来的人便非常多了。人手不足，她就牺牲自己的休息时间，得到了很多人的认可与肯定。

诊所的规模非常小，来看病的人却很多，人员又缺乏，贾医生分身乏术，便寻求转型，像以前学习医术一样，她多次跑到各大医院参观学习，足迹远至英国和美国。有了一定见识之后，现在她正在和当地比较有名的张文军口腔联合筹办自己的嘉誉医院，面积将达到 3000 平方米，拥有医护人员 50 到 60 人，以解决当地群众看病困难的问题。巴彦淖尔这个地方现在总体而言还是医生少、患者多，以前诊所条件有限的时候，经常有为了抢到位子而发生争抢的情况。这里民风剽悍，崇尚勇武，古代的时候结婚新娘也可以抢，现在虽有所转变，但是对于"稀缺资源"，还是有动武的习惯，这让贾医生很头疼。

不同的职业，有不同的敏感度，在医生的眼里，总关心的还是病人的身体健康。总结多年的行医经验，贾医生认为药物的配伍使用很重要，药品集中起来对付病症，多种之间很容易发生冲突，常规状态下反而不如单独使用。如果患者需要摄入一定量的合剂，合剂之前一定需要有经验或者书上理论的支持，如无必要，医生是不可能创作合剂。而对于患者来说，药物治疗疾病十分关键，但是更关键的还是心理治疗，要让患者对医生产生信任，有战胜病魔的信心，这点还要强于遣方用药之上。即便她从医 20 余年，陌生人第一次来她处看病还是会保持一种怀疑态度，贾医生认为医生应该主动做积极沟通，让患者对医生产生信任感，找到切入点对患者进行心理疏导，才能让患者信任自己、配合治疗。

社会上流行的中医适用技术疗法，在贾医生看来有推广的必要，特别是在巴彦淖尔这样医疗资源缺乏的地方。这种疗法面对常见病、多发病，操作简单，治疗速度快，对患者也十分安全有效，有直肠给药、雾化治疗、中药贴敷这些治疗疾病的技术方法，同时配合一些安全有效的中药制剂如常用的鱼金注射液、勒马回注射液等，可以缓解基层医生很大的工作压力，她的医院会引进这些疗法更好、更高效地为当地群众服务，做到有病有医。

不论做什么事情，都应抓其关键。作为一名基层医生，贾素枚医生认为最重要的是不能好高骛远，要脚踏实地走好每一步。现在很多人提倡，基层医生需要负责向群众普及医药知识，她认为，要向民众普及医药知识，必须团结社会上一切可以团结的力量，医生当下最重要的工作，是想病人之所想、急病人之所急，切实保障每一个病人都能够接受治疗的权利。她希望，国家和社会各界人士能够关注支持基层民营医院，深入了解他们所面临的现实情况，为基层医生创造更多学习的机会，使好的技术能够推广，为更多的患者服务。

灵魂，有其美丽的装饰——就是那些能够使个性增添优美气质的洒脱和豪放。多年来，贾医生一直围着自己的梦想而努力，从不灰心，从不气馁。无论遭受到什么样的情况，她总是抓住一切机会努力奋斗。现在每次看到病人痛苦地进来、微笑着出去，其内心就充满了一种幸福感。这也正是草原民族赖以生存的民族风格，无论遭受什么样的挫折，什么样的困难，他们从来都是不屈不挠，不懈奋斗，一步一步，踏踏实实去争取自己美好的明天。

张健： 巴中侠医

"噫吁嚱，危乎高哉！
蜀道之难难于上青天。
蚕丛及鱼凫，
开国何茫然。
尔来四万八千岁，
不与秦塞通人烟。
西当太白有鸟道，
可以横绝峨眉巅。
地崩山摧壮士死，
然后天梯石栈相勾连。
……
蜀道之难难于上青天，
侧身西望长咨嗟！"

　　巴山楚水凄凉地，最雄险处莫过剑阁，李白的这首《蜀道难》，写尽了此地的险要。民风从此也染上了诗仙的气质，豪迈任侠，耿直鬼马，剑阁北边的南部县也尽显山城本色。张健医生的诊所就开在这里。

　　张健医生的父亲是一名医生，宋时，北方多有战乱，依靠剑阁雄关之险，文人避祸巴蜀，佛道儒三教并兴，为这片土地带来了先进的经济文化。人口增多，环境险恶，但是这片土地上生长着很多草药，巴蜀之地名医辈出。唐慎微的《经史证类备急本草》成于此地，后代医家、本草类书籍多参照此书，药圣李时珍的集大成著作《本草纲目》也不例外，中医药在川北有着很深厚的传承基础。1995年张医生就开始行医了，其通过刻苦钻研于1999年考核获得通过，取得了执业中医助理资格证，2004年又取得师承中医执业医师资格证，脱离父亲，独自开办诊所行医。他有姐妹三人，都从事医药卫生事业。

张健医生的父亲中医行病几十载，很得当地人的信任。他继承父亲的医术，经营一家200平方米的社区卫生服务站，妻子妹妹协助，也很快立住了脚跟，取得了当地人的信任，主要从事社区妇幼儿童门诊、中西医结合门诊和内科普通门诊。以前通过打针输液治疗一些常见病，后来为避免打针输液副作用带来的心神不宁，便引进了绿色疗法，现在雾化、直肠、贴敷给药等中医适宜技术作为遣方用药的手段已经被广为使用了。

张医生善治呼吸系统疾病，对雾化疗法赞许有加，认为使用雾化的方法可以减少吃西药的频率，避免打针输液，减少对肝、肾功能的伤害，同时还降低了医疗风险，像结膜炎、鼻窦炎、咽喉疮疡、手足口病、支气管炎、支气管肺炎、哮喘都可以用这种疗法来治理。特别是细菌性结膜炎，平时会严重影响患者的日常生活，患者就医急切，用勒马回注射液加地塞米松，雾化眼睛，局部用药，临床效果明显，治愈率高。

当下的个人诊所如同一个行医的战场，而且是一个漫长的、形态多样的战场。作为个人诊所的践行者，张医生认为个人诊所在医疗卫生工作中发挥的作用不可忽视，应该给个人诊所提供更大的空间。在国外，国立医院负责常见病的诊治、传染病的预防，如果常规解决不了便会推荐给私人医生，这样私人医生与国立医院便有了良好的合作伙伴关系。在国内，国家大医院解决危、重、难病症，同时也负责常规病的诊治、传染病的预防，由于公立医院的收费昂贵，有一部分经济困难的患者迫于"收费高、看病难"，才不得不被分流出来给了个人诊所。

宛如夹缝中生存，于荆棘中前行。作为我国医疗体系的最薄弱环节，乡村卫生站、乡卫生院、社区卫生服务站的政策支持、法律支持等方面都较薄弱，各项补助尚且不能按照规定到位。乡村个人诊所由于各种限制，支持更弱，盈利空间更小，而医患矛盾、医疗风险事故却在逐年加大，在现实生存的困难面前，个人诊所介于风险承担与利益角逐之间，往往会陷入一种两难的窘境。

现实是如此，那么，我们应该怎样做呢？绿色医疗是大势所趋。对于未来诊所的发展，张医生坚定不移地实践着绿色医疗的道路，拓宽中医适用技术的应用范围，通过绿色疗法来规避诊所的医疗风险。

另外，张医生十分担忧乡村医生民间传承的问题：民间的许多医药知识，经过几代人的积累探索，时见疗效，却没有一个理论做支撑，这部分中医知识如果被扔掉就等于扔掉了前人几代的积累。一些非常有效的传承处方，虽有传承，却没有深厚的理论体系，个人诊所面对适宜病症时也不敢使用。特别是遇到一些重症患者时，治好了病，得到病人一句感谢的话自然会内生欣慰，可一旦出了问题，小小的诊所远远承担不起。所以每次看到这样的患者，即便内心矛盾，也只能尽量介绍去大医院诊治。张医生虽然性格爽朗，但谈到这个问题时也是愁容满面。从他的忧伤中，我们不难看出基层医生们面临的一些无奈与痛楚。

黄汉华：医才大略

明代大儒王阳明曾指出，黔中山水秀天下，据徐霞客游记记述，粤西之山有纯石者，有间石者，各自分行独挺，不相混杂；滇南之山，皆土峰缭绕，间有缀石，亦十不一二，故环洼为多。黔南之山，则介于二者之间，独以逼耸见奇。盖此丛立之峰，西南始于此，东北尽于道州，磅礴数千里，为西南奇胜。这就是贵州兴义市的万峰石林。

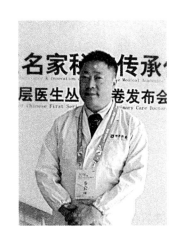

兴义市环境优美、风光秀丽，是滇桂黔三省通衢、西南要地，以资源丰富、景色秀奇而著名，号称"山水长卷，水墨金州"。黄汉华医生的诊所就开在这里。

黄汉华医生的父亲是当地的老中医，他从小跟着父亲上山采药，慢慢就喜欢上了医学，跟随父亲慢慢学习，上学时期就已经有了很好的中医基础。贵州多山，山明水秀的自然环境生长出无数的中药材，黄医生在采药学医的过程中，不仅为学习知识打下了深厚基础，更重要的是陶冶了自身的情操，培养了大道至简、顺其自然的中医人文素养。

1993 年，黄医生考入贵阳中医学院。3 年之后，他凭着过人的医学本领在家乡开起了个人诊所。2007 年，他把个人诊所做成了中西医结合的社区卫生服务站。2013 年，又转型使用敷贴疗法为主的中医适用技术来更新诊所诊病技术，现在已经基本告别了打针输液。目前，社区服务站负责全社区的健康卫生事业，当地的经济条件很好，服务站是当地社区卫生事业的龙头老大，拥有 6 名医生、4 名护士在内共 14 名工作人员，300 平方米的四层卫生楼每天接诊病人 60 多名，年收入能达到 300 万元左右。

虽然黄医生是家传的中医，不过，最早在开诊所的时候还是避免不了打针输液。他早知道打针输液危害大，以前帮别人调解纠纷时就是因为一名患者输液回家后病发死了，问题谁也不能说的清，最终是患者家属和医生私了，赔了很多钱。他觉得那个医生特别冤枉，所以以后便极为注重这一块儿了。他用药谨慎，开诊所的时候问题不多，后来诊所扩张成为社区卫生服务站。为防止诊所打针输液造成不良反应引发医患矛盾，黄医生对着 17 名工作人员天天讲、月月念，强调重视风险性，并制定了一系列针对问题的抢救办法。他的用心付出得到了安全的回报——其卫生服务站到目前为止，没有发生过一例医患矛盾，没有对患者有需要进行赔偿的事件发生。

现在，黄医生的诊所主要的治疗病症是小儿常见病和疼痛科疾病，其中，小儿感冒引发症和手口足病最多。一般使用点舌丸及中药贴敷加鱼金雾化，有时再加勒马回直肠给药，效果显著，一般三四天便能痊愈。疼痛科疾病使用刃针治疗、中药泡足这些传统中医方法治疗，这类病症一般是长期不良习惯导致的后遗症，治疗难度大，发病时间长，靠中医方法调节治理可以有效提高患者的生活质量。现在，诊所还针对九种体质人群研究养生治疗方法，通过一些疗法治疗患者得精神衰弱、失眠头痛症状，效果良好，受到了当地居民的高度认可。

紧跟时代的潮流，为的是引领这个潮流。黄医生认为绿色疗法非常好，诊所转型势在必行。为此，他的诊所引入了一系列中医适用疗法。他认为贴敷治疗这种疗法与中医相结合空间最大，和雾化治疗结合起来针对小儿常见病效果最佳，使用中药及点舌丸等中成药，疗效更好，副作用减轻。针对有效穴位进行贴敷，小儿病药到病除，不会伤身体，对孩子起到了最大的保护作用。另外，中医足疗也是他们卫生站的一大特色，正在申请中医足疗专利，准备在这一块儿投入研发，将来发展成卫生站的核心优势之所在。

黄医生认为，病人是医生的朋友。医生只有在不断地替病人解除病痛的过程中，才能够从中学习、从中进步、从中受益，最后达到提高自己、升华自己的目的。现在医患矛盾紧张的情况是不对的，患者是医生的衣食父母，医生是患者的健康朋友。如果两者总处于"敌对"的阵营里，医生怎么能够全心全意为患者解除病痛，患者又怎么能够绝对信任地相信医生呢？这样于医患双方都是一种消耗、一种伤害。患者作为需要保护的一方，医生需要付出更大的耐心和更多的爱心，去缓解这种矛盾。

黄医生是中共党员，一直都以党员的要求来确立自己的行医准则，一直行走在乡村医生所能达到的思想最前端。行医 20 多年，他凭借德艺双馨获得尊重，受到了患者的信赖和好评，这一伟大的生存法则让他有足够的资本在基层医疗市场里游刃有余。

吴传文：长安唐风

西安，是我国文化最盛的都城。其北濒渭河，南依秦岭，八水相润，地富民丰，武关函谷，阳平大散，四塞之国，据关而守，一夫当关，万夫莫开，是冷兵器时代建立都城的绝佳之地。自远古时代起，就有人类在这里活动，到了周秦汉唐，在这里建都的王朝都有上百年气数，而且都创立了一种

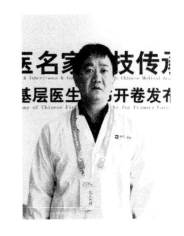

积极扩张、四方臣服的盛世文化。秦时明月汉时关，长安古城，一砖一瓦都是说不尽的历史典故，特别是唐王朝打通了通往西域的丝绸之路之后，长安已成为公元七世纪沟通东西的最大的世界性城市。吴传文医生的卫生室就开在这里。

人生中的许多事情都依赖于自己的选择能力，只靠智慧和学习能力是远远不够的，还要有良好的品位和正确的判断力。

吴传文医生上学的时候，学校对学生的要求是将来要全心全意为人民服

务。吴医生从内心中认定，做医生能够全心全意地为人民服务，就决心长大要去做一名医生。1994年，他开始在中国人民解放军323医院做医生。1998年之后开始做个体诊所。2013年，转为村卫生室工作。现在他的卫生室经营面积大约有100平方米，日门诊的患者有80多人。

凤凰涅槃的秘诀，往往源于良好的蓄势准备。吴医生做医生，已有良知、懂感恩作为自己的行医道德准则，一直致力于做一名好医生。在十几年的行医生涯中，勤勤恳恳，毫不懈怠。无论是什么样的天气，什么样的节假日，只要病人有需要，他就一定要第一时间赶去看病，一切以病人为第一。过去的行医主要以打针和输液为主，虽然吴医生知道这样会对病人的身体造成一定的不利影响，但是也没有更好的办法。中医适用技术疗法推广开来以后，吴医生觉得以前的很多问题现在都可以迎刃而解了，让吴医生对为人民服务也越做越有信心。

眼下，吴医生卫生室设在西安国际港务区，主要针对的患者是当地的小孩。西安是一个人口大城，小孩多，当地的病痛主要都是常见病、多发病。小孩常见的疱疹性咽颊炎、气管炎、支气管哮喘、鼻炎这些呼吸系统疾病，诊所一般都会使用雾化治疗，效果非常好；小儿发热、腹泻和一些其他症状，一般都是用直肠给药。吴医生诊治一名疱疹性咽颊炎患者，一般使用雾化治疗，上午使用鱼金注射液、清热解毒注射液，下午使用勒马回注射液和鱼腥草，3天就痊愈了。使用中医适用技术疗法之后，吴医生的工作量大大减轻，他可以有时间空下来专门研究新的技术，学习进修，更好地为当地的群众服务了。

西安，古代的长安，是历史文化极为丰富的古代都城，吴医生通过使用中医适用技术，越来越发现中医的博大精深。中医，是一门传承久远的医术，在医学上有它的独到之处，它是一种文化的结晶。中医也有很多西医所不能理解的领域，比如中医对于慢性病和身体亚健康状态的调理就是西方医学所不具备的；中医治病费用之廉价，也是西方医药望尘莫及的；中医治疗很少会出现因为治病而导致病人生病的情况，而西方医学中的药源性疾病已经成为白色医疗的噩梦。吴医生希望国家能在乡村推广更多的中医适用技术，毕竟对于老百姓而言，花少钱，看好病，才是硬道理，一个成熟的中医适用技术的广泛运用，才可以让广大农村老百姓用很少的投入恢复身体健康。

恰如每一种果实的成熟都有一定的过程：首先，种子要深埋进泥土里，然后慢慢地不为人知地生长，最终走向成熟；如果它还没有长出节茎就进行抽穗，那么长出来的果实一定会像厄多尼斯的植物那样不成熟或是有所残缺。人也一样，要循序渐进地为自己寻找智慧，如果你不够成熟就想在严冬开花结果，那么严寒一定会使你凋谢。

在吴医生看来，现在的基层医生要立足基层医疗市场更好地谋发展，最重要的还是多加强交流与学习。他希望自己也能更多地参加医学方面的学习活动，特别是适用乡村基层的实用技术的推广交流活动，学到更多的知识，才能更好为村民服务。

一个真正努力的人应该是这样的——不断地把自己对外部世界的注意力转移到对自身素质的修炼上。唐都长安，正是在打通西域丝绸之路之后，沟通中西才成为当时世界上最繁华的都市的，现在国家的"一带一路"战略也在试图重现唐王朝的辉煌，基层医生又怎么能够不加强交流学习呢？

方治奎：行重于说

商洛最著名的人物莫过于秦时的商鞅。商鞅原是魏国客卿，怀才不遇远走西秦，得秦孝公赏识变法，史称"商鞅变法"。自此之后，秦国崛起于西陲，数十年间，横扫六国，吞并天下，因为功大所以受封商洛之地。商洛地处秦岭南麓，丘壑纵横，河流众多，地形复杂，闯王大军被明王朝追杀到绝境，藏入商洛山中十万大军找寻不到。无可奈何，军兵撤退之后，回师河南，一举亡掉明王朝。

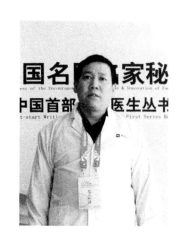

商洛背靠秦岭，这里是天然的中药材药库，品质高、产量大，全国莫过。不过因为地形的原因，经济发展实在谈不上，商洛六县中的五个都是历年国家级数一数二的贫困县，新中国成立几十年了还是晴通雨阻，大雪封山，交通之艰难难以描述，丹凤县更是困难中的困难县。从贾平凹的作品里就可以看得出。直到近年来国家运用穿山隧道技术打通了道路，经济才算发展起来。这里就是方治奎医生的家乡。

经济条件的限制造成了当地卫生事业发展的落后，丹凤县自来就是缺医少药的区域。方治奎医生小时候看到村里缺医少药，就想成为一名医生救死扶伤。1989 年，他报考了西安的卫生学校，毕业之后进入当地武警部队支队做卫生队医生。1995 年，在陈家村社区开了村卫生所，为乡民治病，现在他的卫生室营业面积大约为 80 平方米，日门诊量为 50 人左右。

方医生最初开诊所时，诊病治病主要依靠打吊针，这在当时是一种大家都能接受的方法，但是这种方法的药物伤害时有发生。他有时候经常会回过头来审视自己的从医动机：自己的志向是做一名好医生，尽自己所学解决家乡看病难的问题，时常出现的药物反应使他提心吊胆不说，最重要的是严重损害了诊所的声誉。后来他接触到直肠给药、雾化治疗、中药贴敷一些中医适用技术疗法后，就积极参与，改换了治疗方法。

现在，方医生的诊所治疗小儿疱疹性咽颊炎、支气管哮喘、肺炎等呼吸道疾病一般使用雾化治疗，治疗小儿高热病、肺炎、支气管炎等疾病一般会使用直肠给药。"一方水土养一方人"，丹凤县地貌复杂，多山多水没有平地，只有很少量的矿藏资源，恶劣的环境使这里的人非常能吃苦。为了摆脱贫穷与落后，一些乡村年轻人组织起来到外地去打工，因诚实简朴、踏实肯干而得到了很多外地用工单位的信任，外出打工者依靠打工收入足以支撑起家庭所有的经济开支，这里也早已完全摆脱了国家的扶贫支援。对于一般性生病的治疗费用，本地村民的经济能力是有能力承担的。方医生的诊所使用了绿色疗法之后，总体而言治疗疾病的收费稍有调高，但这些中医适用技术疗法对乡里乡亲的身体有一定好处，村民们也乐意欣然接受。

方医生治疗一名 55 岁的肺脓肿女性患者，当时患者在丹凤县医院做检查，住院治疗无效，医生通知患者可以回家，不用再治了，患者抱着试一试的心态到方医生的诊所进行诊治，方医生开了中药调理，用勒马回、鱼腥草直肠给药治疗，3 天后症状就缓解了。治疗一名 3 岁的疱疹性咽颊炎患儿，当时患儿住院 3 天输液治疗无效，方医生采用鱼金做雾化、勒马回直肠给药，也是 3 天痊愈。这些病例使得他对中医适用技术疗法十分信任。很多当地县医院不能解决的病症因为他诊所的先进技术得到了治疗，为缺医少药的乡亲带来了健康，为此他感到很是开心和欣慰。

使用直肠给药、雾化治疗方法之后，方医生的工作任务轻松了很多，可以有更多的时间来进行学习，进行一些技术的钻研和思考。在他看来，西医针对疾病的治疗用药量过大，容易引发不良反应，相比较而言，中医的治疗方法安全性更高，但中医的望闻问切、诊脉辨证又存在不够精准的问题。中、西医两种不同的医学体制，各有所长、各有侧重。在实践治病的过程中，一味地盲目认为中医好或是西医好，或是单纯把某种成熟的医学体系排斥在治病之外，都是不科学甚至是不负责任的。目前的医学体系应该把西医辨证、中医治疗结合起来，二者有效地相互学习、并融发展，开展新型疗法综合治疗。

但对病人而言，把病看好才是最重要的。方医生认为，现在乡村医生最重要的立足生存之本是要不断提高自己的医疗技术，力所能及地保证患者的生命健康。方医生所在的商洛之地，地处秦岭南麓，田地非常少，而且都被山岭切割，没有大面积平整的土地，仅靠人力种植一些山间粮食作物根本就带动不了当地经济的发展。过去几十年里商洛一直都处于国家经济最落后的区域，缺医少药，直到近几年情况才有所好转。但目前仍有大量农村劳动力外出打工，农村村庄多形成一道老人儿童留守的景观。"外部的环境是我们无法选择的，但是，如何对外部环境做出回应，却总是可以通过自己的努力选择的。"这些弱势群体的健康只能依靠当地的乡村医生来保障，而有效地保证这些老人儿童的身体健康也成为方医生最快乐和最有价值的一件事情。

如果一个人在生命中没有一个恒定的目标，那么他就不可能在一生中始终如一。作为一名地地道道的基层医生，方医生的一生，行重于说，"说有价值的事远不如做有价值的事来得有意义，"他表示。自己的人生要自己决定，因为他将自己所有的努力都指向了治病救人这一目标，他的一切行为便有了统一性，他自己也能专心致志地走好自己的从医路。

李明：针尖上行走

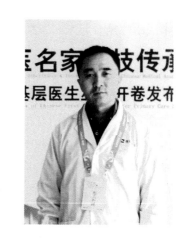

宁夏石嘴山，是新中国成立之后发展起来的一座新城市。石嘴山地区处在黄河和贺兰山交汇之处。新中国成立之前当地主要居住的是少数民族同胞，经济文化发展落后。新中国成立之后，石嘴山因为产无烟工业用煤，在上世纪50年代获得了国家的支持开发，号称"塞上煤城"，之后又探明当地有硅石、金铜铁铝、稀土粘土等各种矿藏资源，石嘴山逐渐发展为一座西北新兴的工业城市。其虽然名气不大，但是经济极为发达，各种依赖矿藏而崛起的工业为当地提供了无限的发展动力。李明医生的诊所就在这里。

李明医生小时候，这里的经济已经发展起来，但是医疗卫生文化事业还处于滞后状态。他家里有常年生病的亲属，就医十分困难，所以就决心要做一名医生，为周围的患者解除病痛、医治创伤。1986年他进入宁夏卫生学校学习，毕业之后在宁夏黄染桥中心卫生医院工作，9年的工作积累与学习，使得他的医术逐渐变得精湛，可以很从容地应对各种常见病、多发病症了。2001年，他在宁夏惠农区开办了自己的诊所，至今仍在诊所扎根基层，为广大群众服务。

一个人所喜爱的行业，无疑包含了这个人所感兴趣的一种追求。李明医生对中医的经络学说颇有研究，其最常用的诊疗方法也是针灸。在他看来，一般的常见病症、多发病，只要病情不是特别严重，都可以采用针灸的方法缓解治疗，无需使用药物。同时，他对中、西医药物的看法明显有着自己独特的见解：中医治病，讲究反观内视，决定用药；西医治病，以试决行。西医的每一款药物都经过了严格的测试，能够准确说明治疗哪一种病症，拥有准确的实验数据，但其循环系统学说对人体病变的变化认知存在缺陷。这就导致了患者花很多钱用药，却会发生治不好病或是治好了小病又引发大病的情况，也成为现在医患矛盾的主要根源。而中医则完全相反，中医在用药上的要求不是很严格，中草药可以把十几种中药材熬煮成药汤，谁也不清楚究竟是什么成分发生了作用、治疗了某种疾病，却导致药物成分泛滥、不精准。很多仙丹神药莫名其妙，患者难以分辨真假是非，容易对中医治病半信半疑。但是，中医的经络学说是古老中国医学的一枝奇葩，在2000多年的医学长河中一直为保障中华民族的健康发挥着重要的作用，在世界医学界也别树一帜，久享盛誉。

经络学说是中医基础理论的核心，是中医学说的源头活水，据《黄帝内经》载："经脉者，人之所以生，病之所以成，人之所以治，病之所以起。"而经脉则"伏行分肉之间，深而不见，其浮而常见者，皆络脉也"，并有"决生死，处百病，调虚实，不可不通"的特点，故针灸"欲以微针通其经脉，调其血气，营其逆顺出入之会，令可传于后世"。古人认为，人体和天地相互勾通，道理是相同的。人体的经络就好像土地上的河流，当河流固定、风调雨顺，人体就是健康的。当河流阻塞，人体就会生病，这时候通过疏通经络，患者就会痊愈。当然也可以通过外力改变经络的运行，改变患者的体质。在这个理论指导之下的针灸，是一种行之有效的治病手段。李医生打了个形象的比方，针灸之于人体的治病精髓就像是海里的航线，航线虽然看不见，但那是经过无数船只航行探索出来的。如果偏离了航线，万吨巨轮在大海上也不过是一叶扁舟，转瞬埋没，不能因为看不见航线就否定航线的存在。

李医生认为，现在中医适用技术疗法的推行是一种很有效的治病方法，中医适用技术完美地将中医与西医的长处结合起来，治病手段突出了中医特色，用药却向标准化靠近。目前，李医生的诊所用鱼金雾化治疗化脓性扁桃体炎，用勒马回直肠给药治疗小儿毛细支气管炎，用鱼金调和点舌丸贴敷治疗颈淋巴结肿大，都取得了非常好的疗效。此外，李医生用针灸治疗腰椎肩腿疼痛、儿科腹泻、皮肤病都效果斐然。在他看来，人体患病之后，身体会自发地进行调节缓解病症，只是这种过程相当缓慢。专业的医生通过针灸调节经络，使用汤药，可以启动、激发、增强人体调节的过程。只要患者体内的抗病能力能够打败病毒势力，身体的病症就会慢慢缓解变好。

中国有句古话，不为良相，便为良医。充分说明了中医职业是一种多么值得追求的事业！在中国的传统文化中，中医也确是一门博大精深的学问，渗透到了方方面面、大江南北，地域不同、生活习惯、饮食风俗有所差别，中医文化的传承也有所不同。对现代人而言，中医的传承与发展还需要有很长的路要走，李医生希望自己能在中医之路上一路向前，济世救人行走一生。虽然石嘴山的经济条件比较好，但是李医生坚持用较为廉价的治疗手段，造福百姓。他希望把中医中最有优势的部分发扬出来，中医为体，西医为用。

杨秦玲：黄土情，从医贞

汽车在望不到边的高原上奔驰，扑入你视野的，是一条黄绿错综的大毡子。黄的是土，未开垦的处女地，绿的呢，是人类劳动战胜自然的成果，是麦田。和风吹送，翻起一轮又一轮的绿波，这时你会真心佩服昔人所创造的两个字——"麦浪"，若不是妙手偶得，便是经过锤炼的语言的精华。黄与绿的主宰者，无边无垠，坦荡如砥……

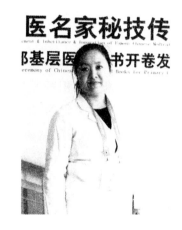

这是作家茅盾对于西北黄土高原的描写，如果说黄河是中华民族的母亲，那么黄土高原就是中华民族的父亲。2000 年前秦国从这里崛起，2000 年后延安精神的光芒照耀了世界，陕西铜川，就在黄土高原之上，苹果、红枣和小米畅销全世界。这里便是杨秦玲医生的家乡。

杨医生出生的时候，陕北的矿藏还没有经过大规模开发，延安精神照亮了世界，但这里的经济还是一穷二白，以农业为主，缺医少药就更为正常了。那个时候，村里的每一个人都十分尊重大夫，小小的杨医生希望自己也能成为一名受人尊重的白衣天使。

1987年，杨医生进入卫生学校学习。学业完成之后，就在当地开了诊所，给村民治病。2000年，杨医生将诊所改变为卫生室，同时到陕西中医学院进修学习，在2004年的时候取得了毕业证书。杨医生开诊所开始的时期，是陕西黄土高原地区经济腾飞的阶段，改革开放之后，这里大面积退耕还林，改善环境，同时还开发了大量矿藏，经济走在了整个陕西的前列。杨医生的诊所顺应潮流，慢慢发展成为当地老百姓最信赖的诊所。

杨医生行医20多年，最擅长治疗与最经常治疗的病症是儿科病症，多年的临床实践使她积累了丰富的临床经验，被当地人称为"儿科好大夫"。在中医绿色疗法盛行的时候，杨医生看到了这种疗法效果好，儿童容易接受，便很快引进，治疗儿科常见病、多发病，效果非常不错。一名4岁的小女童感冒流涕，干咳，病毒感染上呼吸道，发现一天就来诊所就诊，杨医生采用鱼金注射液、地塞米松、利巴韦林、妥布霉素雾化治疗，3天便痊愈了。

一名一岁半小男童，咳嗽发烧，扁桃体肿大，体温39.3℃，杨医生给予鱼金、地塞米松、利巴韦林、妥布霉素做雾化治疗，上午勒马回、鱼金、氨基比林直肠给药，下午勒马回、鱼金直肠用药，第二天患儿体温就恢复正常，3天后完全痊愈。这些疗法无痛无创，小孩接受起来容易得多，治疗速度快，花费又不贵，杨医生认为值得推广。

此外，杨医生在治疗疾病时对于小儿高热、积食、腹痛等症状喜欢使用推拿疗法。她认为这些方法无需用药，对肝肾保护功能好，疗效常常出人意料。外用透皮贴敷疗法，一般被用来治疗带状疱疹一类的症状。一名21岁女性患者左侧胸肋疼痛后出现疱疹，杨医生使用点舌丸研碎和鱼金注射液结合涂抹病人患处，第一天患者就不疼了，接着治疗5天完全康复。一名28岁女性患者，乳房有硬结半年有余，经常感到疼痛，杨医生给予患者口服点舌丸、桂枝茯苓丸，贴敷散结乳癖膏，一个疗程之后病人就不痛了，两个疗程完全康复，至今 B 超仍未显示异常。

陕西人都有一种豪放大气、质朴真诚的为人情怀。杨医生做医生，不论贫富贵贱，每一位病人她都用最认真的态度去对待，一视同仁，尽职尽责，让患者脱离痛苦，远离病魔的伤害。药王孙思邈就是陕西铜川人，杨医生做医生之后，一直都以药王行医的要求严格要求自己。现在基层工作风险大、收入比较低，而杨医生仍恪尽职守，坚持在自己的岗位上毫不懈怠。

知天命、修其为；理想很丰满，现实却总是很骨感。目前政府给予基层医生的关怀很少，基层医生也没有任何保障。杨医生希望，国家能够给予他们这些奋斗在一线的基层医生们相应的帮助和保障，帮助诊所更新简单的诊疗设备，提供一些新技术的培训，促进基层医生更有信心地成长和发展。

虽然现在尚在不尽如人意的环境下工作，杨医生觉得做医生是乡里乡亲的需要和自己的选择，自己应该坚守好自己的岗位，忠于自己的职责和使命。这种朴实无华的从医信念，就犹如黄土高原上的白杨树，质朴、严肃，坚强不屈，力求向上，永远不会被风雨挫折所击倒。

苏廷威：雪地行医侠

中国的最北方，有一片大森林山区，大兴安岭。这里常年高寒，生长着落叶松、云杉、蒙古栎、山杨、白桦树等多种树木，是我国著名的林业基地之一。夏日雪融，万里临海犹如碧波，在大兴安岭中有蒙古的兴安盟，坐落着一代天骄成吉思汗的庙宇。这里是苏廷威医生的家乡。

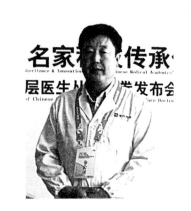

　　内蒙古地处高寒，苏廷威医生看到很多人看病经常在风天雪地里，跑到几十里的外地去看医生，就希望自己将来也做一名医生，住得离大家近，有事通知他就行，不用冒着严寒赶路了。1993 年的时候，苏廷威医生到石家庄专科医院学习了医学，学业完成之后，就在家乡开办一家诊所，实现了自己的愿望。经过十几年的发展，苏医生的诊所已经发展到一个 230 平方米的诊疗室，拥有两名护士，拥有自己独立的实验室，做到了"小病不出村"。

　　苏医生看病很早就引入了雾化治疗。当地气候严寒，受寒引发的呼吸系统疾病十分多见，吃药、打针、输液对于这种病症的疗效都不是非常好，而雾化治疗却非常有用。最初的时候，雾化治疗药物只有庆大霉素、氨茶碱和糜蛋白酶三种雾化药物，后来雾化疗法技术不断提高，新药物也逐渐开发出来，现在使用的吸氧雾化器更是大大提升了治疗效果，新药物的疗效也改善不少。而最早的直肠给药只用于手术或者便秘，今天的直肠给药技术应用已经可以有效面对各种疾病了，苏医生认为很是值得推广。

苏医生治疗一名 5 岁的男童急性喉炎、声带水肿，这种病症十分棘手，孩子半夜突然发病被憋醒，呼吸急促并伴有哮鸣音，口周发绀，苏医生知道情况后，连夜赶去，用鱼金注射液、利巴韦林和地塞米松做雾化治疗，10 分钟孩子病情就得到缓解，很快便痊愈了。曾有一名 50 岁的子宫肌瘤女性患者，当时患者患有多发性子宫肌瘤已经半年，最大瘤块直径达 $3.7 \times 3.1 \mathrm{cm}$，不规则阴道流血，苏医生给患者口服点舌丸，一个月后流血症状消失，3 个月左右最大瘤块变成 $1.2 \times 1.1 \mathrm{cm}$，叮嘱患者继续用药。半年之后，症状消失，没有再复发。

中医适用技术疗法，让苏医生对行医更有信心了，他的诊所治疗疼痛、皮肤科、儿科许多种疾病，以前打针、输液有很多根本就无法面对，每天的压力都很大。现在疗法多了，小病小痛使用针灸，常见病、多发病，直肠、雾化、贴敷哪种适用就用哪种，使治疗效率大为提升，治疗效果也变得更好了。周围的患者都十分信任苏医生，每当看到病人带病走进诊所，轻松走出诊所，苏医生的内心便会荡漾出一种由衷的欣慰。

苏医生觉得做医生一定要有一种进取精神，蒙古人的祖先成吉思汗起兵时只有八匹马。他一直摸索、学习，打造出了世界一流的骑兵，实现了他人生的伟大梦想，让太阳能够照耀的地方都成为了蒙古人的牧场。苏医生也常以这种精神鞭策自己，用心诊病治病，在实践中学习、在课堂中学习，通过一切方法学习，不断更新自己的知识技能，让自己能够为更多的患者提供更好的服务。

人生中难免会遇到苦难，苦难总是能唤醒一个人内心沉睡的资质，使其在不断的自我反省与思考之中找到自己的力量之源。别的医生认为现在做乡村基层医生十分艰难，可苏医生从来不这么认为，他们当地蒙古人比较多，也许与蒙古人天性的豪爽好客有关系，对于帮助患者的医生，当地人都十分尊重。苏医生也从来不从诊疗疾病的药费中希望赚多少钱，所以他与当地村民相处得非常融洽，没有什么医患矛盾。现在诊疗设备尚不完备，一时也没有办法更新改进，苏医生希望通过自己的刻苦努力，提升自己的医术，弥补这方面的不足。

大兴安岭之地多严寒，可是那里却生活着火一样的蒙古人，即使是在冰天雪地里，也常常让人感觉到春天一样的温暖。

苏医生很喜欢自己的职业，也希望把自己的职业一直做下去。在他看来，要做好诊所，最重要的还是学习更多好的治疗方法，好的治疗方法对患者有利，对医生有利，对所有人都有利，现在并不是没有好的方法，而是很多好的医疗方法得不到交流，得不到传播，能够受惠的人群有限。苏医生希望，国家能够对基层医生多多支持，组织平台帮助基层医生交流学习，这样即使是边疆地区的人民也能获得很好的医疗，才能使基层医生们沿着有活力的、精神振奋的从医道路前行。

陈冠桦：合浦"南珠"

南珠，是产于合浦的一种名扬海内外的珍珠。自先秦起，南珠就被用来进贡给皇帝。古代采珠人在合浦白龙城刨贝取珠，将贝壳堆成城墙，故而白龙城被称作"白龙珠城"。陈冠桦医生的诊所就开在合浦白沙镇。

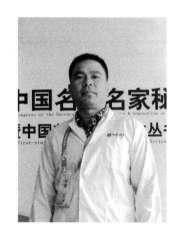

河床土质的好坏，决定着河水的品质；出生之地的优劣，也同样影响着一个人的品性。

合浦县原先医生很少，陈医生所在的村子有 6500 人，却只有 5 名医生，根本就忙不过来，因为需求很多、医生很少，所以医生十分受人尊重。陈医生中学毕业之后，就学习医学中专，学业完成之后成为了一名医生。当时改革开放已经 10 年，但是这里的医疗事业还在起步阶段，自 16 岁起，陈医生就通过在学校学习的治病手段给乡里人看病，无论是刮风下雨，天寒天热，随叫随到。他的热心付出得到了当地群众的认可，后来有了一些积蓄，他便开办了自己的一个卫生室。2010 年，国家乡镇卫生室一体化，他的诊所与其他医生的诊所合并，现在 5 个乡村医生共做一家卫生室。

陈医生所在的地方，诊病人群都是农民。合浦虽然不是农业工业地，却非常有特色，合浦的龙眼荔枝、芒果、火龙果这些亚热带地区的水果，产量大、质量好，远销国内外，合浦的海参、沙虫、珍珠、日月贝等海产品，在国内市场上供不应求，国外更是买不到。依赖出海和种植水果，经过30年的经济发展，经济基础还可以，普通村民的经济收入都可以达到中上等水平。国家合并诊所之后，医生的处境却有所改变，80平方米的诊所有5名医生，平常情况下日诊量大概80人左右。根据病症分开的原则，基本上每个人面对的患者都相等，政府每年给予诊所2.5万元补助。除此之外，就很难再赚到什么钱了，做医生收入很低，待遇很差，但他们也只能入一行、坚持一行。

现在，诊所主要面对的是多发病和常见病，已经有30年行医经验的陈医生对这类病症十分有经验。自从中医适用疗法推行以来，治疗这种病症更是如鱼得水，药到病除。国家要求乡村医生禁止输液使用抗生素之前，陈医生早就不再使用输液了，连打肌肉针的次数都非常少。以前5岁小孩发烧，打点滴治疗，一般7天痊愈，现在使用勒马回直肠给药，口服莲花清瘟颗粒，一般是第二天患者就完全烧退了。

做医生难，做基层医生更是难上加难。在陈医生看来，现在的卫生室不能零售药物，国家补助又给得很少，现在在职的都是40至50多岁年龄的医生，都有家有室，好的福利一点都没有，每年收入仅仅够维持家里的生存，甚至入不敷出。"橘子汁液被挤干后，只会留下苦涩；挤牛奶时超过限度，挤出来的恐怕也只能是血。"基层医生心里憋着一肚子的苦，还得面带微笑尽心尽力地面对信任自己、来找自己看病的乡民，这种现实情况真正像是"心像黄连脸带笑"的一种写照。

虽然情况如此艰难，但陈医生还是坚守在自己的岗位上，希望把自己的工作做到更好。因病致贫、因病返贫问题，在我国农村较为突出，党中央、国务院一直都高度重视，一些有经验的乡村医生，能够在平凡的岗位上出类拔萃是极为珍贵的，广大农村的常见病、多发病这些病症虽然是小病，但正是乡村医生这样的队伍解决了大部分问题，才保证了国家这些年经济稳定、健康发展的后方。如果全部依赖国家正规医院的编制医生，依靠国家公立医院的收费水平和服务水平，是无论如何也保证不了国家医疗保障体系的末端，保障不了低收入困难群众能够享有的基本医疗卫生服务。陈医生相信，不久之后，国家就会认识到基层医生存在的价值，完善基层医生的医疗救助制度，把对基层医生的救助作为兜底保障、兜底脱贫的一项重要工作来抓，让基层医生更好地为困难群众服务，为老百姓的生命健康站好"第一道警戒岗"。

真正的智者，总是有赖于他们所处的时代。现在社会上流行的绿色治疗方法，陈医生认为，基层医生需要加强学习。基层医生处境艰难，但所谓求人不如求己，只有自己站在技术领先的层面，承担起不可替代的社会责任来，才能够赢得尊重，取得尊严。

对于未来的发展，他希望自己能够多多参加各种交流学习，活到老学到老，用自己的知识技术赢得做医生的尊严。

陈立书：思如精英

安徽宿州，襟连沿海，背倚中原，东南形胜，自古以来就是兵家必争之地，历史上在这里发生的大战有名的就有 50 多次。秦末，陈胜、张楚政权从这里起义，楚汉、十面埋伏、四面楚歌的霸王末路在这里上演。南宋时，这里是韩世忠对阵金兀术的地方。解放战争时期，这里更是著名的淮海战役主战场。淮海战役胜利之后，蒋家王朝在中原的败势已定。陈立书医生的家乡就在这里。

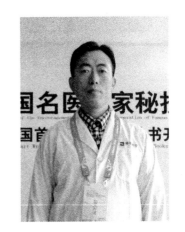

一种崇高的精神和脚踏实地的自信，造就了陈立书医生的不平庸之路。

陈立书医生家在农村，当陈医生还小的时候这里就缺医少药，陈医生立志成为一名医生。在安徽医科大学学习临床医学毕业之后，陈医生曾经到西安医院工作一年，之后就回到家乡开办了自己的诊所。当地病人发烧在医院 38℃之内算是正常，但是对诊所医生要求比较严格，医生一时之间处理不好患者的病情，患者就会离开。患者对诊所的信任远远小于当地医院，医生只能依靠自身技术在夹缝中生存，陈医生经过仔细观察，认为当地老中医的处理手段十分有效，为了解决这个问题，就向当地中医请教，学习当地老中医的经营方法，果然效果显著。

陈医生的诊所经过多年发展，现在已拥有两名医生、三名护士共 5 名工作人员，平常日诊量达 50 人以上。通过具体工作，陈医生深深认识到，学校学习的理论与行医实践之间有着很大差距，医院的工作经验与在乡村做诊所的差距也非常明显，理论的力量必须付诸实践才能体现出来。乡村劳动人口收入不会特别多，注定医生开诊所药价也不能高，医院做医生只需要负责看好病，拿固定工资就行，而开诊所却需要考虑方方面面的问题：诊所要维持运营，必须充分考虑收益是否能够维护诊所的正常运营；乡村居民病症多样，人数众多，要充分考虑如何才能用更简便易行的治疗技术，治疗更多的病人；医患矛盾现在十分尖锐，做诊所不可避免会遇到一些问题，如何既经济又有效地解决争端……这些都是十分现实的问题，任何一个环节出差错，诊所就会难以为继。学堂固然可以向医生教会很多医术知识，但是真正做诊所所需要的知识，学堂是绝对学不到的。

中医适用技术在社会上流行以来，陈医生仔细考虑了这种疗法的利弊，慎重引进，到目前为止效果非常好。陈医生认为，中医适用技术疗法首先要符合城乡居民常见病诊治的要求，速度快、疗效好，直肠给药和雾化治疗两种疗法配合鱼金注射液和勒马回注射液等中药制剂，疗效比起以前的输液速度更快，不会影响病人的日常生活；其次，经济廉价，直肠给药、雾化治疗虽然单次费用比起以前能贵 10 元左右，但是治疗周期缩短，一般一个周期的治疗要比常规治疗节省 100 元左右；最后，中医适用技术更加安全可靠，不会像输液那样发生输液反应，而且使用中药之后毒副作用进一步降低，避免了医患矛盾，同时对患者的身体也有好处。

紧跟时代潮流，为的是引领这个潮流。现在陈医生的诊所诊治常见病、多发病，特别是小儿多发病，都采用直肠给药或者雾化疗法，他十分庆幸自己的诊所能够在技术上领先一步，比别的诊所走得更快。中医适用技术疗法为陈医生节省了大量时间，在空闲下来的时间里，陈医生开始研究心脑血管疾病、脑梗、脑出血等病症，将科学理论用于实践来治疗这些病症。陈医生现在治疗乳腺小叶增生、乳腺囊性增生、乳腺炎、乳房胀痛这类病症都使用点舌丸和昔芬，一般三天即可。

把行业利益和患者利益放在首位，把个人利益放在第二位，只有满足了这两个条件的人才适合做医生。一名优秀的医生，无时无刻不散发着一种谦逊和自律的光辉，陈医生认为，现在乡村诊所的发展十分重要。现在社会上很多人不承认乡村医生的地位，这极大挫伤了乡村医生治病救人的积极性，中国农民的负担重，农民人口又多，如果没有乡村医生，很难想象他们的生活条件会变成什么样。这么一个吃苦受累的工作，基层医生的处境却岌岌可危，朝不保夕，辛苦付出也得不到社会的尊重，将会是一个毁掉"根基"的事情。他觉得国家应该在基层诊所的技术更新上多投入一点，因为基层的医疗条件很弱，基层医生的水平又良莠不齐，这么一个现状很难对他们提出一些不切实际的要求，必须要从实际出发，推广先进的技术，从一定层面上提高乡村医生的经济效益和积极性。

像哲人那样经常思考，居安思危，未雨绸缪，是陈医生一直"有备方能无患"的思维惯性所在。正如他所言，任何事情都有其有利的一面，也有其不利的一面，要学会实事求是地看待问题，即使世态与你相逆，也不要逆流而上，解决任何问题都必须立足于实际现状。现在普通老百姓看病贵、看病难，大部分村民的病症还是要依赖在基层工作的乡村医生，为他们的生命健康做保障，无论什么时候，无论乡村医生们追求什么，符合群众的利益需求，众志成城，才是乡村医生们立足基层、生根发芽的一条伟大的生存法则。

曲慧生：春满人间

得体的言语和行为能够缔造完美的人，前者说明其大脑睿智，后者则显示其心地善良，两者共同产生于高贵的精神品质。语言是行为的影子，语言是雌，行为是雄，用言语去称赞他人远远不如因行为受到他人的称赞更为重要。说出来容易，但是做起来却非常困难，充满了智慧的语言只能作为装饰，容易消亡，而行为却能够

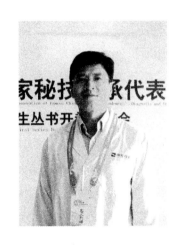

延续，也是我们人生中的生命本质，是思想的果实。曲慧生医生就是默默用自己的行为赢得他人尊重的一位医者。

当曲慧生医生还小的时候，国家的大规模经济建设还未开始，医疗卫生事业更是无从谈起，乡民生了病都要靠当地的"赤脚医生"。虽然他们的医术水平在今天的曲医生看起来并不算高明，可是他们"壹佰零一分"的服务在曲医生的内心留下了极为深刻的烙印。不论严寒酷暑，刮风下雪，乡村医生都是上门治病，随叫随到，成为了村民健康的"守护神"，曲医生在内心里暗暗决心，将来也要成为一名造福乡里的好医生。

怀揣着这个梦想，曲医生走进了医学学校的大门，这个时候国家已经改革开放，经济建设成为了国家的主旋律，原来的赤脚医生逐渐开了自己的诊所，曲医生顺应时代潮流，也经营了一间小小的诊所。曲医生开诊所之初，就决定要做一名给乡村居民排忧解难的好医生，花少钱看好病，让诊所成为村民健康的"守护神"。不过，美好的愿望总是要接受现实的考量。

当时改革开放虽然已有 10 年时间，但乡村经济才刚刚开始起步，所有的人都在拼命地赚钱，诊所自然就是最不赚钱的行业了。医疗费用之低廉，还滞留在乡村医生年代，幸运的是，患者足够之多，大家还保留着"文革"时期的质朴与诚实，并没有人去因为治疗疾病而产生丝毫闹医患的矛盾。所以，诊所虽然不至于发财，但也不至于揭不开锅，在每日的行医问诊过程中，曲医生不断积累经验，学习新知识，为成为一名好医生的梦想而默默努力，打下了治病救人的坚实基础。

后来，随着社会经济的发展，整个行业的收费水平慢慢提高，曲医生因为医德高尚、医术高超而赢得了周围人的信赖，收入也跟着蒸蒸日上，虽然他从来也没有什么成为大富豪的梦想，但是伴随着医术的提高，收入芝麻开花节节高，很快也就成为了一个"有钱人"。挣钱之后做什么呢？曲医生只想做一个好医生，那就投入自己最擅长的方面——开医院。2007 年，鉴于医疗诊所设备落后、医药缺乏等等弊端，他把自己的诊所改成了 1700 平方米的社区医院，更好地为当地百姓服务。经过 10 年的发展，曲医生的社区医院已经拥有在职员工 42 名、11 名执业医师，方圆 20 公里以内的患者生病之后就会主动联系社区医院，曲医生也尽全力地为乡民提供着最好的服务。

过去大家都在为钱忙，而随着时代的推进，人们越来越重视身体的健康。以往通过使用打针输液治疗疾病一直存在缺陷，输液造成的输液反应时常发生，其中的安全隐患让曲医生甚是担忧。同时，社会上也渐渐兴起了中医绿色疗法治病的新技术。曲医生在接触了新技术之后，觉得中医适用技术这种新疗法结合中西医长处，对医院经常面对的常见病、多发病，疗效好、收费低，还减轻了药物伤害，没有输液反应。所以，现在曲医生的医院在治病过程中如果没有特殊情况，一般不使用输液的方法，一般直肠患者每天大概都在 100 人次，小孩更是 70% 都在使用这种方法。手口足病是当地春夏季发病率极高的一种病症，多的时候每天发病 100 人以上，而使用中医绿色疗法之后，近年内当地手口足病没有一例患者去上级医院，雾化治疗配合直肠给药，几百块钱便能完全痊愈，无一例外；结膜炎、角膜炎等眼科疾病一直都是治疗的一大难题，有患者异物角膜已经产生羽翳，使用了雾化治疗之后，花费少，见效快，用鱼金、地塞米松做雾化治疗就能够完全康复。

多年行医，曲医生从来没有想过要成为一方名医，或者要赚很多钱，他心里只认定一个事情——做一名对得起良心的医生，真心实意为群众排忧解难，减少不必要的开支，帮他们治好病。到了今天，曲医生已获得邻里几个乡镇的赞誉，拥有了自己的医院。他没有任何背景，只是一名普普通通的医生，发展道路也一直都很顺利，别人常常羡慕曲医生，曲医生认为自己也是幸运的。但是，这不是简简单单的幸运，从他的幸运里，我们可以感受到曲医生的善良与坚定、努力与执着。

将来，曲医生认为自己的医院还有很多不足之处，他准备将医院扩建成 5000 平方米的大医院，更好地为乡里百姓服务。曲医生的事迹让我们真正领悟到了什么是真正的社会正能量、什么是制胜的法宝——心怀善意并为此默默付出，不求回报，回报自然会水到渠成。

黄志权：尽善尽美

在尘世中，没有天生完美的人。但你只要每天不断进取，做到德才兼备，最终便会成为尽善尽美的人，获得声名显赫的成就。完美的人应该具备品位高雅、头脑清晰、意志坚定、判断精准等特征，因为或多或少的欠缺，有的人无法达到完美；有的人则需要经过长时间的修养陶冶后，才能小有成就；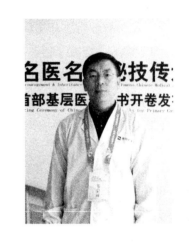完美的人总是在言语中显露着智慧，在行动中流露着谨慎，贤能通达之人愿意与他们结交，喜欢与他们同行。黄志权医生就是这样一位尽善尽美的医者。

"老百姓看病难，基层医生水平不足，连常见病都看不好"，这是黄志权医生小时候的事情了。一个小小的生病感冒，治了好久都束手无策，黄医生看到这种现状，毅然选择考入卫生学校学习医学。1991年黄医生毕业之后就进入到乡村卫生院，成为一名医生。

那个时候，乡村卫生院的治病疗效很差，经营很不景气。治疗的患者三分之一保持维持状态，三分之一病情治疗无用，浪费了救治病人的时间与金钱，剩下三分之一才是能治好的。黄医生看到这种惨淡经营的现状，发愤立志，研究医术，终于成为小有名气的医生，治疗常见病、多发病，药到病除。在 2001 年的时候，乡镇卫生院进行改制，投入设备，引进人才，自负盈亏，黄医生在这次的浪潮中从一名医生过渡成为一名诊所经营管理者。

经过 15 年的经营发展，黄医生管理下的乡镇卫生院已拥有 7 名医师、7 名护士，检测设备更新，拥有 B 超和心电图，负责附近 10 万人口常见病、多发病的治疗。良好的诊疗水平带来了良好的收益，医院新建了 1500 平方米的三间房医疗室，医院医护人员都是全科医生。无周末假日休息，大夫轮流值班，为村民的健康事业而奋斗在一线。

社会上中医适用疗法流行的时候，黄医生用心比较了两种疗法的优劣，认为中医适用绿色疗法治疗效果好，收费更低，而且提高了诊所的诊疗效率，便积极引进。现在，诊所面对的常见病、多发病，都采用中医适用绿色疗法。对于血栓类较为难对付的病症一般使用中西医结合的治疗方法，输液的同时口服中药，因人而异，辨证施治，目前看来效果较好。黄医生虽然处在管理岗位上，但常年钻研医术，临床医术功力雄厚。

有名 75 岁的老太太突发脑血管病，当时的专家会诊都认为没希望了，黄医生使用利尿脱水剂止血消炎，同时使用脑细胞活化剂，不久患者就恢复了健康。一名 36 岁的男患者，突然感到上腹不适，检查心电图异常，黄医生认为是心肌梗塞，当时症状十分轻微，所有人都未重视，几天之后，果然病发。

黄医生如今更关注常见病、多发病的治疗，他认为每名患者的体质不同，看起来是同一种病症，但是真实的情况还是相差非常大，医生要做到上医治未病，在病情还处于萌芽状态就将病毒扼杀。一名 35 岁女性左下方乳房疼痛半个月，检查显示有 5×5.5cm 的肿块，黄医生给以点舌丸、桂枝茯苓丸药物口服，六周之后，肿块消失。一名 65 岁女性患者发现甲状腺肿块一周，检查显示甲状腺肿瘤 3.3×4.0cm，服用点舌丸、桂枝茯苓丸，一个月之后，肿块消失。

　　黄医生在基层工作了 25 年，深知基层卫生工作的弊端。基层医生小病大治、滥用输液、滥用抗生素的情况相当严重，这大大伤害了病人的身体，不符合做医生的仁心仁德。他认为，中医适用技术绿色疗法必须快速推进，降低乡村医疗卫生事业的风险。绿色疗法副作用极小，收费不贵，对于乡村诊所常见病、多发病的诊治疗效非常好，如果大部分乡村医生能够使用绿色疗法为村民治病，就可以大大缓解现在诊所所面临的严峻的医患矛盾问题。

　　常见病、多发病要最大量地消灭在基层医生这一关，不能让病患上传。黄医生认为，国家应该建立一个平台，大力提高乡村基层医生的诊疗水平，帮助他们掌握更多更实用的治疗方法技术。目前，乡村诊所的发展，面临着种种问题，但从根本上说，是需要一支高素质的医疗团队，只要医疗团队的素质高、技术过硬，其他一切问题都可以迎刃而解。我国传统中医药"取自于民、用之于民"，国家应积极提倡发展中医，弘扬中医传统文化，形成一种全新的、积极的、进取的新中医文化取向，鼓励广大青年立志做一名为人民服务的乡村医生，自觉自发地提高自身的医疗水平，这才是从根本上解决问题。

　　先建功业，而后立言。黄医生谈起乡村医生诊疗技术的弱势，总是感觉痛心疾首，但想到他们风吹日晒、雨打霜浸、日夜疲倦地辛苦工作，为村民乡民送去健康与温暖，对于乡村医生这个职位，他又有着一种非同寻常的深厚情结，这是作为一名乡村医生十分复杂的感情。"在天堂里充满快乐，在地狱里充满痛苦"，其中的无奈与难舍只能用心揣摩体会，非置身其中多年不能理解。在这样的骨感现实中，乡村医生们生而艰难，却勇而无涯，他们无疑是大度的、崇高的，也是值得我们敬重的！

夏治元：芜湖医贤

"云开看树色，江静听潮声"，这里是安徽芜湖。2000年前，这里湖沼一片，鸠鸟繁多，所以名为"鸠兹"。南倚皖南山系，北望江淮平原，南唐时期，其已经是"楼台林立，灯火万家"。宋南渡之后，百年之间，这里发展为著名的粮仓宝地，是江南四大米市之首，成为历史上的"长江巨埠，皖之中坚"。上世纪90年代，国家的上海浦东新区开发之后，这里便成为支撑浦东经济的一个重要战略周转点，经济发展迅速。如今，这里是水墨山水、园林城市，这里也是夏治元医生的家乡。

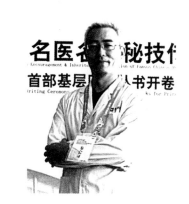

选择从医，是修炼一个人良好品德的一种舞台。

夏治元医生从医的原因是多方面的，首先，他个人比较喜欢医生这个行业，曾报考安徽中医院学习中西医结合专业；其次，做基层医生也是出于现实经济的考虑，国家改革开放之后，将基层诊所让给了私人，让原先的乡村医生可以依靠卖药的差价赚取一定比例的利润，虽然收入并不高，但是作为一门手艺，比当农民还是要好的；最后，他个人也有一种为人民服务的情结，这和过去年代里那种文化精神密不可分。很长一段时间以来国家突出"政治治国"，那个年代的人都会有一种虽然有时不太切合实际，但是的确非常崇高的道德使命感，有一种牺牲小我、成全大我的精神。因此，从学校毕业之后，夏医生便选择成为一名基层医生。

夏医生学习的是中西医结合专业，以前治病主要追求的是速度，以西医为主，除非碰上比较难治的疑难杂症一般不用中医。现在随着经济条件好转之后，人们有时间和渠道关注医疗知识，大家比较排斥原来的那种方法，反而主要依靠以中医治病为主，偶尔发生急症才打针输液。夏医生的诊所历经多年的发展，现在面积大概有 300 平方米左右，医护人员共 11 人，都是全科医生。夏医生最喜欢治疗的疾病是疑难杂症，民间疑难杂症十分多，这类病症治疗往往以中医为主，非常考验医生的用药水平，他在治疗之中学习，学习之后再治疗，使他一直在医学知识的进取上不敢懈怠。"问渠哪得清如许，为有源头活水来"，这种不断的学习，使他的医术一直处在领先水平，为此他还加入了九三学社。

中医适用技术疗法推行以后，夏医生的诊所很快便引进了这些方法。他认为，直肠给药、雾化治疗是两种非常好的治疗疾病方法。面对常规病症、多发病、常见病，这种疗法不仅有西医的治疗速度，而且有中医对身体调理的机能，治疗安全，速度又快，医生操作简便，对病人实现了最大的保护，特别是有效解决了诊所经常要面对的小儿打针吃药害怕的问题。现在小孩治病就不用像以前那样抵触了，诊所提高了工作效率，赶上多发病季节，虽然医生少、患者多，依靠诊所目前的力量有这些方法的支持也完全撑得下来。除此之外，以前输液治疗经常会有输液反应，容易造成医疗事故，所以医生过得提心吊胆，而使用中医适用技术疗法之后，用药适量，根本不用担心出现药物反应，特别是现在改进的中药制剂勒马回、鱼金，更为治疗增添了安全性。

在治疗颈肩腰腿疼痛症方面，夏医生采用中药、针灸、按摩手法相结合的治疗手段，效果非常不错，这一部分患者也是诊所患者中比例较高的。现在让夏医生最头痛的还是患者对医生的期望过高，患者花钱找医生治病，医生帮助患者治病，本是一种合作的关系，现在却变成了一种交易的关系。治病不同于买东西，首先要看患者的情况，病情可以通过治疗完全痊愈，可以缓解、减轻痛苦，或者不能治疗节省金钱。现在的患者往往对医生抱有不切实际的期望，认为自己给了医生钱，医生就应该帮他看好病，不然就是拿钱不办事，治疗病症时对医生隐瞒病情，出了问题又制造矛盾，这样的案例屡见不鲜。夏医生认为，医生与患者的关系，本质上医生不是患者的"救世主"，患者也不是医生的"上帝"，二者需要坦诚相待，相互尊重。

世俗的感激远不及礼道的希冀更有价值，夏医生认为诊所要想发展，必须要探索中医文化，尊重传统文化中的道义、方法，深挖这座宝库。中国人口众多，环境复杂，诊所要为大多数的人做好服务，首先就应该发展好自身。只有尽最大可能地规避风险，实现收支平衡，在稳步的基础上实现盈余，诊所才能够长久存在，才拥有为老百姓健康做服务的基础。中医适用技术疗法为稳固这个基础增添了优势，他希望国家能够放开政策，开放平台帮助基层医生相互交流，相互学习，最终形成诊所独特的医疗结构，更好地为乡村百姓服务。

郭巧玲：丹凤女医

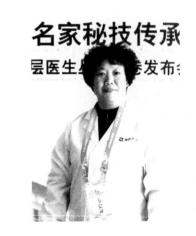

大秦一统六合，并吞天下，招致八方贤才，秦王宫内博士七十，其中四位博古通今，最为高深，秦始皇晚年焚书坑儒，迷信方术，四位先生察觉秦朝将亡，退隐商洛山，到汉高祖开国之后，四人已经须发皆白。刘邦久闻大名，曾经请他们出山，但是他们认为汉高祖为人粗疏无礼，婉言拒绝。汉高祖晚年准备换太子，吕后不安，四位先生教张良用计，请了四位老人号称"商山四皓"，在刘邦招太子饮宴之时立于太子身后，刘邦见到后问候，老人回答："以前大王相招，我们认为大王为人不讲礼仪，所以不来，现在太子仁厚，礼贤下士，所以我们一起来做太子宾客。"刘邦听了之后，向他们见礼，之后就没有再起过换太子的想法。商山四皓的隐居之地，就在今天的商洛丹凤一带。

商山洛水，自古以来就是隐居的绝佳之地，老子入秦，就是在这里隐居的，不过除了隐士所追求的鸡犬相闻、老死不相往来的美好理想外，该地域再没有其他优势。四面山壑纵横，境内溪流密布，山路崎岖，晴通雨阻，经济无从谈起，医疗卫生事业自然也就无从谈起。

郭巧玲医生小时候就希望做一名医生，初中毕业后家里经济不好，为了继续上学，就报了洛南县卫生学校。毕业之后，郭医生进入丹凤县医院做了一名医生。在做医生的几年里，她接触到了大量病患，在和患者相处的过程中，慢慢地积累、学习，成为一名十分有经验的医生。并且在这个过程里，她领悟了慈悲怜悯的医者精神，逐渐爱上了自己的职业。

1997年，郭医生开了自己的诊所，改革开放的春风这个时候才慢慢吹到这一片隐士之乡，经济有所好转，但乡村居民还是病人多、医生少，郭医生每天都忙得脚不沾地。后来条件逐渐变好，特别是国家要求村村修路之后，商洛地区作为沟通湖北、河南、四川的边缘地区，因为修路致富村村通达。近年来的经济发展迅速起来，居住在山村中的人们陆续搬入城镇，原来落后的山里已经没有多少人口了。郭医生所开的诊所却成为山里一道坚固的健康"壁垒"，一直都长盛不衰。

由于经济越来越好，健康保健信息的传播越来越畅通，郭医生的诊所也跟随经济发展的潮流接触到了中医适用技术疗法。这里本就是山清水秀之地，慢性病在当地比较少有，孩子是主要的生病人群。针对基层儿科常见病呼吸道症状，郭医生采用鱼金做雾化治疗的方法，小孩比较容易接受，对于成人的喘息性支气管炎也有很好的疗效；针对儿童常见的手口足病，郭医生时常采用勒马回进行直肠给药治疗，3天便可见效；而当地是全国最好的中药材产地，跌打损伤药物和现在的贴敷技术联合起来，治疗跌打损伤，消肿活血，减少局部肿胀，效果非常好。这些中医适用技术在郭医生的诊所引进不久，就得到了当地群众的高度认可和普遍接受。

与此同时，郭医生发现，人们在发热、感冒的症状消退之后，仍然会感到有痰的存在，这是体内炎未消尽，后来她在用药中加入了鱼金、勒马回直肠或雾化三到五天，发现患者不会再有类似感觉了。郭医生现在治疗宫颈糜烂使用勒马回加6542局部用药，口服勒马回、桂枝茯苓丸、点舌丸，2度糜烂，5天长平；治疗卵巢囊肿，口服点舌丸、勒马回、桂枝茯苓丸，消除作用明显。以前妇科病症难治，有了中医适用技术，治疗起来就不再是大难题了。

被人需要是契合人类本能的概念，是每个人价值所在的"重头戏"。郭医生从事医生这些年，从来都没有过休息日、节假日，有病人她就要工作，并以此为乐。看到自己的病人痊愈，郭医生就会从内心深处生出一种欣喜感，而碰到经济还处于困难期的患者，郭医生一般都是只收取成本费。当地还有一小部分农民居住在交通不便、公路都修不到的山村里，没有国家补助他们也没有能力搬出来，仿佛仍是古代的村庄般与世隔绝，郭医生的诊所有时碰到这样的患者时，就会乐于助人、力所能及地帮助对方。这些病人的真诚需要，让郭医生工作起来充满着能量与自信，也对未来希冀满满。

某个哲学家曾说过：人的思想和行为都来自于人的感受，郭医生身处商山洛水，自古以来都是文化圣境，养生福地，仓颉在此始造字，老子在此结庐居。地处秦岭南麓，四季分明，山多水好田地少，风景优美，但是经济却处于弱势。

常言道：穷则变，变则通。对于一个不断修炼自己医学生涯的郭医生来讲，能够在指定的路上不受阻碍，努力把自己对外部世界的注意力转移到对自身意志的修炼上，让自己的意志提升到自由、无障碍、可信赖、合适的境界，这就是医者的本性，也当属医者的使命！

马尚飞：夷陵高风

"自三峡七百里中，两岸连山，略无阙处。重岩叠嶂，隐天蔽日，自非亭午夜分，不见曦月……"郦道元《水经注·三峡》以短短百余字，描绘了长江三峡上清峻的风光。三峡江水流急，岸上就是险峻的夷陵道，江山险要，自古以来就是兵家必争之地。从来诗词歌赋就不乏赞咏，李白的"朝辞白帝彩云间，千里江陵一日还"，

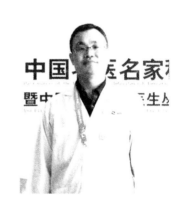

杜甫的"五更鼓角声悲壮，三峡星河影动摇"，白居易的"万里工程三峡外，百年生计一舟中"都是对这里的描述。

夷陵今天叫宜昌，楚灭夔，水至此而夷，山至此而陵，称作夷陵。夷陵地势西北高，东南低，西北东三面群山环抱，东南一望无际，西北山形切割，沟溪纵横，山峦密布，是火攻的绝佳之地。先秦，白起火烧夷陵道，东汉，云台大将岑彭，吴汉火烧公孙述，三国陆逊火烧连营，西晋王睿楼船下益州，战场都选在了这里。之后吴三桂反清，与日本帝国主义的战争等大型战争，夷陵都遭到了火烧，至于如同杨素取夷陵、李靖攻夷陵、李自成败陷夷陵这种小规模的战役更是数不胜数。马尚飞医生的诊所就开在这里。

马医生家是中医世家，父亲哥哥都从事医疗工作。1991年，他进入三峡大学医学院开始学医，毕业之后就开始行医，两年之后被选为葛洲坝基层卫生所所长，管理16名医生。当时国家希望把基层卫生所改革成为自主管制、自负盈亏，马医生认为这样很好，于是便领命，被选举为卫生所所长，从一名医生变成了一个医药行业的小管理者。3年以来，他为了卫生所的发展倾尽心力，但是乡村卫生所的医生习惯了固定工资，责任感不强大，设施不够先进，技术也没有独到之处，只能治疗一些常见、多发病症，没有很多盈利空间，所以转型一直都没有成功。

2001年，马医生带着剩余的12个人开办了自己的诊所，刚开诊所的时候很艰难，马医生记得当时的创可贴成本价是0.25元，自己门诊创可贴卖0.3元，有患者非要0.2元买，马医生无奈，不能今天卖0.3元，明天又卖0.2元，于是诊所的创可贴后来都卖0.2元，"新开张的店，图个人气"，他这样安慰自己。

那段时间可谓是马医生最为艰难的日子，开门就要吃饭，他整天为了诊所的经营费劲脑汁，头发都掉了很多，好在都是有经验的老医生，不久就取得了周围人的认可。第一年年底，诊所收益30万元，基本上养活了原先卫生站的同事，他的才能也逐步得到大家的认可。五六年之后，马医生的门诊每天的营业额达一万元以上。最近几年，他的诊所以待人诚厚而闻名，影响范围已达3个县以上，才终得以名声远播、业绩斐然。

但是，毕竟诊所的工作不是特别盈利的行业，在毕业20年的同学聚会上，看到自己的同学都是博导、企业家、社会贤达、知名人士，马医生深感自惭。2014年他又开了中医院，不过相比之下，他更热爱自己的小诊所，中医院成立起来之后，大部分时间他还是亲力亲为在诊所负责。现在他的中医院有2000平方米，共46个人，其中9名医生，11名护士。谈到今天的成就，马医生认为最先感谢的就是自己的家人，父亲治疗跌打损伤、疑难杂病，在当地的影响很大，哥哥是一所医院的副院长，治疗呼吸系统、皮肤科、男科病都是当地的权威，听到他要开中医医院，都辞职来支持他。

输液曾是基层医疗治疗疾病的大杀器，碰到难以解决的病症基本上都要靠这个方法，输液治疗的弊端也十分明显，药源性疾病伤害巨大。近年来，马医生的诊所采用中医适用技术疗法之后，已经完全取代了输液的地位。使用鱼金、勒马回中药制剂，进行直肠给药与雾化治疗相结合的方法，治疗疾病的速度不弱于输液，更降低了药物对病人的伤害，同时也将医患矛盾消除于无形。特别是基层医疗面对的患者大多是儿童，小孩子害怕打针，常常会造成基层工作的低效率，而自采用中医适用技术疗法之后，马医生医院的治疗效率提高了很多。他认为，在基层卫生工作中，病人数量巨大，医疗工作人员不足，从这个意义上讲，中医适宜技术十分值得推广普及。

马医生认为，中医是一种文化的传承，与西医是两种不同的理念。中医更重视防御性的治疗，一块钱防病相当于八块钱治疗。中医更为简便的诊病方法，方便的施治保健手段，廉价的医疗费用，是中华民族传承延续 5000 年的医疗基础。食疗、太极拳、八段锦、易筋经、针灸拔罐、刮痧按摩等非药物保健治疗方法，多加以利用，都可以预防很多病症。

马医生信奉中医文化中"中庸"、"和谐"的哲学思想，他开中医院最开始也是想延续和发展家里的中医技术，将来他希望能把医院开成真正体现中医文化的中医院，让患者融入环境，融入博大精深的中医文化，感受中医施治，在临床上推动中医的发展。这是马医生个人的目标与追求，却也是大势所趋——中国的人口老龄化问题越来越严重，医疗负担终归会成为我们国家最沉重的包袱。发展中医，需要全民的重视与参与，更需要有识之士开拓进取、勇敢向前。

吕玉阳：海港"明珠"

美丽的大连，处在黄海渤海之滨，背靠东北腹地，是我国重要的经济、贸易、港口、旅游、工业城市。此地气候温和，环境优越，物产丰富，盛产鱼虾蟹贝藻，是全国重要的海产品生产基地。其中，鲍鱼、海参、扇贝、海胆等海产品远销国内外，驰名久远。吕玉阳医生的家乡就在这美丽的海滨。

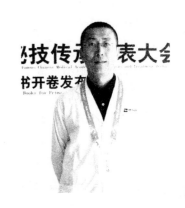

吕医生的父亲也是当地有名的医生，大连在清政府时期属于东北龙兴之地，禁止百姓开发，到19世纪80年代才放松，后来成为殖民地在几个国家手中交换，所以文化较为开放、大气，兼容并蓄。吕医生自小就跟着父亲了解到很多医学知识，家庭环境的影响使他越来越崇拜医生，后来考入大连市卫生学校，待学业结束之后就开办了自己的诊所。

吕医生初开诊所，诊疗设备只有简单的老三样——温度计、听诊器、血压计，诊所面积也只有十几平方米。但是他喜欢医生这个行业，虽然起步低，但并不灰心，一边为乡亲们治疗疾病，一边自学，从 2004 年到 2008 年，拿到了医科大学大专文凭。2008 年到 2012 年，拿到了医科大学本科文凭。经过不懈努力，其诊所也慢慢变得越来越正规，从最初的缺医少药，到现在的诊疗面积 600 余平方米，两名医生、三名护士，血常规、尿常规、血糖、血脂、心电图、微量元素等各种检测设备一应俱全。诊所通过实力和专业的医术赢得了附近群众的信任与认可，方圆二三十公里的患者都来他的诊所看病，更有口碑相传介绍过来的外地患者。

现在，诊所治疗的病症以小儿常见病、常见内科疾病、地方病症为主。大连作为开放型城市，接受新的事物总是处于领先地位，加之吕医生的勤奋好学——辗转北京、沈阳、哈尔滨等地学习新型诊疗技术，直肠给药、雾化治疗、中药贴敷、刺血针灸这些治疗病症的方法吕医生很早便加以关注，现在更是应用自如。大连作为全国最佳滨海旅游城市，绿色疗法的理念也走在了全国前列，虽然小儿推拿、针灸治病这些方法在当地推广的时间并不长，但患者非常容易接受，调未病，解决痛苦快，缩短病程，损伤小，受欢迎程度很高。

以前诊所治疗小儿咳喘、毛细支气管炎这类病症主要以输液为主，病程一般都需要十天半个月，现在通过直肠给药、雾化吸入、中药贴敷的合理结合治疗，明显缩短了病程，减少了患者痛苦，一般三天病情就明显改善，一周基本上就可临床治愈。一名 4 个月大小的毛细支气管炎患儿，在当地儿童医院输液 7 天治疗效果不佳，家长不舍得孩子继续接受输液的痛苦，遂来到吕医生的诊所，吕医生使用勒马回、小诺霉素、对乙酰氨基酚直肠给药；鱼金注射液、布地奈德、特布他林雾化治疗，同时配合中药贴敷，效果立竿见影，当天咳喘明显缓解，治疗 6 天后即康复。

使用了新技术之后，受益的患者越来越多，吕医生下一步的计划是把中医与西医结合起来全新突破：大连经济条件好，只要看好病，疗效好，副作用少，一般患者都很容易接受并且很好推广。西方医学拥有各种先进的检测设备与诊病体系，诊治病症精确、严格、细致；中医用药注重全息治疗，调节身体功能平衡，从而达到预防和治疗的目的，副作用小，特别是针对慢性症状，效果极佳。把两者有机结合起来，调节身体预防疾病缩短病程，提高患者的生活质量。不过目前，中西方文化差异表现在医学里，各有各的长处，却各有各的道路，强制融合在一起还有很多分歧，吕医生正就读于中医院大学，想对中医进行一个完整的学习，然后走更远的路，迎接新的挑战。

对于诊所未来的发展，吕医生认为要更加规范化，将来做大做强，成为门诊部或者医院。门诊部相对于诊所而言，可以汇集更多有经验的医生，采用更标准、更规范的管理，先进的检测设备，全方位的诊疗手段，更科学、更先进的治疗流程，创建更优雅的卫生工作环境，为患者提供更加贴心的诊疗服务。大连是一个多元化的城市，三甲医院、国立医院、私人医院、外国医院林立，都能够在这片土地上生根和发芽。伴随着经济的进一步提升，大连将成为海港明珠，即便是一家小诊所，如果不能紧随城市前进的脚步，也终将会被淘汰在历史的海浪之中。

中医适宜技术、绿色疗法，在限制抗生素滥用的大环境中，为诊所在这种竞争中独树一帜起到了重要作用。现在他的诊所经营中就具备这样的优势，声誉已覆盖方圆几十里，可以及时治疗当地的常见病、多发病，收集并管理当地村民的健康信息资料，宣传营养保健卫生知识，提供养老帮助等服务。只要做好基础，不懈努力，不断学习提高，诊所便可以借助更好的平台连锁化发展，开设分支机构，这是吕医生的一个梦想，他正朝着这个梦想一步一步奋斗着。

而作为一名医生，吕医生认为自己行医最大的收获是，收获了一份根植于心的责任感，更收获了信任。当今社会，人与人之间的关系越来越僵化，缺少沟通与交流，要打开彼此之间那扇紧闭的房门，不仅要用嘴巴，更重要的是要用心灵。纵是大海掀起风浪，纵是天空乌云密布，纵是道路布满荆棘，但像吕医生那样捧出一颗真诚的心去爱别人，任何人都会被感动！

江小平：筚路蓝缕

范仲淹一篇岳阳楼记，一句著名的"先天下之忧而忧，后天下之乐而乐"，使湖南岳阳楼成为与武昌黄鹤楼、江西滕王阁并称的"江南三大名楼"。岳阳北边的华容县，南滨洞庭、北倚长江、接壤湖北，历史上确有一座更著名的楼——章华台，是楚灵王时战国七雄中最大的国家楚国倾全国之力数年建成的。楚人是火神祝融后裔，

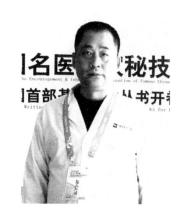

殷商之时，为商王朝所打击抛弃，南迁避难，直到武王伐纣，楚国倾尽全力支持武王，成王继位，才给了楚国后裔一个子爵的位子，但是却有名无实，依旧把楚国当成蛮夷草寇对待。楚人奋发图强，筚路蓝缕，以启山林，历经数代，最终成为战国中国力最强、文化最盛的国家。即便是被秦国灭国之后，楚人仍做到了楚虽三户，"亡秦必楚"的誓言，建立起了煌煌大汉。

楚人这种百折不挠、奋发进取的精神，值得今天的我们学习，江小平医生正是华容人，他身上就流淌着这样一种楚国气质。

30 年前的江小平医生还是一个少年，得了急性胃肠炎，还好，不是要命的，那时候医疗环境非常差，连基本药物都没有，医生也没什么治疗的办法，江医生就整整疼了一天。后来疼劲过去了，病也就好了。他下定决心，一定要当一名好医生，就报考了卫生学校，3 年的学习结束后，就应聘进入一家医院，一边工作，一边学习。1999 年拿到了执业助理资格证，2000 年拿到执业医师资格证之后，就转入乡村卫生室，为乡村的老百姓治病疗伤。

历经十余年经营，江医生的诊所现在面积约 200 多平方米，有两名医生、三名护士，平常日门诊量达 100 到 150 个人，每年的个人收入能达到 15 万元左右。诊所主要以儿科为主，患者来自四面八方。他总算不负初心，取得了十里八乡的信任，也肩负起为当地广大老百姓诊病治病的职责与使命。

"鸟美在羽毛，人美在心灵"，这句话深含人生的哲理。江医生谈起过去的中医医生时说，碰到富贵人家，药价就开得特别高，而且采用名贵中药材，而碰到一般人家，则采用普通中药材，价格相对也公道，碰到贫苦人家，赠医舍药也是很常见的。而现在，社会上的经济分化比较明显，但诊所或医院实行的都是相同的医药费用，对贫穷家庭而言，得病就是雪上加霜，富裕人家则只要把病看好就好，费用即便高出数倍也不会很在乎。现实中，如何化解这种贫富分化的现象？不能单纯靠医生劫富济贫，江医生希望，国家在这方面能拿出可行的扶贫政策来，不能让贫穷的人家连病也看不起。

目前，江医生的诊所已经完全转型为中医适用技术疗法，针灸、直肠、雾化、贴敷是最常用的治病方法，秋季腹泻和病毒性腹泻症状的治疗，除百分之十严重性脱水的患者外，其余全部是用直肠给药的治病疗法治愈的。一般鱼金注射液加勒马回注射液，两次即可治愈，如果腹胀，可以加藿香正气液，失水患者口服补液盐水，腹泻严重患者加维生素 B_1 注射液，病毒性感染严重患者加利巴韦林注射液和西米替丁注射液，呕吐严重的加 6542 注射液，到目前为止无一例没有康复，这使得他对中医适用技术疗法十分认可。

江医生个人很喜欢学习，现在经常会有大型药企、各类医院的学习机会，网上也有很多名医课程。江医生如果有时间，对这些学习的机会都会尽量把握。

他认为，给老百姓治病，要的是实在，只要能把病看好，进了医院什么都是好商量的。这些年他扎根基层，最大的优势就是在用少量的钱看好了很多病人，所以附近的病人都愿意去他的诊所治病。"只有不断地学习，不断地进取，才能更好地服务群众"，江医生说。他刚开诊所的时候，也是打针、打针、打针，现在条件变好了，有很多东西值得学习。以前很严重的病现在从根本上都断绝了，以前不是病的病现在都成了困扰患者健康的大问题，这些都是问题，需要基层工作者的积极参与解决。

对于未来的工作，江医生认为，基层诊所的诊疗技术有待提高，现在患者有钱的都去三甲大医院，小诊所主要面对的还是常规病症与弱势群体，常见病症竞争大，又赚钱微薄，只是养家糊口；住不了院的弱势群体才会先考虑乡村诊所。做医生，首先要考虑救死扶伤，现在基层诊所诊疗技术有限，需要加强与提高。另外，他希望国家有关部门能更多地关注乡村诊所的经营情况，制定合理的措施。虽然他的诊所基本上处于一个很好的状态，但他见过很多诊所，并非由于治不好病，而是因为各种条件限制，导致经营起来捉襟见肘，而如果放弃这一块是非常可惜的。

江医生十年创业，行医一生。使人想起楚人在殷商灭夏之时，被商朝大军追得向南迁徙，筚路蓝缕，以启山林，终于在楚庄王时代成长为一只不鸣则已、一鸣惊人的凤凰族群的精神，章华台的风流毁于战火，但，这种精神却得以代代传承。

基层医生的生存世界

李晶：淡兰如菊

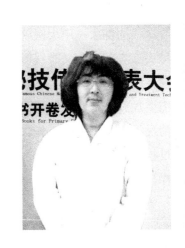

上古之时，轩辕黄帝与蚩尤部落战于涿野之郡，黄帝大胜，开中华文明先河，这场传说的旷世大战就发生于如今的河北张家口一带。李晶医生的诊所就开在这里。

诸葛亮说过："非淡泊无以明志，非宁静无以致远。"所谓的淡泊与宁静，就是对于生活中一些东西不过分奢求，安于清简一些，自然一些，尽可能排除心中的私心杂念，才能把目光放得远大。可以说，李晶医生就是领悟了这种人生真谛的人。

李晶医生家里是祖传的中医，祖上一直在行医，到姥爷一辈都有明确传承，李医生自小便受到家庭文化的熏陶，对中医十分喜欢，很小就学会了推拿按摩。到高中毕业的时候，已经能够看病开药了。她对中医非常感兴趣，就报考了河北中医学院。在学院中，李医生因为基础扎实，学习进步非常快，毕业之后，又跟随河北中医界两位泰斗学习中医，积累了深厚的中医基础。

学习完成之后，李医生被分配到当地的卫生所做中医医生。在医院里，她因为医术高超，获得了较高的评价。2000年，李医生离开医院，开办了自己的个人诊所。李医生的诊所主要是以自己的中药为主要治疗手段，发展十多年后，现在已有近40平方米，拥有一名护理、一名医生。虽然这个诊所非常小，但却非常有名，覆盖整个张家口，有什么比较棘手的状况需要中医，李医生就提供帮助。

充满爱心的人，生命才是充盈的，其工作中也才是满怀激情的。在李医生看来，中医适用技术疗法是一种相对于白色疗法比较先进的新方法，值得推广使用。李医生不大使用打针吃药输液来治病，谈及中西医的优势来，她认为，中医治病在非常廉价、非常高效的同时，药物副作用也非常少；西医治病速度快、效率高，操作流程更为规范，但现在西医越来越多的药源性疾病也让人充满了不信任感。李医生认为，现在治病要比以前难很多，医患矛盾已成为压在医生头顶的一座大山，诊所治病本来就赚不了多少钱，医生收入微薄，使用输液的方法，输液反应速度非常快，稍有不慎便会发生医疗事故，乡村医生的根基承受不了这么大的打击，使用中医治病则可以更安全。但是，中医也有自己的不足之处——中医治病在更加安全可靠的同时，治病过程却需要时间。很多人身体强健，根本没必要花费许多时间来喝中药。中医适用技术疗法把中西医优势结合起来，既提高了诊疗效率，又有效控制了输液引发症状的出现，同时还降低了药价，真是一举多得。

现在，李医生的诊所使用鱼金注射液等中药进行雾化，治疗肺炎、上呼吸道感染，配合贴敷，口服中草药，往往当天就见效，第二天症状便会明显减轻。李医生对于贴敷十分看好，肺炎高烧时，透皮贴敷效果很快，而且不伤病人身体；对于妇科子宫肌瘤，外贴口服中草药，也可以抑制消除盆腔积液；而一些疼痛病，也是一贴就灵。贴敷治疗，草药通过皮肤进入体内达到疗效，许多人认为用药量过少很难达到治疗目的，而李医生则认为，只要找准合适的经络穴位，即使给药很少，同样能够治疗大的病症，而且给药量少，就意味着对病人的伤害越小，特别是一些年龄大的人和慢性病的人，都应该采用这种方法治疗或辅助治疗。

从总体上说，我们国家是一个人口大国，生病的人多，医生少，每个医生每天都需要面对大量的病人。目前医患矛盾的问题比较严重，医生看病必须要既快，又要好，才会获得群众的认可，但现实状况却是，假如有50个人排队看医生，医生每个病人看20分钟，那么到晚上第50个病人还没有轮到，病人就会骂医生浪费自己时间，对患者不尊重；假如医生花五分钟看一个病人，病人排了两小时队，给自己诊病才花费了五分钟，病人内心又会认为自己花了两小时，医生看自己用五分钟，简直就是黑心。这个矛盾在一段时间内将会长期存在，患者在情绪上总认为自己是受害一方，一旦出现医疗事故，所有的情绪都会爆发出来，导致医生既受苦，又受累，还要承受无端的责难与非议。李医生认为，中医适应绿色疗法给了基层医生一个更加安全的医疗环境，这种疗法极大避免了因为输液带给病人的不良反应，值得基层医生们学习和推广。

所有有理想的人生，皆源于自己的不懈追求与价值的不断实现。李晶医生行医20多年，她现在也算得上是一方名医，但是她并不以此为满足，仍然追求医术上的精益求精。李医生认为，现在用药还多偏向于西医，西医用药对人体伤害大，而中药又缺乏研究，用量没有一个标准，不如西药那样规范明确。她希望将来诊所的用药都是中药用剂，却可以如同西药一样可以明确说明用处、用量、治疗范围，这样才是真正对患者、对诊所共同受益的事情，而这，需要广大医药开发一线人员的共同奋斗与努力……

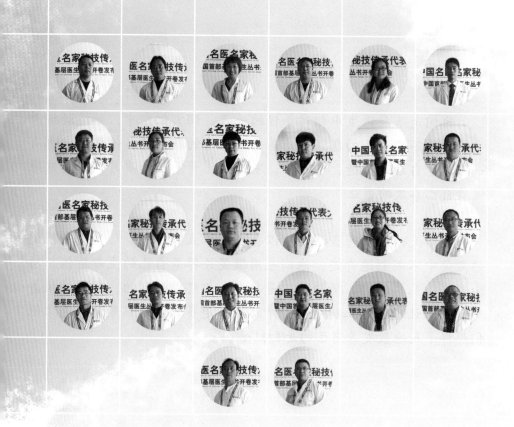

下篇

"锦瑟华年" ——

披荆斩棘

许生命一个更炽热的未来

他们是基层医生中相对年轻的一代，烟火红尘中，始终坚持着平凡得再不能平凡的想法，走着平淡无奇的行医路；他们心中都有一份属于自己的医德，不盲从，不偏执，于漫长的岁月里，安然地做着自己喜欢的事业。

　　"以天使之心悬壶济世，以善良之本立身于世。"生命在他们的微笑中不断创造奇迹，他们也用微笑诠释着自己的生命价值。功崇惟志，业广惟勤，坚持，不是每个人都可以做到的，他们的执着与坚守，让我们真正明白——伟大，不是多么轰轰烈烈，而是像他们那样平凡地散发着自己的光和热……

徐涛：永不褪色

东衔黄河水，西依贺兰山。这里是宁夏平罗县，古代戎狄所处之地，具有回、汉、蒙三族文化底蕴，徐涛医生的从医之路就是从这里开始的。凡事要取其精华，这是品位高雅之人乐于做的事情。"蜜蜂为了酿蜜而遍寻花粉，毒蛇为了造毒而搜寻苦味"，品位的不同，导致人们的追求也各不相同。

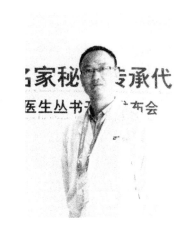

徐涛医生小时候就非常喜欢中医传统文化，经常看一些中医方面的书籍。长期以来，有了一定积累之后就更加着迷，深入学习，慢慢领悟了中国文化和而不同的精髓。1995年，徐医生从高中毕业之后进入宁夏医学专科学习，1998年毕业之后又进行了本科学习。学业完成之后，到平罗县卫生院工作。工作期间，他保持了在学校时积极进取的学习精神，不断探索，多方请教，历经三年，终于成为一名经验丰富的医师。2004年，徐医生转业在平罗县开了保安堂，做了一名坐诊医师，直至如今。

现在，保安堂已经发展成为当地一家以中医特色为主的中医院，全院职工有 25 名左右。自中医适用技术疗法推广以后，中医院依靠这些先进的技术来治疗疾病，直肠给药、雾化治疗、中医中药、透皮贴敷、针灸理疗，这些都是徐医生的拿手手段。当地的经济算不上富强，基层老百姓的经济更不宽裕，要让老百姓看好病、少花钱就必须提高诊疗技术。

以前治病，有一段时间完全依赖于西医的"白色医疗"，然而"白色医疗"有发生事故的风险，徐医生便彻底以中医诊疗方法为主了，开始使用中医适用技术绿色疗法之后，效率提高，效果更是显著。现在，妇科、儿科、内科、常见疾病、多发疾病，都开始用这种治疗方法；上呼吸道疾病咳嗽、化脓性扁桃体炎、咽颊炎等等使用雾化疗法；肠道疾病、妇科疾病使用直肠给药治疗；发热、咳嗽、腹泻这些症状都使用外用贴敷治疗。另外，徐医生还引进了浮针技术，利用浮针治疗各种疼痛症，效果很好。

徐医生治疗一名 4 岁的化脓性扁桃体炎症患儿，当时患儿发烧 39.8℃，咽喉疼痛，嘴唇干红，大便 3 日未通，给予开塞露一支肛推，下燥粪若干之后，使用鱼金注射液、安痛定、头孢呋辛直肠给药，勒马回注射液加生理盐水雾化治疗，小儿 3 天便完全恢复健康。治疗一名 4 岁支气管肺炎小女孩，当时小孩发烧 39.6℃，咳嗽喘息，听双肺之间有明显的呜呜音，使用鱼金注射液、头孢呋辛、安痛定直肠给药，勒马回注射液、氨溴索、沙丁胺醇注射液做雾化治疗，3 天后小女孩也恢复了健康。现在常见的小儿多发病症，自从使用了中医使用绿色疗法之后，一般患者都是 3 天恢复健康，严重一点的也不会超过一周，治疗速度快的同时，对小孩的身体也形成了一定保护。

懂得未雨绸缪的人，永远都不会身处困境。徐医生认为，学习医学，是一个不断进步的过程，医生如果学到的知识越多，就会知道自己的知识越不够用。现在是信息开放的时代，病人对于治疗疾病的要求越来越高，不能认真学习的医生早晚都要被社会发展所淘汰。做医生要对患者的生命健康负责，更需不断地探索，不断地努力，学习、学习、再学习，提高、提高、再提高，只有这样，才能够为患者的生命健康负责到底。

他总是远远地走在最前面，越完美越追求进步。徐医生将来准备组织自己医院的大夫、护士都去进修学习，学习实用技术，提高诊疗水平，为医院长期稳步的发展打下一个坚实基础。徐医生认为，基层医疗要发展，仅仅做资金上的准备是远远不够的，还需要长远的目标和人才的储备，从某种意义上讲，这才是基层医疗事业发展的核心动力。他希望把自己的中医院做成连锁经营的模式，这种模式最大的优势就在于有一个坚强的团队，能够建立一种大家都能够认同的职业文化、职业操守和行为习惯，这样有利于患者形成一种情感上的信赖，更有利于帮助他们缓解病情，同时也能够在一定程度上消除一部分医患矛盾。

为了实现自己的理想，徐医生积极奋斗，毫不懈怠，他希望国家能够更多地给乡村医生搭建一些学习型的平台，加强乡村医生的实用技术交流。在基层，只有花更少的钱，看好病，对乡村百姓来说，才是一个好医生，一个技术的领先，就可以解决所有问题。另外，乡村医生现在最大的问题是后继无人，徐医生希望国家能形成一种体制、一种文化，鼓励年轻人学习医学知识，到基层为老百姓服务，让基层医生为人民服务的"薪火"代代传承、永不褪色。

刘志刚：霸州风骨

辛苦遭逢起一经，
干戈寥落四周星；
山河破碎风飘絮，
身世浮沉雨打萍。
惶恐滩头说惶恐，
零丁洋里叹零丁；
人生自古谁无死，
留取丹心照汗青。

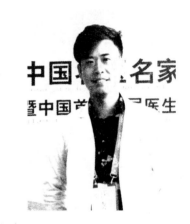

这首文天祥著名的《过零丁洋》，描写了家国破碎、江湖飘亡的复国生涯。正是在河北霸州信安镇，文天祥写下了著名的《正气歌》，而后宁死不屈，英勇就义，这首诗便与岳武穆的《满江红》青史久传。刘志刚医生的家乡就在这里。

　　刘志刚的父亲是全国优秀乡村民医，受父亲的影响，姐姐和他都走上了从医的道路。后来认识了他的妻子，也是医生。问起他当时为什么会选择从医这条道路时，他说并没有刻意想过，家里人都在从医，父亲让他参加当地卫生学院学习了3年，然后就开始给人看病，后来又去霸州医院学习了两年，技艺更加娴熟，水平更加高超。他在上卫校之前就曾经诊过病，仿佛天生就应该做医生一样。

刘医生的门诊在当地只有一家，虽然是儿童专科，但是在乡镇这样的环境里，诊所的要求是"全能"——老人有病，妇女有病，外伤内伤，眼鼻腑脏，患者的需要就是医生的天职，有什么病治什么病。先学习再实践，再学习再实践，刘医生在医学的道路上一走就是 20 多年。

3 年前，刘医生的门诊是纯西医的门诊，而现在，刘医生更愿意采用直肠、雾化一些内病外治的方法来治病，一直在积极学习中医技术。通过 20 多年的行医经历，他对纯西医与绿色疗法做了比较，认为直肠给药不仅更加安全，而且见效速度更快。他对自己的医术十分自信，自述他能够查看病人的症状，通过问答问题就能准确估计出病人的病情，用什么样的药物，几天会发生什么样的生理反应，几天能够痊愈，95% 以上与描述并无差异。因为他能够准确预言，所以能够对患者起到一定的心理安慰作用，十里八乡的患者都对他很信任。

根据自己的行医经验，他认为直肠给药吸收快，副作用小，常见病基本上都可以用这种方法治疗。况且药物不经过肝脏的首过效应，大大降低了毒性，应该广泛推广。对于新型的雾化给药，刘医生给予了很高评价，认为给药途径更加安全，局部用药，上下呼吸道疾病立竿见影，效用神速。

曾有一名 87 岁的老太太因为患有慢性肺肿症，不断咳痰、哮喘，进而引发呼吸道感染发炎。据患者所言已经看过不少医生，吊瓶也打了不少，但是没用，年龄越大越灰心，但病重难受又不能不去治疗。他当时也不认为自己能治好，只是抱着医者父母心的心态说："可以试试新的雾化疗法。"用一支加强吸收的布地奈德，一支清热解毒的鱼金注射液，化痰的氨溴索和用来扩张支气管的舒喘灵，做过一次雾化治疗后，症状就明显减轻了，后来患者康复后，主动向他致谢。能够获得这样一位年纪远大于自己的长者的感谢，令他内心感到十分欣慰。另一方面，当时个体诊所也在面临着一些优胜劣汰的变革，他相当有压力，这件事更坚定了他在医学道路上前进的信心。

刘医生对于小儿常见发热、腹泻、咳嗽有着很深的研究。据他自述，以前遇到小儿发热时，包括他在内的西医的治疗手段都是一包布洛芬，但是通过对中医理论的学习，他发现不服用退热药效果常常要比服用退热药效果更好，退病更快。一般肚胀、肛红、舌厚、咽红等症状，是中医中所讲的实热症状。人体受风寒，寒邪入内，体内免疫系统调节，与病魔作斗争，体温自然要比正常情况下稍微高出一点。直接退烧反而有助于外邪，治愈更加慢，可以冷敷，擦拭酒精，防止内部积热不能舒发。但不宜一上来就用退烧药。

一个人的真实品性能够在谈话中得以体现，刘医生是一个重视医术的人。当谈及经营理念时，他认为一个好的医生最重要的就是帮助病人有效且花费较少地解除病痛。自己做诊所20多年，都是治好了别人的病，那些患者的家人、亲戚、朋友生病之后相互推荐，才能立足于当地，疗效见真知。

对于自己的未来，刘医生希望诊所能更中医化，所以参加学习了张德生、李子珍、吕晓风等很多老中医的课程。他对针灸极为推崇，言及自己亲眼见过的针灸老师，头疼扎一针，立马止痛；腰酸扎一针，立刻缓解；多数痔疮，后背经络上有病发点，是一个尚未命名的新穴位，一针见效。眼下他正在学习针灸，并且希望学习中医诊脉技术。

人生就是一个不断思索的过程，刘医生以前可能并不太明白自己为什么要做医生，但是从业20年之后他真正明白了这是自己的使命，所以他总是尽自己的全力来为每一位患者用心服务。其让人不禁联想起这里的文天祥丞相，国破家亡，历尽艰辛抗元失败，面对高官厚禄的诱惑，也许以前他的内心从没有想过为什么选择不降，但是在信安，他知道了，那就是自己的使命。

张志坚：乡村郎中

云南有一块神奇的土地——丽江。拥有"世界自然遗产"、"世界文化遗产"和"世界记忆遗产"三项殊荣的丽江，地处滇西北部、青藏高原东南缘，三江并流中段，这里地貌复杂，历史悠久，民族聚居，是连通云贵高原与青藏高原的重要站点，丽江从云中天堂的玉龙雪山到奔腾汹涌的金沙江畔，从碧绿湿润的草原到郁密

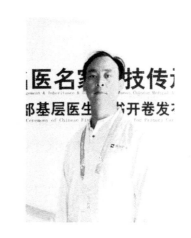

的原始森林，温度随海拔高度的变化而呈立体型气候。从山脚到山顶，自然植被、土壤类型多样，气候悬殊、生态环境各异，兼有寒带、温带、亚热带的气候，为各种药材的生长创造了优越的条件，蕴藏着丰富的药材资源。这里有13000多种植物，其中中药材多达400多种，是名贵中药材产地。由于地处偏远，经济落后，传统中医在这里根基薄弱，但是随处可见的中药材使得普通百姓家庭也积累了一些用药方法，东巴医（纳西）苗医、藏医和其他少数民族的医术在这里传播广泛。张志坚医生的家乡就在这里。

张志坚医生的祖父，家传医业，1966年成立合作医疗时被聘到合作社行医。世代居住在丽江的张医生一家，在这里行医治病，救死扶伤，如其悠然的山水般静静地包容、吸收着各种民族文化，丰富的医药知识使其拓宽了用药范围，创新出一套适于当地的用药方法。

张志坚从小在家传医业的环境中长大，在祖父的熏陶下立志成为一名救死扶伤的医生。从8岁开始跟随祖父上山采药、辨识药材、学习民族医药知识，在祖父的指导下学习中草药知识及治病救人的诊疗方法，积累行医经验。1997年进入丽江卫校学习社区医学专业，1999年张医生毕业后就回到祖父工作的村卫生室，成为卫生室的骨干医生兼负责人；2006年又报考了昆明医科大学的函授临床医学专业，2012年和2013年在老一辈民族医生和乡村医生的努力下，先后成立了丽江市民族医药协会和丽江市乡村医生协会，张医生担任两个协会的秘书长，有了更多和老一辈学习医学知识的条件；2016年，丽江市乡村医生协会换届选举，张医生被推荐为新一届乡村医生协会会长，带领全市1138名乡村医生奋斗在基层一线。

目前，张医生的卫生室共有三名医生，其中包括他的妻子。当地的经济状况并不是很好，来就诊的人群每天都有几十例甚至上百例的病症需要治疗，3名医生经常都要加班到很晚。来就诊的患者经济状况有好有坏，卫生室还保留着祖父淳朴的医德医风，对没钱看病的患者都给予赊账或减免，深受老百姓的欢迎及尊重。

张医生的行医从最原始的采药、炮制药材开始传承，除治病救人的医术之外，更重要的是传承了丽江各个优秀民族医生和老一辈乡村医生行医的医德医风，行医越久，张医生就越感受到中医文化所蕴含的深刻哲学之美——中正和平，包容大气，悬壶渡世，普济苍生。这种文化像一颗种子一样在他的心里生根发芽，让他在行医生涯中坚守自己的本心，与当地居民形成了非常良好的医患关系，邻里和睦，受人敬重。

张医生最擅长治疗的病症是骨伤科，当地内儿患者最多，他在这方面也下过功夫。自引进中医适用技术疗法之后，治疗病症更加得心应手。在治疗鼻炎、咽炎、扁桃体炎、肺炎、皮炎这些基层常见疾病方面，张医生采用纯中药制剂雾化治疗，这种治疗无毒副作用、见效快，深得当地患者的欢迎；在治疗发热、咳嗽、痔疮、前列腺炎、肠炎这些病症方面，他采取直肠给药的方式，安全快速，也得到了患者的认可。

一名48岁的女性带状疱疹患者来卫生室求医。当时患者体温正常，腰部出水簇状疱疹，患病部位神经疼痛、瘙痒。张医生根据症状，用点舌丸和西米替丁相溶解，涂抹患病处，7天即痊愈。治疗一名28岁的女性哺乳期便秘患者，便秘严重，有时一个星期才大便一次，大便还会伴随流血，严重影响到哺乳了。考虑到患者在哺乳期，张医生采用了小儿七珍丸，让患者既不影响哺乳又能很快恢复。这些病例都是用非常轻微的手段来治疗疾病，中医强调适度治疗，不强调用药，这些是张医生从祖父和前辈那里继承过来的经验，也是中医文化的精髓。

行医多年，张医生认为家人的支持是自己在行医过程中最大的精神动力，他和妻子每天都守在卫生室为患者治病，一双儿女虽年幼，但很懂事地跟随父母学习与生活。家庭的和睦及支持，使他有更多的精力和心思为患者服务。十年如一日，奋斗在基层第一线，只要心中有爱，就会变得很坚强，张医生希望自己一直能够坚持，当一名"尽职尽责的好医生"。

近几年来，医患矛盾问题多发。丽江地区民风淳朴，一直以来都没有发生过医患矛盾事件。但看到近年来社会上日益突出的医患问题，那种淳朴的民风也正在多多少少地发生着转变，这也正是让张医生比较担心的问题。"经营诊所每天面对的都是各种各样的患者，特别是在这个医疗基础薄弱的地方，如果缺乏保障、真诚和相互理解，实在是令人担心。"他真诚地强调，对于医生而言，工作再苦再累都不算什么，但是如果因缺乏保障而造成不必要的难堪却会叫人寒心。医生价值的追求与实现，需要医生自身鼓起生命的风帆勇敢接受挑战，也需要全社会共同提倡友好的合作精神。

姜太湖：不倒丰碑

中国有句古语"久病成医"，姜太湖医生就是这样成为一位中医。重庆，地处中国西南，长江上游地区，大巴山、巫山、武陵山、大娄山，四面关山环绕，江水流经此地，便是险峻的长江三峡。丘陵山地多有，故而称为"山城"。东接两湖、南连云贵、西靠川藏、北通陕甘，幅员辽阔，经济繁荣，

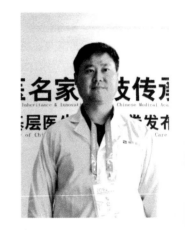

南北往来，中转枢纽，是我国西南的中心。姜医生的家乡就在这里。

姜医生初中毕业后，就得了重病，不能再上学了。当时已经改革开放，知识已成为支撑生产力发展的最重要因素——踏进学校，就意味着一只脚走进了成功的大门；退出学校，就意味着从此人生不再完美。

卧病在床的姜医生受到身体与心理的双重打击，因为生病，需要经常去看中医。医生看他愁眉紧锁，就经常用中医虚实强弱的哲学开导他。他因此

常常去医生那里，渐渐地便喜欢上了中医中药，那位医生就竭尽所学地教授他。姜医生天资聪颖，领悟得很快，不久，治病的医生把他拜托给了当地的一位乡村医生学习。跟着下一位老师，姜医生又学了很多中医知识。病好以后，见识变得逐渐开阔，如愿报考了当地卫校学医。

1995 年，姜医生开办了自己的诊所，边工作边学习。2002 年取得了全国助理医师资格证。2012 年通过了全国执业医师成人考试，取得了执业医师资格证。2008 年之后，在重庆医学院高等学院学习 3 年。因为当年不能上学的缺憾，姜医生发奋弥补，历经数年终于成为一方名医。现在他的诊所已达 160 多平方米，拥有一名医生、三名护士，每天为人们诊治病难，心里感到十分充实。

姜医生的诊所每天接收患者有 50 人左右，都是附近村民居民和村民介绍来的外地人。患者经济状况一般中等，还有一部分情况比较差的，诊所全年收入 20 万元到 30 万元。姜医生对自己的职业充满了感恩之心——当年这个职业救了自己的性命，现在这个职业给了自己工作，给了自己机会养家糊口，得到了广大患者的尊重爱戴。虽然赚不了多少钱，但他乐在其中。

自中医适用技术推广以后，姜医生已经 3 年没有打针输液了。直肠给药、雾化治疗能够治愈大部分人群，口服益生菌、穴位贴敷无毒副作用，控制一部分病症，慢性病经过调理，也都能治愈。特别是直肠给药，具有很大的优势，控制好温度、湿度，药物不经过肝脏的首过效应，疗效大增，对身体的伤害大减，尤其适合小孩。一般 5 天之外病症还有反复的患者，姜医生才会使用抗生素辅助治疗，否则绝不轻易使用。

2015 年，一名重症呼吸系统障碍小患儿来到姜医生的诊所治疗，患儿 1 岁零 7 个月染病，当时已经 3 岁，因肺炎在儿童医院治疗，效果不佳。姜医生检查患儿是因为肺功能受损引起的脑轻度萎缩，右肢萎缩，姜医生使用鱼金、勒马回、沙丁胺醇做雾化治疗，勒马回、鱼金、阿奇霉素做直肠给药，同时使用中医对症药物增强免疫力、抵抗力，培养体内益生菌群。经过半年的治疗，症状完全得到控制，患儿恢复得很好。这件事使他对直肠、雾化疗法的信心大增。须知，这么小的儿童，输液治疗的话其身体是承受不住的。

　　姜医生诊所现在最大的问题是缺乏检测设备，全靠经验判断病情。患者闻名而来，期望往往比较高，常见病、小病自然没什么问题，但是也有一些比较难对付的病症。有时还会发生一些并发症，所以要争取在病症初发期就治好，防止引发病症。姜医生认为，西医是对症诊治，中医适用技术更好，可以推行个体化治疗。因为每个人的身体条件都是不同的，相同的病症感染不同的人，所造成的病变反应和伤害也是有所差别的。

　　只有守住内心的追求与执着，才能在茫茫的从医生涯中收获到美丽的风景。姜医生打算学习更多的中医适用技术，为更多的患者服务。现在，随着姜医生名气的提升，来他诊所求救的病人也越来越多，姜医生始终秉持着最初对于中医的态度——那时候，他生病，感觉整个世界都成了灰色的；中医给了他一条路，现在，他利用掌握的中医技术为每一名患者服务，热情，诚恳，尽心尽力。他的人生，也因此变得深厚和绚丽。

何晓燕：妙手仁心

云南省昆明市与普洱市之间，有一片神奇的土地，叫玉溪，山湖齐备，峡谷并存，蒙古族、哈尼族、彝族、回族与汉族的同胞共同生活在这里。山麓万竿绿竹，青翠欲滴，龙马山上青松如海，涛声如怒，抚仙湖畔沙净如洗，水鸟回翔，湖中锦鳞跳跃，波光闪约，禅钟回响，曲径通幽，气候温和，四季春暖。这里是全世界最好的叶烟产地，云烟远销整个东南亚。好山好水养育了这里的人民，这里民风淳朴，崇尚自然。这里，是何晓燕医生的家乡之所在。

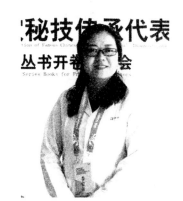

何晓燕医生小时候看到医生为乡里解除病难，心里便十分羡慕，就想着长大也能成为一名白衣天使，所以经常关注、了解医药方面的知识。

1998 年，她考入昆明医学院临床医学专业，经过 4 年刻苦努力的学习，毕业之后，她接手了前辈开办的诊所。经过十余年苦心经营，诊所面积已增大到 200 平方米，拥有 3 名医生、4 名护士，日诊量达到 100 多人，有效地为当地村民解决了看病难、看病贵问题。

何医生擅长治疗呼吸科和心脑血管科病症。5年前，何医生接触到了中医适用技术疗法，觉得这些方法节省时间，疗效不错，危险性小，于是便果断引进到自己的诊所。一名5岁小男孩得了支气管炎，在她的诊所当时输液三天，效果不大，病没有好，当时正好引进直肠雾化疗法，当天雾化鱼金注射液两次，直肠勒马回注射液给药两次，第二天便基本上控制住了病情。小孩已不再咳嗽，接着做直肠雾化，小孩第三天就痊愈了。

这件事使她认识到，这种给药方式要比输液治病速度快、疗效好，于是就经常使用。很多类似的症状，没有发生过一例无效治疗，让她对直肠给药、雾化治疗有了更大的信心。经常到她诊所看病的儿童家长也认可这种方法，去了就要她做直肠疗法，小孩不哭也不闹，何医生感到比起以前来很是省心。

何医生从事基层医生工作十四年，在这个行业中算是从业比较短的医生，但是14年的经历见识使她对现在基层医生的处境较为担心——一些医生用药比较混乱，依赖抗生素、滥用抗生素，因为使用药物而导致病人对药物产生抵抗力，再使用药物时便没有了疗效，新药物开发的速度要远远缓于人体内病菌发生变异的速度，长期输液也会导致病人体内菌群紊乱，推高了医疗费用，对病人的身体造成了重大伤害，这些都是乡村医生输液操作要求不严格而导致的严重问题。何医生认为，中医适用技术疗法可以有效解决这些问题，乡村医生引用这些技术，就可以最大可能地避免输液和使用抗生素，实现对病人身体健康的一种"救赎"。

然而，令何医生目前仍在困扰的是，网上对中医适用技术疗法的评价偏低，市场上推广的中医适用技术疗法太多太杂，她有把握的只是直肠、雾化、贴敷这几种常用疗法，其他的并没有引进。通过她的实践看来，直肠给药、雾化治疗和贴敷这些中医适用技术疗法，疗效好、见效快、副作用更少，何医生希望媒体能够客观评价中医适用技术在诊所应用中对患者造成的影响，否则，患者看到一些误导性的宣传后，先入为主，众口难伐，积毁销骨，医生解释起来就会相当费劲。

现在的医患矛盾较为突出，这是何医生开办诊所以来最为担心的另一个问题。诊所经营，患者多，压力大，经济效益做得好也只能达到中等家庭收入水平，而面对的却多是一些不能承受在医院治疗的家庭。现在一些患者把医疗当成了一种交易，一味较劲地认为付了药费病就应该好，病没有好就要和医生闹矛盾。虽然这样的患者在所有患者之中仅仅是少数，但也会使诊所人心惶惶、军心不稳。每天接诊量那么大，出现一例医疗纠纷诊所就承担不起，所以何医生只能一直强调诊所的医疗安全第一，注意防患，避免冲突。

　　即使身处逆镜，也要保持希望，别人的看法不一定是一面澄净的镜子，最重要的还是问心无愧！对于未来诊所的发展，何医生认为，首先要用"用兵"的指导方针去用药，兵贵精而不贵多，用药治病，同样也要讲究精简有效、用好药，诊所医生要提高用药素养，替人民的健康站好岗，科学用药，规范用药。

　　在日常的诊病治病中，何医生以身作则，她治疗病症，用药精准，常见病症要求药到病除。医生，不光要有仁心，还要有妙手，对待每一位患者都认真负责，才能保证妙手回春，何医生是这样说，也是这样做的。

邝雪青：一心敬业

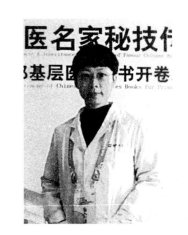

相见时难别亦难，
东风无力百花残。
春蚕到死丝方尽，
蜡炬成灰泪始干。
晓镜但愁云鬓改，
夜吟应觉月光寒。
蓬山此去无多路，
青鸟殷勤为探看。

李商隐这首追悼妻子的
《无题》，"春蚕到死丝方尽，
蜡炬成灰泪始干"这两句著名诗句，后来成为园丁、医生、
老师这些服务行业鞠躬尽瘁、不求回报的人群的写照。邝雪
青医生也是这种精神写照的医者之一。

邝雪青医生出生于广州一个医学世家，家族世代都在当地行医。邝医生从小便在医学环境里长大，对医学的理解自然深刻，所以立志成为一名白衣天使，为国家的医疗卫生事业作出贡献。

父亲是她医学道路上的启蒙老师，高中毕业之后，她就报考了北京医科大学专科学习临床医学。学业有成后，回到家乡卫生站工作，2004年考取了执业医师资格证，2006年邝医生来到南沙卫生站工作，工作期间考取了大学临床医学本科文凭。2015年，经当地卫生主管部门审批，邝医生成立了自己的诊所。

现在，邝医生的诊所主要面向城镇乡村居民，广东省南沙地区经济发达，贸易繁荣，普通村民的家境均较为优越，邝医生的诊所现在虽然只拥有一名医生、一名护士、一名后勤，每天却共可接诊病人70到100人，年收入可以突破50万元，总体经营已不成问题。邝医生在基层从业15年，当她还在医院上班的时候，社会上便已经在流行中医适用技术疗法了。她深知这些疗法的有效性，所以开诊所之后便直接引进了这些方法。

邝医生治疗一名手足口病的小儿，当时患者流口水，不能进食一天，手足口腔咽颊密布疱疹，发烧38.5℃，邝医生采用鱼金、利巴韦林、地塞米松雾化治疗，并给患者口服猴耳环颗粒、维生素C、四季抗病毒颗粒，3天疱疹症状完全消失，手足疱疹结痂，体温恢复正常，患者康复。

治疗一名化脓型扁桃体炎患者，当时患者扁桃体充血肿大伴有脓苔，发烧，邝医生采用鱼金雾化，点舌丸研粉吹至扁桃体，口服阿莫西林克拉维酸钾、点舌丸、猴耳环颗粒，第二天症状减轻，3天便痊愈了。

治疗一名喘息性支气管炎患者，当时患者咽部充血，双肺有可闻哮鸣音，心率110次/分，邝医生采用鱼金、氨溴索、喘定雾化吸入，直肠给药勒马回、地米，口服小儿咳喘灵颗粒、沙丁胺醇片、扑尔敏、蛇胆川贝口服液、阿奇霉素，当天晚上患者咳嗽气喘明显缓解，3天便痊愈。这些治疗的实例使她对中医适用技术疗法很有信心，因此十分支持这些治疗方法的推广。

邝医生从自己的从医经历中，深深感受到了基层医生的责任重大。基层医生面对的患者都是最普通的平民，这样的患者善良、质朴、简单，虽然不懂医学知识，但是却无比相信医生，把基层医生当成他们最直接、最基础的健康保护墙。作为一名基层医生，如果工作中稍有失误，那么这些百姓的健康地基就不牢靠，所以，基层医生必须尽职尽责、无怨无悔地为基层医疗事业奉献与付出，才能做好这个光荣而伟大的职业。

现在政府开始鼓励发展基层医疗卫生事业，以后也会有更多的人加入到这个队伍之中，邝医生希望能够扩大基层医生们交流与学习的平台，让基层医生能够在交流中提高自己的医术，掌握更加先进的技术，为一方百姓的健康保驾护航。这个愿望，不仅需要广大基层医生的努力，更需要政府联合社会各个阶层做出努力，只有大家共同改善基层医疗卫生事业的基础，基层医疗工作者的春天才会到来。

"春蚕到死丝方尽，蜡炬成灰泪始干"，邝医生希望自己是燃烧的蜡烛，能够照亮别人，生命才是充盈的。而对于现在基层诊所面临的人员老化、技术落后、诊疗设备不齐全等种种艰难，邝医生表示，广州作为一个贸易型城市，经济条件可能要比其他的地方好一些，这些现实问题也都可以通过诊所自身的努力来改变和逐步解决。目前诊所最大的软肋是医患矛盾，希望国家能够在这方面给予基层医生更多的支持与帮助。

豁达的心态，清旷的胸襟，正是拥有了这样一种精神品质，才让邝医生找到了更多热爱生命、热爱职业的理由吧！

肖金华：博学成医

福建仙游，山川毓秀，气候宜人，这里在古代位于五岭之南，人口稀少，文化滞后，地势西北高东南低，沿海、平原、山地，三个地区层次分明，生长着无数珍贵树木，生活着许多珍稀动物，鱼虾蟹贝更是不计其数。改革开放之后，因为靠海有良港，经济迅速发展，盛产鱼米蔗糖。这里就是肖金华医生的家乡。

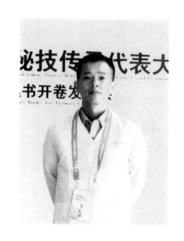

肖金华医生出生的时候，这里还是贫瘠的小县城，当时流行样板戏战争片，当地的医药卫生事业发展得也较为滞后。肖金华医生经常和小伙伴一起热火朝天地去看放映的电影，看到那些电影中受伤的军民被医生救好，联想到家乡求医问药的艰难，对医生的职业便充满了无数的憧憬。高中毕业之后，肖医生报名参军，在军队里自考进入福建医科大学。学业完成之后，得偿所愿，走进了乡村医生的队伍。

知识和勇气是成就伟大事业的基础，肖医生并不满足于成为一名乡村医生，他有更伟大的理想。2003 年他自学考试，在 2005 年拿到了执业医师资格证，2008 年成为了一名全科医生。现在他经营的诊所面积大概约为 200 多平方米，拥有 3 名医生、两名护士，患者日平均就诊量达到 100 人以上，就诊人群中小儿患者占到半数以上。尽管到诊所就诊的人群多是农村和小城附近的人，由于仙游经济条件较好，诊所收入很好，所以并不存在资金流转方面的问题。

肖医生在学校学习结束之后，就开诊所行医，当时他的水平并没有得到患者的认可，经过十多年的进取打磨，终于取得了当地人的信任。肖医生认为，这份信任来之不易，和他不断学习、不断进取有关，其中很重要的一部分得益于学习了中医适用技术疗法和引进这些疗法。当时，他去听各种课程，联系到自己的日常行医之中，吃药输液对人体有诸多不妥之处，输液反应大，长期输液会造成种种问题。经了解得知直肠、雾化这种给药方式能够不经过体内大循环，把药物直接集中于病灶，杀灭病菌，保护肝肾，觉得这种用药方法能对患者身体有益，便引进了。

一名连着腹泻两天的病人近乎脱水，肖医生使用头孢输液，不过 20 分钟就发生了过敏反应，非常被动，当时刚引进直肠给药，于是就尝试换上这种方法，患者很快边获得了康复。一名小患者，细菌感染导致高烧不退，三天体温 40℃，血常规、白细胞都增高，肖医生采用头孢、勒马回直肠给药，也是很快便痊愈了。几年里，肖医生用这两种治疗方法治疗了上万例这样的病症，80% 以上疗效极佳，更加坚定了肖医生使用这类疗法的信心，并大力推广。

尘世间，绝大多数事情的好坏都要依靠他人是否满意来决定，就如同花朵需要春风吹拂一样，医生的完美需要患者的认同与尊重。

肖医生行医十几年，现在基层诊所越来越难做，患者对医生抱有的期待太大，一个小孩子发烧，直肠给药 4 分钟不到，家属急忙就会问：烧怎么还不退呀？一个小孩在给药过程中突然抽筋，还没搞清楚状况，孩子家人就认为孩子抽筋就是医生的错，解释也解释不通。类似的情况很多，很难沟通。患者认为给了医生药费，医生看好病是必须的，他们对医疗知识没有最基础的了解，只要有风吹草动就认为是医生的错，为此肖医生也经常感到身心疲惫。

"宝剑锋从磨砺出，梅花香自苦寒来"。肖医生相信，在医患关系相对较为困难时期，对现在的基层医疗事业是一把双刃剑，它会淘汰掉那些不能够全心全意为人民解除痛苦的医疗机构，也会留下真心实意、为患者真正解忧的好诊所。医者仁心，作为一名医生，不能因为一些患者的误解而忘记自己的责任、忘记自己的使命、忘记从业的最初理想。而要学会适应这种关系，积极地开拓进取，引进更先进的诊疗设备与诊疗技术，尽最大可能去降低医患矛盾所带来的风险。

目前，直肠、雾化、贴敷、推拿这类中医适用技术疗法，国家尚未大力地提倡与推广使用，但是大部分诊所已经在应用了，而且确有疗效，可有效避免输液带来的各种问题。肖医生希望国家能出台这方面的法律，虽然这类疗法的安全性更高，疗效更佳，但如果使用不当，同样也会存在一定的医疗风险，没有法律的保护，大面积推广与使用依然会是一个漫长的过程。此外，他个人特别强调，国家承诺的医生保险应该尽快实行，这是医生的"护身符"，否则医生治疗重病就会存在很大的风险性，哪怕需要医生自己承担保险费，也是一种有效的执业安全保障。

"医者，美好的生命不但有意义，而且也才会不断得以延续。"肖医生谈及自己顾虑的深度，坦言只为了能激发自己能够明智地处理每一件事，其明察审慎之处，也正是博学智者的成功之处。

蔡钊：广安医家

四川广安，这里曾经走出过世纪伟人邓小平。邓小平的一生，是传奇的一生，最传奇的是他被打到三次之后再次复出，那时候他已经是年过古稀的老人了。他以绝大的勇气、顽强的毅力，一手缔造了改革开放新局面，从此国家便走向了真正的富强。这里也是蔡钊医生的家乡，他无比自豪家乡出了这样一位伟人。

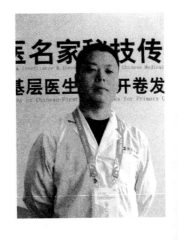

蔡钊医生的父亲是当地的名医，受父亲的影响，他从小就非常喜欢医药知识，立志将来也要成为一位名医。

2004 年的时候考入成都中医药大学，学习中西医结合专业。毕业之前，他已经在当地开始行医。毕业之后，便继承了父亲的门诊。15 年辛勤诊病，历经酸甜苦辣，吃的苦头也不少，今日终于成为一方名医，获得了当地患者的认可。

蔡钊医生刚开始治病的时候,觉得自己学有所成,常常不服气自己的父亲,但是患者并不信任他,每天找他的人很少。他认为主要是父亲年龄大,而他看起来"嘴上无毛,办事不牢"所导致的。只要他看好了几个病人,患者自然信服,但是情况并没有改观。蔡医生经过仔细观察,发现父亲非常能安慰患者的情绪,自己对待患者的态度总显得不够庄重,于是向父亲学习。改变了之后,来找他的患者多了一些。蔡医生觉得自己知道了父亲的秘密,但是发现找父亲的患者还是要比自己多,他又经过仔细的比较,发现父亲对相同病情的患者用药有细微的差别,他又针对自己的用药做了一些改变。就这样,越学习,蔡医生越觉得成为一位名医绝对不是简简单单的事情。15年过去了,现在他也可以算是一个小名医了。父亲放开了诊所,让他当家做主,每当治好别人的病症,病人称赞他一句"好医生"时,他反倒常常静下心来反思自己的不足,不敢以名医自居了。

蔡医生的诊所,主要面向的是社区周边人群和当地乡村村民,诊所有3名医生、5名护士,每天来诊所看病的患者在150到200人左右。虽然每天的治疗十分忙碌,但是过得却很充实。现在诊所常规病症患者最多的分别是儿童疾病、妇科病、呼吸道疾病和成年人肠胃病,儿童常见病症、疱疹性咽颊炎,发烧反复一般都是直肠给药、雾化治疗和中药贴敷并用;妇女月经不调、痛经、月经延后,一般都是小柴胡汤剂加减治疗,呼吸道疾病雾化使用较多,但也有开中药的;成年人肠胃病则根据每个人不同的症状进行调理。

蔡医生治疗一名不到两岁患毛细支气管炎的儿童,当时小儿咳嗽气喘,已经患病10天,开始在儿童医院输液5天,咳嗽症状减轻但气喘痰多,痰咳不出来,检查双肺呼吸音粗糙,有较多痰鸣音,右下肺有喘鸣音。蔡医生使用鱼金注射液、氨溴索加倍氯米松雾化治疗,勒马回注射液直肠给药,并口服头孢丙烯、丙卡特罗,患儿次日复诊,症状明显减轻,药量逐渐减少,坚持5天,完全痊愈。家长十分感谢,觉得蔡医生医术高明,节省时间,孩子不痛,花费还比较少,蔡医生听了也很开心。

蔡医生多年诊病,觉得乡村医生需要增加培训,技术需要更新,要引进更先进的方法。只有学到了更好的技术才能减少患者的痛苦,更少消耗患者的钱财，看好患者的病痛，这是最最根本的问题。他认为，医患矛盾最终要解决还是需要基层医生花少钱，看好病，虽然许多疾病不是想看好就能看好的，但是医生只要提高自身水平，给出最好的治疗方案，相信患者也是会通情达理的。

蔡医生在医术医德上一直积极进取，永不满足，他为人谦逊，颇有君子之风。他治疗疾病很多年，医过很多病人，学到了很多知识，现在依然觉得知识体系积累不多是制约医术进步的最大问题，所以下一步，他准备加强中医的学习，完成中医系统知识学习的全部课业。

蔡医生认为，现在卫生系统抓基层医疗建设，诊所、社区卫生服务中心都在管制之内，蔡医生希望这些管制是帮助基层医生去提升、去进步，去更好地为当地村民群众去做好事，而不是进行管理打压，打击乡村医生治病救人的积极性。

邓小平同志讲"发展才是硬道理"。蔡医生在不断的学习中真正体会到了这句话的内涵——只有自身不断地提高，才能更深刻地认识到自己的不足，才能站得更高、看得更远。蔡医生希望自己能在医学这条路上永无止境地去探索，守住内心的执著与追求、淡定与宁静，才能在茫茫的职业旅途中欣赏到美丽的风景。

石永宏：江津医门

重庆江津，沿江而立，是长江上游最重要的航运枢纽和物资集散基地。石永宏医生的家就在这里。长江从村外流过，喧嚣的人流和集散的货物，整个西南的民生发展大部分的物资都要到这里走一遭，给村民提供了大量的就业机会，普通居民的经济收入也居于社会中等。繁华的码头汇集了南来北往客商，讨生活的码头工人日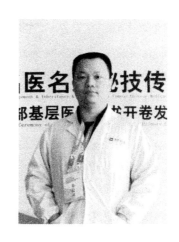出而作、日落而息，给这片区域增添了一道灰色的背景线。

石永宏医生的外公是当地有名的中医，他的舅舅也都从事医疗工作，石医生很小的时候就表现出了很强的医学天赋，外公也愿意传授给他，加上他身体不好，经常需要吃中药，所以在外公家住的时候要比家里人更多，打下了很深的中医基础。当他还在学医的时候，就已经能够为病人开方治病了，后来知识在实践中日渐提升，还没有考学就已经有了一定的群众认可基础。

1997 年石医生进入卫校学习社区医学专业，学业完成之后，就在村卫生

基层医生的生存世界

室做医生。两年之后，他把诊所转到了江津区。2012年之后，根据国家的要求，取得了全科医师证。现在诊所主要负责诊所周围和原来乡村周边人的健康卫生事业。诊所面积为150平方米，拥有4名护士和一名经验丰富的乡村医生，诊所年收入大约50万元，每天接诊患者达100人左右。

石医生的诊所现在采用中医适用疗法诊治患者，早已经告别了打针输液的时代。一般治疗呼吸道感染、咳嗽、支气管炎都选用鱼金注射液、氨溴索做雾化，舒适度高，效果不错。石医生治疗一名三岁的支气管炎儿童，使用氨溴索和鱼金注射液做雾化治疗，口服阿奇霉素颗粒，另外口服止咳祛痰药物，10天小孩便痊愈了。对于孩子来说，雾化治疗不疼痛，孩子比较容易接受，而且雾化疗法副作用小，安全高效，家长也很容易被说服，现在诊所的人都爱用直肠、雾化的治疗方法。石医生个人认为，雾化疗法对用药实现了创新，身体内药物浓度少，全身副作用小，而且药物直达病灶，病变部位药物浓度高，可以起到很好的疗效。现在大量小孩子生病都是常见病症，所以雾化治疗完全可以取代输液。

石医生虽然只有35岁，但是做医生已经有15年。石医生认为，现在因为乡村医生经济收入不高而导致乡村医生社会地位很低，这是一个不合理的现象。因为对于医生而言，最重要的是把病治好，让老百姓少花钱，而现在社会的评价体系是看一个人有多少钱，以金钱决定他的社会地位。原先的赤脚医生是为人民服务的先进典型，现在碰到大病，乡村医生害怕医患矛盾自己不敢看，因为乡村医生不像其他公立医院医生有保障，发生了纠纷没有任何法律保护，都是医生赔钱；普通村民对于为他们的生命健康保驾护航的乡村医生也没有了原来尊敬和爱戴的感情，反而倾向于认为他们医术差才沦落去做乡村医生，不如大城市医院医生赚钱多，这种价值观的转变造成了石医生很大的困惑。这些看似荒谬却又真实存在的现实问题，也让石医生甚是苦恼。

现在乡村看病贵、看病难的问题已经成为痼疾。石医生认为，解决农村看病难、看病贵的问题，还是要依靠新的社会文化的形成，形成一种新的价值观，不是以赚钱多少来定位一个人的社会价值，而是以他对社会的贡献来定位。这样才可以吸引更多的医生为基层服务，形成更好的医患关系，促进乡村基层医疗带来的健康成长，而解决这些问题的关键，国家需要首先提高乡村医生的社会地位。

"人心如果变得脆弱，就需要用离它最近的那些器官来加强。"石医生的见识是有深远意义的，历史上，燕昭王准备发展燕国，问计于老师：如何求才。老师说：从前有个人想买千里马，听说有个地方有，就叫仆人拿了一千金去买，仆人到了发现马已经死了，于是花五百金买回了马骨。远方的人听到这个故事，不远千里来卖千里马。燕昭王听了老师的话，提升了老师的职位，对他使用极高规格的礼仪，不久之后，乐毅邹衍一大批贤者来到燕国。不出几年，燕国国力强盛，讨伐强齐。

自立的人，更能承受忧患。石医生认为，一辈子做医疗这项事业是光明的、正义的，必定会冲破重重阻碍，最终良好地发展下去。

裴东：恪尽职守

怒发冲冠，凭栏处，潇潇雨歇。抬望眼，仰天长啸，壮怀激烈。

三十功名尘与土，八千里路云和月。莫等闲，白了少年头，空悲切。

靖康耻，犹未雪；臣子恨，何时灭？驾长车，踏破贺兰山缺！

壮志饥餐胡虏肉，笑谈渴饮匈奴血。待从头，收拾旧山河，朝天阙！

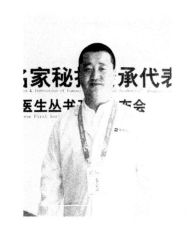

绍兴十年，岳飞挥师北伐，进军朱仙镇，准备直捣黄龙，收复北方，写下了这首气壮山河的《满江红》，虽然最终被宋廷召回，被害于风波亭，但是这种精忠报国的精神仍鼓励了一代代志士奋勇向前。裴东医生在行医生涯中也是以这种精神勉励自己的。

裴东医生从小生活在农村，由于其父亲身体不佳，备受病痛折磨，当时求医问药十分艰难。裴医生从小经历了这些困境，在心中立下了志向，将来一定要做一名医生，尽早减少父亲的痛苦，更多地为人民大众解除苦难，后直接选择了医学院校。2002年毕业之后，受聘于沈阳空军医院儿科。这是一家公立的三甲医院，裴医生在这里认识了很多名医，跟随他们学习针灸技术、中医中药理论。6年以来，科室、图书馆、宿舍三点一线的工作方式，简单枯燥，却打下了极为深厚的医学基础。

2008年，裴医生辞职来到沈阳浑南区汪家乡卫生院，因为医术高超、待人诚厚，半年之后被任命为院长，带领医院的50余名医护人员为乡亲们服务。2011年之后，鉴于当地人口多，患者众多，医疗资源缺乏的现状，他在街道开办了自己的门诊部，充分发挥自己所学，为当地乡亲解除病痛。

裴医生在基层摸爬滚打多年，最深的体会是三个字——难、险、贫。基层工作中要赢得群众的信任是一件十分困难的事情，需要一点一滴地付出。过去治病基本上都靠输液，抗生素被广泛应用，大量的输液不仅是过度医疗，更存在着巨大的风险，仅裴医生参加过抢救过敏性休克、输液反应的患者就超过百余例，场面可谓惊心动魄，生死一线。但在当时，适用于基层的技术少之又少，新知识很是贫乏，虽然明知道不好，也只能无奈使用。裴医生诊所所在的区域有6万余人，周围只有三家社区卫生服务站，有乡村医生6个，普通家庭的经济状况并非很好，看病依然是看病贵、看病难，由于国家对药品和技术的限制，导致这些卫生站的治疗效果并不令患者们满意，甚至出现了病没好倒发生副作用的情况，所以很多患者倾向于找他们这家民营诊所进行治病。

几年前，裴医生接触到了直肠给药、雾化治疗这些中医适用技术疗法，用来治疗儿科疾病，特别是小儿咳嗽的病症，效果明显。2016年他的医院共接诊手足口病300余人，全部采用鱼金注射液灌肠疗法和穴位贴敷治疗，较以前常规输液治疗安全、快速、疗效可靠。有一小患儿因手足口病到一家医院就诊，静脉输液不成功，转入他们的门诊部，当时咽部、臀部、双手均有孤立的红色水疱疹，体温发烧39℃，裴医生给予鱼金灌肠每日两次，口服果糖，三天后体温恢复正常，一周后完全康复。

冬季，小儿外感风寒，出现咳嗽、发热、夜间咳重、清流涕，采用鱼金、勒马回注射液灌肠，口服抗病毒口服液，一周也能痊愈。一名 5 岁患儿因为肺炎在外院进行静脉输液治疗，4 天后全身出现药疹，伴随发热 38℃，裴医生采用灌肠疗法，3 天后痒疹退去，体温恢复正常，咳嗽明显减轻。鉴于这样的病例太多，裴医生认为应该全面使用中医适用技术治疗常见病，减少抗生素滥用以及大量输液所引起的弊端。

裴医生认为，患者信赖医生的技术，才会信赖医生的诊疗方法。目前，中医适用技术的宣传推广仍然不够。这种疗法有效安全，对大多数病人来说都增加了一个优势的选择，还可以尽最大可能地避免医患矛盾，应该大力推广。在基层医生中，没有疗效的医生是无法生存的，这也造成了他们面对的风险极其巨大，但临床中同时又要考虑患者达到最高疗效所能接受的经济能力，这是一个很严肃的矛盾，否则就容易引发不满，引起医患之间的矛盾。所以，基层医生看病，一定要先求安全，再求疗效，中医适用技术疗法的推广有着重要意义。

裴医生自从医以来，没有休过任何节假日，他也并未为此抱怨过。他认为，群众需要基层医生，这是我们国家医疗事业最根本的医疗单元，是医疗服务中的重要力量，投身于此，就应该尽心尽力把事情做好。在日常工作中，裴医生所接触的病患人群复杂，涵盖各种病症。不论患者抱有怎样不切实际的期望值，裴医生总从医学的角度，尽力帮助患者做出最正确的决定来帮他们解除病痛。

功夫不负有心人，裴医生的付出获得了当地群众的信任。下一步，他打算将诊所做成一个医院，他希望国家能够提供更大的扶持力量，提供一个更公平、更开放的竞争平台。医疗虽是一项公共卫生事业，但合理存在的竞争关系也促进了有效方法、廉价好药等各种优势条件的出现和汇集，有效解决了国家所面临的看病贵、看病难问题。裴医生提倡，新型疗法绿色医疗是一个很好的途径，国家应该支持这些方法，并进一步规范医疗市场、取缔黑诊所、防止抗生素滥用，才能还一些忠于职业、坚持操守的好医生一片纯净的从业"蓝天"。

冯克纯：德惠一方

吉林省下辖德惠市，是冯克纯医生的家乡。冬日泼水成冰，雪大如席，漫漫长夜，有十四五个小时的黑暗陪伴着你，在安静的夜里，可以任思绪如野马般随意驰骋，黑土地上的高粱米酿成高粱酒，酸菜猪肉炖粉条加上农村的大火炕，是一天中最安逸的时光。乡村医生却没有这样的待遇，无论是什么样的天气，只要有病人叫，滴水成冰的寒夜也要出诊。

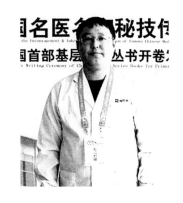

冯克纯医生的父亲是当地的老中医，当年行医时的医疗环境特别艰苦，冯医生小时候每每看着父亲出门的背影，一种深深的敬意就在心内萌发。高中毕业之后，冯医生考入吉林医专学习医学，准备继承父亲的事业。毕业之后，就在家乡做了一名乡村医生。乡村医生的工作量大，冯医生从来不畏惧这些困难，尽力把工作做到最好，空余的时间他就向父亲学习行医用药的经验。因为他的父亲是中医，有很深的家传基础，冯医生经过多年学习后，中医的造诣也非常深厚。

2005年的时候，根据国家政策需要，冯医生考过了助理医师资格证。2013年，他把诊所开到了市区，现在诊所医生一共有两个人——自己和妻子，每天接诊患者达20到30人，因为患者数量少，所以诊所治病的时候顺带熬中药。冯医生十分热爱自己的工作，他尽最大可能地提升自己的医疗水平，努力工作，他的付出得到了当地村民的认可，现在空余出来的时间，他不断学习、接受新技术，希望更好地为村民做好服务。

冯医生通过十多年的行医生涯，积累了丰富的经验。目前诊所接触的病症以小儿常见病、多发病为主，妇科疾病、老年慢性病占有一定比例。冯医生中医水平高，他一般利用中医治疗妇科疾病和老年人常见病，这两种病症都是长期积累导致的慢性病，一般治疗周期长，很难彻底根除，使用中医治疗可以大大缓解病情，提高病人的生活质量，并且副作用较少，这已经成为他诊所的一个特色。治疗这些病症的同时，他也向这些患者讲解一些营养保健、健康知识方面的指导，他希望把诊所做成乡民接受卫生知识的固定据点。冯医生认为，大部分人拥有了这些知识后，稍加注意就可以避免成为病症之后再治疗，但是现在的情况只能依靠患者的口口相传，传播速度较慢。

针对小儿常见病、多发病，冯医生一般采用中医适用技术疗法来应对，中医适用技术速度快，疗效好，毒副作用小，也减轻了医生的工作量，所以他较早就引进了这些方法。冯医生治疗一名三岁疱疹性咽颊炎的小患儿，当时患者咽喉充血，可见大小不等水疱疹，小孩疼痛难忍，他采用鱼金注射液、地塞米松和生理盐水对小孩做雾化治疗，勒马回和利巴韦林做直肠给药一天两次，使用地丁贴敷天突穴、大椎穴、膻中穴、肺俞穴，第二天清晨小孩体温就恢复了正常，疼痛明显减轻，巩固了两天便完全康复。

治疗一名5岁气管支气管肺炎的小女孩，当时孩子已经咳嗽了五天、发烧两天，体温39℃，肺部有明显哮鸣音，气促，冯医生用鱼金、地塞米松加生理盐水雾化治疗，勒马回利巴韦林加安痛定直肠给药，地丁贴敷大椎穴、天突穴，背部贴敷膻中穴、肺俞穴、硫磺贴敷神阙穴，第二天患儿咳嗽明显减轻，第三天体温正常，巩固疗效两天便完全康复。冯医生认为，中医适用技术疗法与中医结合起来治疗小儿病、常见病，是一种很好的有机结合，患儿无痛苦，易接受，疗效好。而且最重要的是，对孩子进行了最大程度的保护，真正体现了医者仁心。

冯医生行医这些年，对基层医生最深的感受是做医生责任重大，行医用药必须严谨，要时时刻刻有如履薄冰的警觉，不能麻痹大意，否则就会对患者带来伤害。比如说，很多医生以前认为抗生素治病快，一味使用，结果造成了现在抗生素的滥用，导致对患者产生极大伤害的事件层出不穷，需要引以为戒。

冯医生认为，我国是一个人口多、民族多的国家，易染病的小孩是医疗中要面对最多的患者。小孩子是每一个家庭的希望，是祖国的未来，现在小孩子治病用药上的不谨慎，极有可能导致未来我们的国家民族没有明天。在这方面，一定要严格限制抗生素、激素药物的使用。小孩患病，最好选用中医药疗法。现在很多家庭的家长没有医药知识，看病一味追求快，而不作深入了解，乡村医生有责任帮他们把好这一关。

冯医生不善言辞，沉默的性格使他讲不出什么高深的道理来，但从其纯朴的真实中我们不难看出他高尚的品性。"言语就像过眼云烟一样，行动才是最有力的证明，光有语言而没有行动，就像空中楼阁用不了多久就会轰然倒塌。"少言多行，德惠一方，冯医生真实地生活和工作着，这才是明慎的处世之道。

焦晓艳：空山新雨

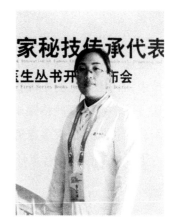

空山新雨后，
天气晚来秋。
明月松间照，
清泉石上流。
竹喧归浣女，
莲动下渔舟。
随意春芳歇，
王孙自可留。

王维的《山居秋暝》通
过淡淡的景物描写，不着痕
迹地表示了归隐而告别官场的志向。王维，参悟禅机，学得
道理，精通诗、书、画。乐，他的作品多咏山水，禅机深隐，
苏轼评价其"诗中有画，画中有诗。"这位传奇的诗人的家
乡，是山西运城，和焦晓艳医生同乡。

　　焦晓艳医生家里的姑姑、姑父、兄弟都是从医的，她自小对此也很感兴趣，
就跟着学习，希望长大也能成为一名医生。1998 年她考入了宁夏固原地区卫
校，学习结束后，进入到当地的村卫生室工作。当时卫生室成立仅有两个月，
是将周围诊所合并为一家的诊所，每天大概有 50 多人来看病，焦晓艳医生就

对病人进行全科的治疗。

作为一名乡村医生，最主要的工作就是服务村民，原先的医疗技术落后，虽然乡民不懂，但是焦晓艳医生一直都在寻求更先进、更好的方法来改变那种现状。她通过上学见识了更大的天地，认识到医学知识更新速度日新月异，没有持续的学习是很难跟得上医学科学的发展的。作为一名医生，更应该积极主动地学习医学知识，参加培训成长自己、提高自己，这样才能更好地救死扶伤，履行自己作为一名全科医生的使命。

但是，在乡村医生的岗位上，她才明白了什么叫"理想很丰满，现实很骨感"。村卫生所的各种经费都靠自身筹集，也就是治病卖药赚钱。由于条件限制、设备限制、技术限制，只能通过收费低廉来针对一些没钱看病的人群。经济收入入不敷出，发展之路步履维艰，连最基本的个人收入都无法保障，村医们的学习动力大为削弱。这样就形成了恶性循环，越是技术落后，人越少，赚钱越少，最终就导致了村卫生所的窘状——把周围的卫生室全都合并成一个，保证"一村一卫"，为村民健康工作服务。

没有"幸运星"的人是最无助的，即便是处于这样的环境中，焦医生也没有怨天尤人，自暴自弃，而是努力地克服困难，发奋自强，通过自身的努力创造更好的条件。她业余时间参加了医疗公司、专家讲学等各种各样的医疗知识培训，发现一些中医适用技术的绿色疗法，简单实用，安全可靠，焦医生把这些知识记录在册，通过比较，谨慎地引进了直肠给药、雾化治疗这些新型疗法。

当地农村鼻炎比较高发，焦医生选用了电动喷雾式洗鼻装置，引进鼻吸疗法，针对鼻炎雾化鱼金、勒马回，一般一周一次，疗效显著。一名患卵巢囊肿的妇女，当时在大医院检查要做手术，焦医生开出点舌丸、桂枝茯苓丸服用，经过一段时间的治疗，再去医院做检查时，发现卵巢囊肿明显改善了很多。后来又有几例肝囊肿病人，淋巴结肿大，高血压，都被焦医生陆续治好了，她渐渐获得了当地村民的认可和尊重。

能够获得他人的尊重，凭借的是能力和疗效，这是焦医生树立自己医者美德和美名的正确途径。伴随着医疗体制的改革，分级医疗诊所发展成为保障村民生命健康安全的关键。焦医生认为，若是无法具备与职责匹配的诊疗能力，就是对村民生命健康的不负责任，所以她一直不断地参加一些中医药等方面的知识学习活动。焦医生认为，国家相关主管部门应该加强对乡村医生理论知识培训和业务水平能力培训工作的重视，这些奋斗在第一线的人，如果没有最先进、最实用的技术，就好像打仗没有好用的武器一样，让士兵拿着生命去践行，愚不可及；二是，现在乡村医生的编制问题没有解决，乡村医生没有一个明确的身份，很打击他们工作的信心，从百姓对他们的需求角度而言他们是医生，有责任的时候需要去承担，有困难的时候就要完全靠自己了，这样是不公平的。

有备方能无患。作为医生，焦医生希望自己能一心一意去学习更多的治病技术、为更多人去治好病，其勤勉好学的态度、脚踏实地的自信和自强不息的拼搏精神，也是其一步步走出困境、迈向成功的不二法门。

邵跃：江东豪情

生当作人杰，死亦为鬼雄。
至今思项羽，不肯过江东。

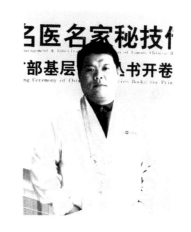

  这是南宋女词人李清照的一首短诗，描写的是楚霸王项羽。项羽少怀壮志，初追随叔父起兵反抗暴秦。秦将章邯大军围困赵国，十几路诸侯屯兵作壁上观，不敢进兵。项羽杀主将，夺军权，破釜沉舟，率楚军渡河，杀得章邯几十万秦军尸横遍野，血流漂杵，诸侯见项羽，不敢仰视。之后由于刚愎自用，举措失度，导致诸侯围攻，被韩信十面埋伏，兵败乌江。项羽以为无颜见江东父老，宁可自刎而死也决不渡河，为霸王枭雄楷模。当时金兵入侵南宋，士大夫竞相南逃，北方国土大片沦丧，老百姓生活水深火热，李清照有感而发写了这首短诗。英雄项羽的故乡江东就是如今的江苏宿迁。这里也是邵跃医生的家乡。

  邵跃医生大学时期便在河北中医学院学习，他希望成为一名好医生，学习非常努力，毕业之后就到县城医院做医生。那时候他从未想过要做基层医生，到了医院才知道，中医是要看年龄的。因为邵医生太过年轻，资深人员根本不给他为病人看病的机会，邵医生就每天看看书。随着时间一天天地消耗，又觉得不能这样做，内心也强烈希望学有所用，于是便辞了工作，开了诊所，做起了基层医生。

在基层工作，开始的时候邵医生也遇到过不少困难。患者会自发形成一种观念，能治好病的大夫一定是老中医，小中医不靠谱。刚开诊所的邵医生，因为年轻而得不到患者的信任，很多患者甚至来了诊所会拒绝让他看病，对邵医生的打击非常大。好在他的医术足够扎实，在治好了一些病人之后，名气传开后才慢慢有所好转。苦尽甘来，却又多灾多难，2005年之后，他的诊所曾被评为江苏省重点诊所。后来宿迁改制，诊所受到有关部门的限制，导致一度不能正常营业，邵医生积极改善与有关部门的关系，才得以继续开业。

现在，邵医生的诊所经营状况良好，但由于基层诊所在很多方面的政策不是很明朗，乡村医生的行医有许多方面可行，却没有法律合法的保障，基层医生处在一个灰色的中间地带。每次遇到诊所发展的瓶颈，邵医生都会化压力为学习的动力，外出学习，听讲座，通过学习有关中医的文化、道德方面的内容来提升自身的医术和修养，然后找出解决之道来。诊所历经风雨发展到今天，经营面积大约已达350平方米，拥有5名医护人员，日常日诊患者100-200人，月收入能够达到9-12万元。

自中医适用技术疗法流行以来，邵医生很快便引进了。诊所现在主要面对的病人是有关节疼痛、腰椎间盘突出、颈椎病等疼痛症状的，以前主要使用针灸按摩加中药治疗，现在加上中药透皮贴敷之后，药力持久，浸透时间长，治疗效果如虎添翼；儿科妇科常见病、多发病和胆结石、肾结石、小儿毛支炎，诊所一般采用雾化配合鱼金注射液或勒马回注射液等中药制剂进行治疗；而对于直肠给药，邵医生至今尚未使用，他认为直肠给药用纯中药来做效果不错，但现在治病有很大一部分不是纯中药，所以想谨慎再观察一段时间。

邵医生一直都推崇信奉中医。治疗小儿腮腺炎，邵医生认为用青黛为主的中药进行透皮贴敷，效果最好，这是他 19 年的成名绝技之一。一名 36 岁的患者，每当太阳升起的时候就会看不清东西，头痛，胸口发闷，焦虑，不敢出门，出门也要戴墨镜，去医院检查，医院认为病人是目盲，但是在河岸堤防上，患者可以看得清楚，状态自由。邵医生仔细把脉，认为是肝气郁结，主要是患者性子急导致的雀盲症，开了古方龙胆泻肝汤，三剂药患者痊愈，仅十副药，患者便完全康复了。

人生的许多事情，都依赖于你的选择能力，而知道如何选择，是上天赋予人类的最伟大才华之一。邵医生长期学习中医文化之后，认为做人行医都一样，需要心态端正、为人光明、踏实勤奋、不断进取，不要因为外界的因素而改变内心认定的准则。现在，基层医疗环境险恶，普通民众越来越远离了原来淳朴厚道的风俗，人情变得势利淡薄，这个时候，中医的文化更是应该发扬光大。作为医生，需要放大自身的格局，把自己当做点燃众人、照亮众人的火柴，尽心尽力为村民服务。

基层医生是一个容易被遗忘的角落，邵医生希望自己能到大医院去看一看、充充电，受到名医名家的点拨，在技术上做到更领先。都说江东人有那么一股不服输的豪情，正是这股豪情，让邵医生迎着困难走到了今天。相信将来的他也一定会走得更高、更远。

陈鸿雁：庐江天使

大江东去，浪淘尽，千古风流人物。故垒西边，人道是，三国周郎赤壁。乱石穿空，惊涛拍岸，卷起千堆雪。江山如画，一时多少豪杰。

遥想公瑾当年，小乔初嫁了，雄姿英发，羽扇纶巾，谈笑间，樯橹灰飞烟灭。故国神游，多情应笑我，早生华发。人生如梦，一樽还酹江月。

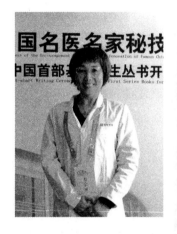

苏轼的《念奴娇·赤壁怀古》豪放大气，描述了当年周公瑾火烧赤壁的英风雄姿。三国周瑜，他的家乡就是如今的合肥庐江。庐江位处江南，水系发达，又有江淮平原，是古代重要的粮食产地，近代洋务先驱李鸿章也是合肥人，所以这一代工业体系发展较早，经济领先。陈鸿雁医生的诊所就开在这里。

陈鸿雁医生的父亲是县里德高望重的老医师，从小受父亲的影响，一颗学医的萌芽在她的内心萌发。1992年，她从庐江卫生学校毕业之后被聘到当地妇幼保健医院工作，开始了她的医学之路。工作期间，她认真学习，不断总结工作经验。待阅历、经验丰富之后，便开办了一家属于自己的诊所，之后又转为社区卫生服务站。

陈鸿雁医生创业初期，凭着自己学来的知识和临床经验加以父亲的协助指导，工作勤奋，待人热情。遇到疑难杂症及时转诊上级老师。门诊从一天的几位病人慢慢发展到百人左右，解决了老百姓的常见病看病难问题，承载着人们的信任，使老百姓花费少，就诊便捷，享受贴心的服务。陈医生在工作期间不断学习、提高自己。根据国家的要求，2009年她取得了执业医师资格证书、全科医师证书。在此基础上，她专心学习养生保健课程，2015年取得了理疗瑜伽证书，并且获评社区卫生人员服务能力强化优秀医师。

陈医生行医的25年里，其行医历程伴随着庐江经济的腾飞，行医思想也可谓经历了一个时代的变化。刚开始的时侯，西医应用广泛，输液每天数十人，时代的变化、医疗的变革，使她渐渐意识到输液、打针的药物会引发一些不良反应。于是，陈医生开始钻研中医，通过接触了解后，她对中医产生了浓厚兴趣。每次学习后总结经验，灵活运用到临床，细心观察随访病人，不懂的就请教各类名医、专家。就这样，凭着她的认真、负责和坚持，治愈了数例慢性病人，得到当地老百姓的尊重和认可，事业更上一层楼。

陈医生最擅长的，就是养生保健方面。她认为，养生保健是一门人人都需要掌握的知识，对任何人而言，最了解自身健康情况的都不是医生，而是自己。医生只能从专业的角度给出治疗建议和方案，预防大于治疗，西医治不了病根，抗生素的广泛应用会导致人体免疫力的下降和抗药性，现代社会需要自我疗愈。古人云"上工治未病，下工治已病"，预防医学就是上工，保养和预防医学尤为重要。所以，陈医生担任当地社区医生，为居民建立健康档案，定期为老百姓免费体检，发放健康教育处方，开展健康教育活动，宣传养生保健知识，与居民签约家庭医生、上门服务等一系列预防工作，得到了当地居民的支持和信任。

生命中的因果，在永恒中注定与你所发生的交织在一起。当中医适用技术疗法在基层推广之时，陈医师善于学习的理念使她很快便接受了这种疗法，并积极引进。现在，艾灸、雾化、鼻吸疗法、直肠给药和中药贴敷已经成为他们卫生服务站最常用的治疗方法了。

一名六岁患儿，腹泻呕吐了4个小时来陈医生服务站就诊，诊断为上感胃肠型。陈医生采用中药直肠给药、贴敷疗法，第一天患者呕吐腹泻停止，第二天巩固疗效，第三天便完全康复了。

一名55岁的女性患者，患有多种病，此患者自1999年生病以来到处求医服药却不见疗效。陈医生使用鼻吸治疗，同时给患者口服参术胶囊和贞芪颗粒培正固元，直肠给药一日两次，停服降压药物，观察患者血压平稳，大便成形，一周后病情缓解，一个月之后完全痊愈。

一名65岁老年患者，右大腿内、外侧广泛性带状疱疹来就诊，陈医生给予点舌丸、阿莫西林口服3天，很快便抑制了疱疹的发展，加以局部给予臭氧涂抹创面，一周后，带状疱疹痊愈，结痂没有复发。通过这些西医看起来很难治的病例，陈医生运用中医结合，得心应手，论证了中医的博大精深，治疗效果显著，副作用小，值得推广。

俯瞰基层医疗市场，有数不尽的基层患者，还有数不尽的时而狂风暴雨、时而风平浪静中航行，身外之事纷纷扰扰，陈医生的内心却依旧难得可贵地保持着从医的初衷，不忘初心，尽职尽责为乡亲服务。她的好学敬业、与人为善，被群众认可，他们把陈医生当成知心朋友一般，不管遇到什么事都会向她倾诉、请她开导。陈医生觉得这是乡亲们对她最大的鼓励和信任。

健康所系，性命相托，陈医生在医学的道路上不断地学习、创新，她计划用5年的时间，掌握10个新的医疗技术，掌握一个，使用一个，终其毕生所学为乡亲们提供更好的服务。陈医生正值中年，根植于三国周郎诞生之地，遥想当年周郎火烧赤壁的壮举，且看今朝庐江医生为民服务的真心，祝愿她带着这番热情与真诚，在她的事业上不断进步，在她的家乡做出更多的奉献。

杨斌：皖南乡医

天门中断楚江开，
碧水东流至此回。
两岸青山相对出，
孤帆一片日边来。

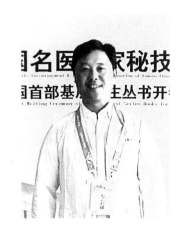

李白这首《望天门山》所
描绘的奇景就是皖南名城芜湖
的门户，安徽芜湖，西靠大山，
东面江淮，河网密布，地形多样，
是长江水系重要的物资转运口，
经济发达，物产丰富。这里就
是杨斌医生的家乡。

皖省淮河流域，水旱灾患多有，三国魏吴对峙，南北朝梁宋相争，南宋对峙金国，都是以这里作为战场，民生凋敝，盗贼频多。到元朝之后，出了洪武帝朱元璋，为了发展这里的经济，朱元璋从山西、陕西、山东各地迁民到此。从富庶的地方迁到灾难多发地，民众多有不满，所以凤阳花鼓唱道"自从出了朱皇帝，十年倒有九年荒。"新中国成立之前，由于黄河水患，这里并未改善；新中国成立之后的发展也不是很快，到改革开放时期，这里仍然是经济较为困难的地区。

　　杨斌医生从小就目睹了因病返穷的乡村状况。在农村，医疗环境差，设备落后，乡村医生只能看一些常规病症，虽然处于改革开放时代，当地告别了原来的自然灾害，家家户户都热火朝天地奔小康。可是，因为原有的集体制经济解体了，所以治病成为一笔很大的支出。因病返贫的现象虽只是一些个例，却并不少见。

　　一家之中，只要有一名患者得了较为严重的病症，医院高昂的医疗费就足以使他们四处借钱，借下的欠款几年甚至十几年都未必能还得清。福不双至，祸不单行，因为一个人生病，家人就要付出更多的艰辛，这样更容易造成家人长期劳累、身体不好，形成家庭经济状况的恶性循环。在农村这样的环境里长大，耳濡目染的一幕幕悲剧，深深触痛了杨医生幼小的心灵。他立志要成为一名乡村医生，提高乡村诊疗技术，改变设备落后的状况，尽自己的最大努力让当地人在条件落后的情况下看得起病、看得好病。

　　依本性出发，遵意愿而为。杨医生自学校毕业之后成为一名医生，并对自己的职责全力以赴，几年之后就开了自己的诊所，如鱼得水，畅通无阻。在自己的行医生涯中，杨医生每付出一分，都会学到有用的东西，并取得进步。后来，他在其他诊所中看到了中医适用技术疗法后，觉得这是一种十分新颖、有效的治病方法，就开始大力引进了。

　　杨医生治疗一名过敏性鼻炎患者，患者患过敏性鼻炎已经4年多，在多家医院都治疗过，治疗的时候病情好转，停止用药之后病情复发，来诊所治疗的时候鼻腔水肿糜烂、有出血灶，这种过敏性鼻炎虽然不是严重的病症，但是对患者的生活造成了非常严重的伤害，病发的时候发作很急，非常难受和痛苦，难以根除。杨医生采用鱼金注射液、勒马回注射液、扑尔敏注射液做雾化治疗，3天后病情前所未有地减轻，后停用扑尔敏，继续鱼金勒马回治疗，口服贞芪扶正颗粒，提高免疫力，两周之后完全康复了。

　　一名女性慢性胃炎的患者，患者患病胃酸嗳气，口干，口苦，食欲不振3年余，经常口服奥美拉唑药物进行治疗导致黑色素沉积，一脸黑气。杨医生采用参术胶囊、贞芪扶正颗粒饭后服用，点舌丸、黄连、大黄、黄芪、黄柏、鱼金注射液调药贴敷神阙穴 7 天，持续用药 15 天之后，患者胃部不适的症状完全消失，脸色恢复了明亮的色彩。

他的诊所用了这些新型诊疗技术疗法之后，对一些常见病诊治的效率提升，安全性提高了，附近的村民也都能够接受。这些病虽然都是小疾病、常见病，但在农村却属于典型的可因病致贫的病症。诸如患上述类似的病症后，患者因身体不好，生活质量大大倒退，使用西药疗法越治疗病情就会越加重，长期使用西药也会大大增加药物对身体的伤害，达到一定程度后就会并发更大的病症。所以，如果前期病情控制不好，就会成为因病致贫、因病返贫的前兆曲。而这，也成为杨医生义不容辞的责任——用医生的神圣使命，追求自身的完美，获得他人的尊重。

正如箭有箭的运动方式一样，医生也有医生的行医方式。当杨医生一直都在努力探究如何更好地为患者服务的时候，他同样也以一条如射箭般的线路朝目标迸发着。多年农村行医的摸爬滚打，使得杨医生经验丰富，大量的行医见识，磨练了他的意志，锻炼了他的沟通能力。杨医生在与乡民的沟通中，不仅学会了如何行医、如何治病，更了解到什么是仁术济世、医术无涯。他总是把患者当成亲人，给他们最大的尊重与爱护，用自己的知识给他们帮助。

他的付出，得到了当地老百姓的认可，他们生病都愿意到杨医生的诊所来看病。现在，杨医生最大的希望是国家能够开通乡村医生的网络培训和学习，组织基层医生到先进社区、先进卫生室进行知识经验的交流分享。"乡村医生的医术之中，有很多很好的东西需要传播、交流，这些知识传播开来，很难对付的病症就可以用极廉价的手段取得很好的治疗效果，这才是解决看病贵、看病难的根本途径。"他说，其一生的理念是：学道，悟道，传道，做好基层卫生工作的"守门员"。

沈亦民：塞上古医

勒勒川，阴山下，天似穹隆，笼盖四野。

天苍苍，野茫茫，风吹草低见牛羊。

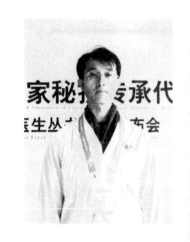

这首著名的南北朝民歌所唱的勒勒川，就是河套地区。黄河自唐后就是中原最大的"灾难河"，但是处在黄河上游的河套地区却是因为黄河的滋养，发展出了繁盛文化，故有"黄河百害，唯富一套"。党项人在安史之乱中，帮助唐王朝收复两京，平定战乱，作为回报，唐王朝把这一片地方划给了党项族。唐亡以后，崛起于五代十国中的宋王朝与党项人冲突激烈，李元昊在水草丰美的银川开创了党项人自己的王朝西夏，建立了自己的都城兴庆府，与宋王朝对抗。宋王朝数次争斗的失利，使之在失去了西北丝绸之路的同时，也失去了冷兵器时代战争的最大利器战马，导致两宋的历史一直都是被异族欺压的历史。银川，便是沈亦民医生的家乡。

沈亦民医生是家传的中医，他14岁时开始抓药打针，高中毕业填报唯一的志愿便是宁夏医科大学，曾分别就读于中医系和临床医学系。学业完成后，做了一名正规医生。在做医生期间，他勤奋工作、努力学习，医术获得了很大进展，2006年转到天骏诊所行医。沈医生行医主要使用针灸、开中药等中医方法和一些中医适用技术治疗疾病，临床效果非常好，获得了当地群众的信任。

行医的过程虽然很美好，但现实却依然有着残酷之处。沈医生在行医过程中，仍然会遇到一些人把中医当成一种不科学的东西看待。一些人在自己的脑海中构划着一个拿着草药罐子、开上几味所谓神丸的草根医生形象，对中医大加诋毁批判，斥责其为愚昧落后、封建残余。完全没有意识到我国几千年的中医传承是历经了多少先贤苦心探索积累的一个宝库。这一点让沈医生感到很是痛心与无奈。

但他同时也理解，出现这样的情况是有历史原因的。中国传统文化在晚清受到了来自西方先进文化的强烈冲击，中国人走到了亡国灭种的边缘，中华文化的总体衰落导致中医也走向衰落。特别是民国年间，官方并不支持中医的发展，中医只在民间流传使用。在百年乱世中，各种思想冲突争鸣，中医有幸能够一直保存了下来，主要还靠的还是它确切的疗效。后来中国文化又遭到了前所未有的大冲击——"文化大革命"，古典文化在这一场浪潮中被毁灭殆尽，由于当时医疗卫生事业的落后，中医才又一次顽强地生存了下来，这要归功于中医治疗有一个最大的优势——成本低、花钱少，在经济艰难的年代，还有什么比这个优势更为重要？！

中医与西医的相争，不是简单的医疗技术相争，而是更深层次的文化相争。沈医生觉得，中医的文化是农耕文明发展出的一种先进文化，是需要我们花大力气进行研究的一门实践医学。他深为担忧地指出，社会对中医的评价一旦不公正，在自由竞争的市场体制之下就将没有人再去学习、传承中医。如果以后这些知识出现断层，那就再也没有人会使用了，就会成为国家在经济发展中的一个巨大遗憾。

　　沈医生崇信中医，并坚定不移地发展中医。目前中医适用技术在沈医生的诊所使用以来，患者普遍都能接受——改良了技术之后，不仅治疗速度快，疗效提高，收费也变低了。沈医生治疗一名三岁的疱疹性咽颊炎患儿，当时患儿表现咽痛、发热、咽喉及上颚散布米粒大小疱疹，沈医生使用鱼金和利多卡因雾化治疗，勒马回和对乙酰氨基酚直肠给药，3日，患者便烧退痊愈。一名5岁女急性支气管炎患儿，患者表现发热咳嗽，痰多喘息，舌苔厚腻，肺部干鸣，沈医生使用勒马回沙丁胺醇雾化治疗，口服头孢颗粒、氨溴索口服液，5天患者便完全康复了。中医适用疗法是他们诊所常用治疗常见病、多发病的一种治疗方式，在沈医生看来，效果不错，值得推广。

　　沈医生工作的时间越长，见到的疑难杂症越多，就越感到自己的中医知识需要加强学习，对自身的提升要求就越迫切。沈医生希望国家能够支持乡村医生，创建平台使他们融入到对中医的研究之中。现在的病症越治越多，疑难杂病也越来越多，中医的作用越发凸显出来。防病重于治病。如果都去治病，那么最终病人治不胜治，医生也会累死。一定要普及中医文化知识，使每个人都能了解中医，形成健康的生活习惯和文化，才可以大面积地预防疾病。

　　中医的发展，目前也走到了一个承上启下的关键时期。老一辈的医学家垂垂老矣，能称之为大家的年龄都在古稀以上。中医文化的传承如果不能延续下去，那么就会彻底淹埋在故纸堆里。宋朝没有乘着国力强盛的时机克平西夏，造成了后来几百年里没有战马，只能受西北游牧民族的侵略，同样的道理，中医如果出现传承断代的危机，将来多少人力物力也很难弥补这个损失！以史为鉴，沈医生的担忧不无道理。

曾圣东：从医如镜

形胜长江第一城，西南半壁古戎州，这就是四川宜宾。沱江、金沙江、岷江，三江河流，在这里合为长江。大小河流纵横，著名的蜀南竹海方圆7万平方米公里，翠竹覆盖27条峻岭，500多座峰峦。夏日一片葱茏，冬日一片银白，林中溪流纵横，飞瀑高悬，湖泊如镜，山峦玉覆，山势回环，丹崖如削，景色雄险峻秀。在茫茫竹海之

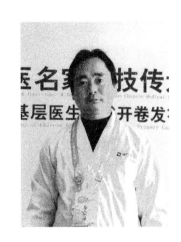

中，零星生长着梭罗、兰花、楠木、蕨树等珍稀植物，栖息着竹鼠、竹蛙、箐鸡、竹叶青等特有动物，还有名贵的菌类竹荪、猴头菇、灵芝等等。这里不仅是动植物的乐园，更是人文荟萃，医药宝库，释道儒三家文化在片竹海中都有着自己的一片天地，竹海所产中药材200余种，为中医奠定了得天独厚的基础。

曾圣东医生就在宜宾这样一个医学土壤优厚的环境中行医。他是祖传的中医，曾家数代行医，1992年曾圣东进入卫校学医3年，之后便开始独立行医。现在南溪刘家高楼经营一家村卫生所，日门诊量达20-50人左右，为村

里 2000 多名村民的健康生活保驾护航。

一个人对命运罗盘所安排的种种坦然接受，对自己努力后的赐予心甘情愿地享受，他的生命之火就会时刻在燃烧。曾圣东就保持着这样一种纯洁无瑕、心如止水的人生态度，他的工作基本上是 24 小时在岗，电话随叫随到，还保留着原来赤脚医生的行医原则，而对于医药技术的更新曾医生却非常看重。他有 7 年使用直肠用药的习惯，最近 2-3 年又引进了雾化治疗，还有很多种中医内病外治的法门，很早就告别了打针、输液的传统模式。

曾医生家三代行医，作为广大基层医生中的一员，他认为个人诊所没有完整的检测设备，只有依靠自己多年的行医经验来给病人诊病治病，基层医生要让病人比大医院花很少的钱却得到很好的疗效，才能得到病人的认可，这对基层医生的挑战非常大。如果用药时多使用毒副作用相对较强的西药，一旦诊治用药稍有差错，就会造成不可弥补的伤害，所以不论是从规避自身风险，还是替病人着想的角度，都应该遵照国家的规定，不滥用抗生素。

曾医生认为，雾化治疗适用于所有人群，直肠给药对小儿、中老年人、慢性妇科病患者适合使用，但雾化给药应注意一人一具雾化器，以避免交叉感染，同时还要观察病人有无呛咳或气管痉挛，直肠给药要注意肛周消毒，避免病菌进入体内，并辅助润滑剂，推入温度以 37.5℃ 为宜，温度高低都会影响疗效。除此之外，曾医生还引进了贴敷疗法、臭氧疗法、砭擦疗法等等保健治病法门，他喜欢用这些民间保健的方法治病，认为这类方法副作用最小。

他的真知灼见，来自于丰富的从医经验。一名 43 岁患有反流性食管炎、萎缩性胃炎的患者，在当地区人民医院、市二医院等大型医院都进行过治疗。个人也使用民间偏方。仅此就花费了两万元左右。患者胃脘胀痛，晚餐一般不吃，偶尔只能吃一两米饭，不然就会胀痛难忍，无法入眠。长期如此，面黄肌瘦。曾医生用参术胶囊饭后给药，奥美拉唑肠溶胶囊、贞芪扶正颗粒温开水冲服，3 日后患者腹痛减轻，7 日后一顿可吃一碗米饭，胀痛消失。继续用药两个月患者康复，至今都未曾复发。

一名45岁的子宫肌瘤女性患者，当时在大医院查子宫肌瘤3×2厘米，人民医院建议手术摘除，患者身体消瘦，不愿意接受手术。曾医生用点舌丸饭后舌下含化，同时服桂枝茯苓丸、贞芪扶正颗粒，一月后医院复查，显示肌瘤大小1×0.8厘米。续用药方3个月，肿块消失。病人脸色红润，治疗康复。

一名8岁小女孩，扁桃体化脓，在大医院输液治疗9天，反复发热未痊愈，转到诊所时已发烧40.3℃，咽喉肿痛。曾医生采用鱼金注射液雾化，勒马回、柴胡、地塞米松、头孢克洛直肠给药，第二天体温便恢复了正常，咽喉肿痛消失，减去地塞米松，用药3天痊愈。

这样的例子还有很多。对于中医而言，丰富的行医经验往往要比先进的诊疗设备重要得多。中医是在中国传统文化基础上建立起来的一门学问，往往通过望闻听问、号脉这些手段来判断病情，这是一门高深的学问。但是它掌握起来比较困难。一名中医医生，如果没有十几年的学习行医经验是不可以看病的，更多的老中医是数代传承、几辈学习积累方能成材。眼下西医大行其道，主要是它的发展迎合了当下快节奏的社会。但是无论是用药、诊疗技术、治病花费、保健思想等很多方面，中医都有着西医远远不能及的优势。对于未来诊所的发展，曾医生认为必须要学习更为先进的诊疗方法，现在诊所最大的优势在于花少钱、看好病，只有运用更先进的诊疗技术才能规避自身风险，同时解除患者的病痛。

"在海浪的不断拍打中保持傲然挺立的姿态，才能让周围暴虐的海水为之折服。"未来，绿色疗法必然会大行其道。他准备近几年都抽出时间进行专业的进修学习，在他看来，中医的学习与发展很重要，以前中医之所以在竞争中处于劣势，主要是中医医生在行医中装腔作势，追求"奇方"、"奇药"蒙蔽患者，利用病人病急乱投医的心理进行种种诈骗恶行，使得老百姓茫然无措，前几年社会上流行的养生大师愚弄患者事件也是类似性质。所以，基层医生们在治病救人的同时要学习一种自立自强的精神，也要在基层科学地普及中医药知识，促进中医药在基层更健康、更良性地发展。

颜见彪：郴州能医

朝游北海暮苍梧，传说中的苍梧，原来就是现在的湖南彬州地。"北瞻衡岳之秀，南峙五岭之冲"，其自古就是中原交通南海的咽喉之地，郴州商人往来湘赣粤桂，依靠长江珠江水系进行贸易，吃苦耐劳，诚实可靠，被人称作"水上骡子"，把南来北往的货物通运中原南海。郴州靠南的宜章县，就是颜见彪医生的家乡。

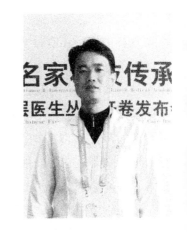

颜医生在很小的时候，看到赤脚医生不辞劳苦为大家解除疾病困扰，很受乡里人尊重，觉得医生是一个崇高的职业，所以就有志做一名乡村医生。之后他考取了衡阳卫校。

2000年卫校毕业以后，就在当地卫生院找了一个医师的职位，边工作边学习。两年之后，开办了自己的诊所，十余年辛苦经营，现在诊所已经在当地很有名气。虽然规模只有两名医生、三名护士，120平方米大小的空间，每天接诊的患者却达到了80人以上。时常忙得脚不沾地。辛苦的工作回报丰厚，大约年收入已达12万元。在当地农村属于中等偏上水平，颜医生感到很是满足。

和全国大部分乡村诊所一样，颜医生诊所面对最多的患者是儿童，另外还有一些老人。不过作为乡村医生，都是全科能手，患者进了门就治病，输液的风险大，他的诊所人又少，看不过来，早在几年之前，颜医生就选择了更为保守的方法，把治疗疾病全部转为中医适用技术治病疗法。现在最常用的治病方法是直肠给药、雾化吸入和贴敷疗法。常见病症咳嗽多痰他都用鱼金注射液和氨溴索做雾化。咳嗽气喘则用鱼金注射液和沙丁胺醇做雾化。发热、扁桃体炎症用柴胡、勒马回直肠给药，有明显炎症加抗生素。腹泻病人则用柴胡、病毒唑和鱼金注射液直肠给药，咳嗽痰多，腹泻严重，可以加上贴敷。颜医生认为诊所针对的这些常见症状，中医适用技术基本可以全面解决。

一名5岁小女孩在他的诊所就诊，当时感冒一天，颜医生仔细检查，发现高烧39.5℃。扁桃体明显肿大并附有脓点，诊断为急性化脓性扁桃体炎，颜医生用柴胡注射液、勒马回注射液、氨基比林、林可霉素、维生素B_2直肠给药，两天便痊愈，去掉氨基比林和柴胡，巩固疗效一天，就完全康复了。另一名三岁小男孩，腹泻，腹痛，呕吐不停，颜医生直肠给药柴胡、病毒唑、鱼金、爱茂尔，另外加用丁香、肉桂、吴茱萸、白芍、细辛肚贴一个，一次就痊愈了。

颜医生当医生十几年，但是在开诊所这个行业工龄算短的。现在他比较困惑的是愈演愈烈的医患矛盾，感觉医生不像过去那样受人尊重了，辛辛苦苦为病人解除病痛，吃苦受累都不怕，却总被患者认为是要赚他们的钱，很不好受。直肠给药一个疗程130元左右，雾化疗法一次的价格为25元到30元左右，贴敷疗法花钱就更少，没有任何的服务费、挂号费各种费用，这样是挺常规的收费，但一些人对于绿色疗法的优势并不认可，认为这些方法纯粹是医生变着法儿来套自己兜里的钱。颜医生认为，绿色疗法要扩大宣传，虽然好酒不怕巷子深，但也不能装在罐子里别人都不知道。

专注于一件事情，并尽力把它做到心无旁骛，这样才是离成功最近的。

对于诊所下一步的发展，颜医生决心继续走绿色医疗的道路，同时扩大诊所面积，将来针对慢性病进行一个跟进的治疗的改革。用标准的健康观念来衡量，现在完全能够达到健康水平的人很少，大多数人的身体都是一种亚健康状态，长期的亚健康就会产生一系列慢性病。这些亚健康状态如果在日常生活中跟进调理，就不会变成病症，可如果等到病发了再想到去根治，就相当困难了。人体的机构不是一辆汽车、一个工具，坏了可以修、可以换，必须要注重平常的保健，颜医生想在这个方向有所建树。

而对于眼下的工作，颜医生同样感到有些地方仍需改进。一是要扩大绿色疗法的宣传，原来的打针输液对人体危害很大，但是很多人都不明白，这点作为医生要多履行责任；第二是希望自己能有更多学习的机会，多学习一些中医的实用技术。只有更好的技术才能更好地服务于村民，所以他希望国家能够对基层诊所有所帮助，乡村诊所医生少，医疗环境差，医疗资源欠缺，如果国家能够牵头去推广一些适用技术，肯定会对基层诊所的发展非常有利。医生的天职是救死扶伤、扶危济困，但医生的个人力量也是有限的，在全心全意为病人服务的同时，也需要社会的支持、民众的理解……

赵东升：医者"甘露"

陕西礼泉，古称醴泉。汉宣帝时，涌出一泉水，味美如醴，因此命名为醴泉。这里地处关中平原，水热均匀，物产丰富，农业发达，特别是水果种植。礼泉苹果，山底御杏，湾里酥梨过去都是皇室贡品，如今桃、杏、梨、石榴、葡萄也在这里生根，远销国内外。因为风水绝佳，唐太宗的昭陵就落于此地。赵东升医生就在这里长大。

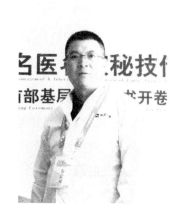

赵东升医生的祖父是医生，这里的农业条件虽然好，但在改革开放之前，经济发展相对缓慢，普通老百姓可以解决温饱，但也不至于家有余财，看病贵、看病难则是很自然的事情了。每天在祖父身边耳濡目染，使赵医生也生出成为一名医生的想法。

1993 年，他从礼泉县卫生学校毕业之后，就在家乡开办了自己的个人诊所。在多年行医的道路上他边看病边学习，2005 年，他取得了陕西建筑职工大学临床医学大专学历。2010 年，获得延安大学临床医学系本科文凭。他还多次到北京、西安的各个医院进修学习。

经过近 20 年的发展，赵医生的诊所现在已拥有员工 6 名，其中，执业医师 1 名、执业助理医师 1 名、执业护士 3 名、执业药师 1 名。诊所平时每天接诊患者大概有 70 人以上，赵医生个人年收入达到了 20 多万元。现在临床治疗的常见病、多发病，都是用中医适用绿色疗法来治疗的。特别是小儿常见病疱疹性咽颊炎，这种病症主要由柯萨奇 A 组病毒所引发，在夏秋两季大面积流行。临床主要表现为高热、咽痛、流涎、厌食、咽部可见充血，咽喉、软腭可见十到数十个 2-4 毫米大小的白色疱疹，周围红晕。一到两日疱疹破碎会变成小溃疡，以前的治疗非输液不可，而现在采用鱼金、勒马回配药直肠、雾化治疗相结合，一天退热，三至四天便可以完全痊愈，家长反映效果好，患儿少受罪。

赵医生治疗过一名 2 岁多的小患儿，当时发热已经两天，严重流涎一天，身体发烧 38.8℃，咽颊处数枚疱疹，红白肿胀，基底有溃疡，拒食。赵医生第一天采用鱼金注射液、利巴韦林注射液、小儿化毒散、氨基比林直肠给药，配合鱼金注射液、利多卡因做口喷治疗。第二天患儿症状明显好转，能进食，不流涎，体温恢复正常，咽颊处还有几个疱疹，但充血水肿明显减轻，停用氨基比林，其余照旧，第三天患者症状已经明显好转，巩固疗效一天，患儿便完全康复，只用口腔喷剂固定疗效，后未复发。大部分的疱疹性咽颊炎用这一处方基本上都可以治愈，中医适用技术疗法引进之后，减少了患者的病痛，同时不用再考虑输液反应，使临床治疗更为安全。

临床治病，在赵医生看来，最重要的不是治病，而是与患者的有效沟通。治疗疾病常见病、多发病，普通医生都能够胜任，但是与患者进行深入有效的沟通必须是很有经验的医师才能做得到。患者在患病期间，心理情绪与正常时候是不同的，主动与患者沟通，能够帮助到患者，安慰患者，同情患者，才是一名好医生和一名普通医生的区别。好医生总是能让患者产生战胜病魔的信心，依赖医生，信任医生，治疗效果就会明显提升。患者肯将疾病的发生、变化、治疗过程中的每一个细节告诉医生，医生才能够正确诊断，对症下药，给患者治疗疾病，这样的医生才是一名合格的好医生。

自从改革开放以后，礼泉县的村民都开始发展本地的特色农业，家家户户盖新房，昂首阔步奔小康。随着经济形势的发展，村民们对健康也有了新的认识和要求，以前治病才找医生，现在有了钱、有了闲，村民无比重视自己的健康，经常会自发地学习一些养生的知识，组织各种休闲娱乐的社团。但是村民所了解的知识大多来源于网络，来源于电视或者其他小道消息，并不专业，常常被许多并不科学的养生保健知识所误导。赵医生希望国家能够多推出一些较为权威的专业保健知识节目，对村民的健康文化生活形成一种指导，不要让他们盲目地去学习一些并不科学的知识，增加生病治疗的难度。

如同花朵需要春风吹拂一样，对于基层诊所来说，赵医生希望国家管理部门能够帮助他们组织一些公益性的培训，让广大乡村医生能够经常进行交流与学习。现在有很多新的技术、好的技术在民间使用，乡村医生因为时间、经费等原因，不能形成一个有效的学习、沟通、交流环境。国家建立这样的平台，是一个惠民的好事情，通过这个平台，可以形成一支组织有效的民间医疗队伍，解决老百姓现在面临的治病贵、治病难问题，同时也能宣传中医文化和中国传统文化，让全民形成一种比较融洽的文化认同，以进一步缓解医患矛盾。

赵医生的见解可谓一语中的。中国儒家文化能够传承几千年，也是由于上下形成了一种稳定的文化依赖。醴泉，礼泉，给予甘露的同时齐之以礼，通过精神的力量才能够得以传承，不但可以让医者的生命更有意义，而且也会使其得到延续！

刘旭东：扎根基层

河北遵化，北倚长城，西顾北京，南邻津唐，东通辽沈，是京津腹地，坐落在遵化的清东陵，是满清时期墓葬文化的精品。满清是历史上最后一个封建君主制王朝，也是中国落后于世界的一个落幕时代。在这个寿命长达200年的王朝里，有康雍乾三朝盛世，也有自鸦片战争以来的风雨飘摇。新文

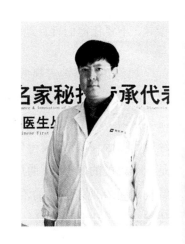

化与旧文化在这个落幕的时代发生了最为剧烈的冲突。直到现在，我们仍可受到余波的冲击。清东陵有最完整的墓葬保存，很详细清晰地记录了这个时代的发展历程。遵化，是刘旭东医生的家乡。

　　刘旭东医生出生在当地的一个牧区，他的外祖父是旧时代的文人，儒医两修。他自小便跟着外祖父长大，受传统文化的熏陶，对中医产生了极为浓厚的兴趣。但因为家境贫寒，不得不早早挑起养家糊口的重担，报考当地卫生学校的中西医结合专业，毕业后就直接参加了工作。在学校，他学习了《内

经》、《伤寒论》等中医书籍，深深体会到中医的博大精深，意识到要想成为一名好医生，除了踏实勤奋外别无其他捷径。自此之后，他的学习更加用心，也因为在校扎实的学习，毕业后成功考取了国家医师资格证。

刘医生毕业之后就去当地县医院工作，由于他为人谦逊诚恳，医院的老专家都愿意教他，他的医术获得了极大进步，简直可谓突飞猛进、一日千里。不久之后，他就自考了中医本科的内容，之后职称得到提升，被分配到了乡卫生院。当地地处山区，缺医少药，交通不便，看到老百姓有病没法治，刘医生就坚定了扎根基层的志向。

山区艰难，山区女人就更加难，农业负担重，工作累，得了病不能得到有效的医治，时间越长，病情就会越难控制，有很多妇女得病症非常严重，还要忍着病痛坚持下地干活儿。刘医生看到这种现状，便下定决心修学妇科。刘医生决心扎根基层、为群众服务的仁爱之心得到了上级的认可，批准他到市医院追随国医大师弟子学习中医妇科病，诊治一年有余。自此之后，他对中医有了一个全面系统的认知，用起药来也能够药到病除，为当地的乡村妇女解决了诸多困扰她们的病痛。

在临床实践工作中，30多岁的刘医生用药精准独到，有自己的风格，对内外妇、儿科各种常见病、多发病有丰富的治疗经验。为适用临床的需要，他发挥自身特长，利用中西医结合治疗疾病，在精神障碍患者和妇女不孕症方面的治疗也有独到之处，经他治疗的不孕症和精神障碍患者几近千人。

几年前，刘医生开了属于自己的诊所，为了兑现他扎根基层的诺言，他的诊所自开门到现在对于村中"五保户"和孤寡老人实行免费治疗，有时赔钱也给看，这些人只要有情况，一打电话他就会上门去。他的行为获得了乡村老百姓的赞美，收获的锦旗就有130多面。现在他的诊所一年的收入能够达到7万多元。虽然不是很多钱，但在当地也算得上是高收入了。乡村的诊断设备太过落后，他就准备购入一些先进的医疗设备，以增加诊断的准确率。

刘医生的诊所引进了中医适用技术疗法之后，工作压力大为减轻。针对感冒、鼻炎、咽喉炎、结膜炎、疱疹性咽峡炎、支气管炎、支气管哮喘、手足口病、流行性腮腺炎、肠炎、痢疾等这些病症，以前必须采用输液治疗的方法，现在直肠给药、雾化治疗相结合，花费变少，治疗时间变短，采用鱼金、勒马回等中药制剂，对于患者来说健康，对医生来说也消除了输液的隐患，有百利而无一害。他认为在乡村必须要有这样的技术，闲暇时钻研中医之后，就越来越认识到，技术的革新对医疗事业的发展是多么重要，希望学习更多这样的技术，更好地为乡里服务。

现在，卫生部门的行政政策正在向乡村医生方向倾斜，刘医生认为，这是一个基层医生发力发展的好时期，他希望国家能够对基层医生有定期的培训，提高基层医生的诊疗技术，这样才能保障广大老百姓的身体健康。面对"治病贵、治病难"这一世界性难题，我国有中医体制与西医体制两套医疗体制可以竞争选择，国家应放开竞争，让这两种体制在竞争中相互学习、相互融合，形成一种中国式的新医学体质来解决当下的问题。

满清后期，国家积贫积弱，中华文明与西方文明进行了激烈的交锋，思想革新之剧烈，可比 2000 年前的百家争鸣。在上个世纪波澜壮阔的岁月中，形成了具有中国特色的马克思主义——毛泽东思想，带领中国人民战胜黑暗，走向了光明。刘医生认为，现在医疗所面临的问题，也只有激烈的竞争，才能最大限度地发挥两种体制各自的优势，在竞争中进取，相互取长补短。

"行到水穷处，坐看云起时"。如果基层医生能够悟到医学发展的真谛，就会在现实中树立起和谐积极的心态来，容中纳西，处变不惊！

薛同龙：医心连云

二郎显圣真君，手执三尖两刃枪，座下银鞍玉狮子，肩擎扑天雕，斥遣哮天犬，额头三目威风凛凛，变化无穷神威堂堂，在民间一直被很多人信奉，被尊为打猎之神、农耕之神和水利之神。他的庙宇有传说在四川灌江口，也有说是在连云港灌南县的。连云港灌南县，是薛同龙医生的家乡。

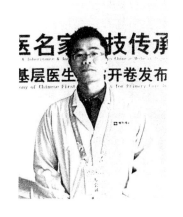

薛同龙医生在很小的时候就树立了从事医学的志向，为此好好学习，上了医科院校。毕业的时候，由于母亲以前患有心脏病，父亲患有"三高"，两个哥哥又都不在家，无法照顾父母，所以就回家开了诊所。一方面可以济世救人方便乡里，另一方面也可以利用职务的便利照顾父母。

经过几年的发展，现在薛医生的诊所已拥有160平方米大小，两名医生和一名护士。因为家中有祖传秘方，所以外地慕名而来看病的人很多。薛医生在治疗小儿呼吸道疾病方面比较拿手，引进中医适用技术疗法之后更是如虎添翼。薛医生自我感觉从医的年限很短，经验缺乏，需要加强学习，但在医学领域的认识他已经走在了前面。

薛医生在学校学习的时候，早已经认识到小儿体质的复杂性，采用抗生素输液会伤害他们正在成长发育的身体，就主动加强小儿呼吸道疾病方面知识的探索学习，觉得应该把传统医药优势融进治疗之中，但是并没有做到。到了自己开诊所的时候，正是绿色疗法兴起的时候，他正好引进这些方法，给他带来了将这一想法付诸实践的机会，现在面临小儿常见病、多发病，薛医生都运用雾化治疗、直肠给药结合治疗，速度快，效果好，还对患儿伤害小。

现在，薛医生诊所治疗小儿手足口，一般都是鱼金注射液、地塞米松病、利巴韦林和头孢噻啶合起来直肠给药，一般3天便会痊愈。去年一名患疱疹性咽颊炎的4岁患儿来诊所就诊，当时患儿体温发烧39.5℃，心率每分钟112次，面红，淋巴肿大，血常规白细胞高。当时薛医生使用鱼金注射液、利巴韦林、地塞米松和西米替丁直肠给药，加雾化治疗4天便痊愈，家长非常高兴。针对诊所的常见病症，特别是小儿呼吸道疾病，都是5天让患儿完全康复。

薛医生开办诊所只有几年时间，不算十分有经验。他认为，乡村诊所最重要的就是花少钱，看好病，让患者康复的同时，减轻患者的经济负担，患者就会认可。直肠、雾化治疗见效快又安全，而且无毒副作用，可以放心使用。薛医生认为，现在乡村医生总体上诊疗设备落后，治疗技术也滞后，人员参差不齐，他希望制定国家政策的有关部门可以充分考虑到乡村医生的难处，更多地关注他们，支援他们为乡村老百姓站好这道生命的"安全岗"。

求人不如求己，自立自强才是长盛之道。薛医生年轻，思想新锐，他认为，国家直接拿钱支持基层诊所去更换设备，并不利于基层医生整体变好，这反而会催生基层医生对于国家支持的依赖。从长远来看，基层诊所还是应保持自负盈亏，反而对现在的医疗整体状况更有帮助，但是需要国家搭建平台提升乡村诊所的诊疗技术。乡村诊所目前最严重的不足是技术上的滞后，现在网络科技发达，建立一个适合乡村医生交流学习的网络平台花费不大，受益人群却众多。

薛医生认为，乡村医生与农村居民应该是一种鱼与水的关系，就像过去战争年代的子弟兵与老百姓。不过现在医患矛盾十分尖锐，这属于人民内部矛盾，必须要创造出一种新的关系，而这离不开发扬传统的中医文化。只有立足于传统文化，医生与患者之间形成一种较为深入人心的朴素认同、相互信任，才能够做好良好的沟通，避免医患矛盾造成的损失。现在医患矛盾时有发生，使得医生面对病人时不敢尽力诊治，患者面对医生时也抱有戒备心态，这对医患双方是一种相互损耗，十分不利于医疗事业的发展。

　　薛医生的认识不无道理。明朝的时候，蒙古部族遭遇天灾人祸就入侵中原，明王朝花费大量人力物力投入草原，但是在茫茫大草原上，无论多少兵力投入进去，就像一艘小船驶进了大海，大部分情况都会无功而返，反而花费了大量人力物力，最终横征暴敛导致各地的起义。到了清王朝的时候，在对蒙古放开贸易的同时，于蒙古大力修建庙宇，广传佛教，因为大部分牧民崇信佛教，清朝北疆便没有了大规模战争，所以说"精兵十万，不如建庙一殿"。同样的道理，只有患者真正信服的力量，才是弥合矛盾的最大力量。

黄荣淦： 军医军魂

山，策马扬鞭未下鞍。
惊回首，离天三尺三；
山，倒海翻江卷巨澜。
奔腾急，万马战犹酣；
山，刺破青天锷未残。
天欲倾，赖以拄其间。

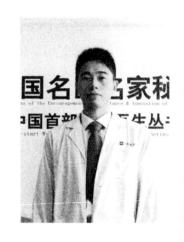

　　毛主席这三首十六字令创作于红军长征中辗转云贵时期。当时，日本帝国主义向华北进逼，国民党政府执行攘外必先安内的政策，红军反围剿失败被迫转移，国家和民族到了生死危亡的关键时刻。外有强敌，内争不断，毛主席重新取得党内领导权，面对着险山恶水与几十万大军的围追堵截，决定带领红军北出甘陕抗日，拯救民族危亡。这就是举世闻名的长征，一年之后，翻越十八座大山，跨过二十四条大河，战斗百余次，风餐露宿行程二万五千里的这支头戴红星、脚踏草鞋的军队成为了一股不可阻挡的军队。它是八路军、解放军的前身，其为人民服务的精神代代传承。

黄荣淦医生便是这支光荣队伍旗帜下的一名小兵，他时刻牢记着军队的教导，即使是在最平凡的工作岗位上，也努力地发光发热，为军队增光添彩。

黄荣淦医生虽然只有 33 岁，但却已经有十几年的行医经历。1998 年在江西卫校学医，完成学习之后就去部队当了兵，在部队卫生培训大队做医务兵。2003 年回到家乡，在于都县盘古山镇仁风村卫生所工作。这个卫生所只有他一名医生，负责当地村民健康档案整理兼治病。平常情况下，每天来诊所的病人有 30 到 40 人。

有过在中国陆军服役经历的人，身上总有一种与众不同的气质，无论面对什么样的艰难环境，始终积极向上，乐观坚强。即便是在这一个小小的卫生室工作了这么多年，黄荣淦医生依然有一种遮挡不住的军人特有的气质。黄医生认为，部队的经历对他的影响非常大，以前不清楚什么是组织、什么是为人民服务，是军队使自己明白了责任、团结、忠诚、诚实与学习。在工作之余，他积极参加各种学习，每年参加学习活动 2 到 3 次，提高自己的卫生知识，提升医术，更好地服务于村民。

以前，面对病毒性病症一般要使用抗生素，大量的负面报道让黄医生很早就认识到，乱使用抗生素是对村民身体健康的不负责任，特别是针对小儿肺炎、上呼吸道感染、腹泻等症状。现在面对小儿肺炎，他一般都使用鱼金注射液、喘定、布地奈德、特布他林进行雾化，如伴有哮喘，则加一些抗过敏的药物。黄医生可以说是最早使用直肠、雾化之类中医疗法的人。虽然只有十几年行医经历，但却已经有 10 年使用雾化疗法的实践经验了。

也许是部队给了他不同的人生阅历，虽然很年轻，但黄医生的见识一直都位于前沿。他认为，眼下卫生所人员建设需要合理配比，一个人的时间有限，很难在治好病的同时又负责好村民健康信息采集管理工作。需要有人专门去负责对村民保健养生常识的普及，这一个环节工作的欠缺，使得村民一些很简单就能处理的小病情也要依靠诊所，极大浪费了医疗资源。另一方面，诊所的当下建设方式为自负盈亏，所以尽量要有特色。比如治疗耳鼻咽喉的五官，治疗疼痛的风湿骨痛、腰椎间盘突出、颈椎病等病症，以特色吸引病人前来就诊。这样才可以兼顾农村村民健康的需要，符合乡村卫生室建设的现状。

乡村诊所职业医师非常少，全科就更少了，他希望国家能组织对医疗工作人员的技术进行培训，提高他们的专业水平。更为关键的一点是，因为工资低、待遇差、自负盈亏等多方面原因，使很多年轻人不愿意从事这方面的工作，现在这支团队老龄化程度非常严重，缺乏新鲜血液。在乡村医生中，黄医生已经算是比较年轻的了，他担心那些老一辈的人都离开乡村医生的岗位之后会后继无人，留守的老人妇女儿童将面临无医的现状，那将会是一种什么样的景象啊？！

尽管现实困难重重，可黄医生依然不乏乐观与坚强；抑或，许多人都认为，乡村医生是一份前途不那么宽广的职业，但黄医生却时时由内而外散发出一种信心与信念。医者路漫漫长，他相信，只要不断求索与成长，未来的基层医疗市场一定也会生机勃勃，成为我国医疗体系中最牢固的一个"战场"。

杨军：合江信者

　　培根说：如果把礼仪看得比月亮还高，就会失去人与人之间最真诚的信任。礼节，只是作为刚刚与陌生人相识的一种问候而已，如果成了朋友后仍然太多客气，就会显得不真诚，太多的礼节会掩饰自身性格的本质。在日常生活中，信任的作用往往非常重要，有些事情看起来也许微不足道，但是细思起来，却能够震撼灵魂、带来感动。

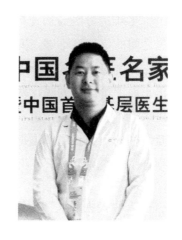

　　四川省合江县的杨军医生对于"信任"的体悟非常深，他与医结缘源于西医，但是却极为信奉中国传统文化，他认为：人无信不立。经营诊所，既要信任患者，又要被患者信任，这样才能永续发展。

　　说起学医来，杨军医生少年时体弱多病，每每被折磨得很厉害，就幻想有一天自己能够亲手治疗自己的病症。后来进入医科大学学习，学业完成后就走上了行医岗位。此后10年，他一直都在乡镇中心卫生院工作。2001年，他开始经营个人诊所，现在每天上班 10 多个小时，接诊病人 100 多人次。时间长、工作量大、工作压力也大。有时候患者多，吃饭时间都要错过。但他乐此不疲，认为这是别人的信任，理应珍惜。

从 1997 年开始行医，到 2001 年自己经营诊所，创业的艰辛可谓一言难尽。杨医生认为，好医要有好药，好药要用好方，只有这样，才能惠及病人。他喜欢用中药治疗病症，认为中药惠而不费，副作用小，不过中药的使用要有很深的专业基础，不像西药那样明确定量，标准统一，适用性强。

多年的行医经历使杨医生感触很多，其中让他最为担忧的还是现在的医患之间的信任度不够。究其原因，现在医生的社会地位非常尴尬，乡村诊所医生更是艰难，医患矛盾尖锐，医疗环境险恶，媒体、社会并不会对医生作出正面评价。因为医疗费用太高，所以医疗问题一般的媒体报道方式都是庸医杀人、见死不救，患者作为弱势群体，医生作为相对强势的群体，这样不负责任的负面报道和道德谴责，很容易引发社会的同情与共鸣，却也极大地损害了一些医生对于事业发展的信心。

有些人去看病，他们看多了这种负面的报道，会对医生产生一种盲目的不信任感。比如，有的患者得了某种病，治病之前，医院一般会建议进行一些必要的检查，他们就会认为医院买了设备，就要通过各种检查去把买设备的钱赚回来；给他们开的药多，他们会认为医生赚黑心钱；不开药，他们又会认为医生不重视他们，没有责任心……这样的患者虽然表面上听医生的话，心里却把医生当做魔鬼，这实则上也是当今医疗界的一大悲哀。

另外，现在我国医疗界的最大的一个问题是基本医疗资源的欠缺和医学知识普及的不到位，还有病情实情与社会道德观的冲突。一些得了癌症的病人，只能通过控制病情来延长寿命、改善生活质量，结果患者家属并不接受癌症很难治愈这样一个现实，反而花很多钱去寻求灵丹妙药追求治愈，家庭为此背上了沉重的经济负担。中国家庭的传统观念，也让他们认为不管花多少钱，也要把病人的命保住，这样才是一个完整的家庭，才是父慈子孝夫明妻贤的好家庭，接受现实就是放弃亲人生命、不负责任的邪恶，对医生的科学合理建议根本就听不进去。

在很长时间内，杨医生都为这样的患者而头疼。作为一名医生，他也曾为患者不信任自己而感到特别难过，对此也颇有怨言，直到遇到一名患者时，才彻底扭转、挥去了他心里的阴影。当时这个患者的病症只是一个哮喘加支气管炎，治疗了三次仍然没有痊愈，杨医生就习惯地认为患者不信任医生。而患者听了他的话，说："医生，我把我的生命都交到你们手上，我对你是多大的信任。"杨医生听闻深感震撼，从此以后，他就不再认为患者不可理喻，会以中肯的劝告来化解矛盾，他的诊所名声也就传播开来。对于可能出现的诊治问题，他认为只有通过技术手段，才能尽量避开诊所面临风险。

杨医生的诊所自从引入直肠、雾化疗法以后，但没有出过医患矛盾，杨医生认为这主要是因为中医适用技术疗法用药独到，效果好。一名三岁的男童患毛细支气管炎，咳嗽几天，伴随高热，肺中喘鸣，杨医生采用鱼金、地塞米松、氨溴索做雾化治疗，勒马回直肠给药，用药后效果明显好转，3天治疗后完全康复。小孩子这个阶段还不能依赖于输液，中医适用技术疗法比输液速度更快，疗效更好，最重要的是，这种疗法副作用小，药物不经过肝脏的首过效应，对孩子的健康起到了极大保护作用，现在诊所儿童用药一般都采用这两种疗法相结合的方式，效果显著。

对于诊所的未来发展，杨医生希望将来能开连锁店，作为一个从单打独斗的行医过程中摸爬滚打过来的人，他以自身的经验之谈，提出行医最要紧的就是不能单打独斗，往往那些一族学习、一门学习都有完整的经验传承，对患者很有利，而单打独斗，则不利于经验的传播。

酝酿新的活力，凝聚新的乐章，他希望自己工作之余能够多参加一些研究性的学会，学习更多的知识和经验，更好地为病人服务。

银苏洲：坚守本真

汝南之地，负山面淮，控扼颖蔡，河水东西而下，抱城三面，称作悬瓠城。这里地处黄淮腹地，一片平壤，唯此处有险可守，古称豫州。英雄刘备曾在此作州牧，后来避唐王讳，改为蔡州。唐朝安史之乱以来，藩镇割据，不听王命，互相征伐，百姓水深火热，蔡州吴元济势力最大，唐宪宗几次派兵征讨，

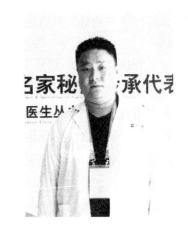

损兵折将，当时王师屡败，士气低落，派名位靠后的李愬督师。李愬到位，暗训精兵，明面上却做不思进取之态骄敌，大风雪之夜，精兵强将，钳马衔枚，旌旗冻裂，人马冻死无数，强行军攻城，入城敌将还未相信，有人乘风雪攻城，安史之乱以来的藩镇割据局面就此大变。汝南便是银苏洲医生的家乡。

银苏洲医生家里是祖传的中医，小时候看着祖爷爷行医，他的内心充满了好奇，喜欢上了医生这个行业。毕业之后，家里人决定让他去卫生学校学习，

学业完成之后就在家乡开办了诊所。开始的时候，诊所以中医用药开方为主，后来发现来诊所的多是小儿常见病、多发病，所以诊所就转成了儿科诊所。银医生通过专门的学习之后，也成为名副其实的儿科医生。

经过十二年的发展，银医生的诊所目前已有200多平方米，拥有医护人员6名，为方圆十几里的村民解除病痛。且成功转型为儿科诊所，专业性增强，得到附近群众的信任，经常有人从很远的地方赶来让银医生看病，他的名声也逐渐传播开来。

银医生接触中医适用技术疗法的初期，诊所治病除了开中药外，还经常打针，因为诊所的患者多是小孩，小孩对于打针十分惧怕，经常一到诊所就哇哇大哭，极不配合，给诊所工作造成了很大麻烦。家人安抚，医生哄骗，让他感到焦头烂额、耗神疲惫，同时容易发生的药物反应也让医生受累、家长担心。体弱多病经常扎针的孩子，皮肤上会形成一块一块的针斑，让人不忍直视。新型诊疗技术直肠给药、雾化治疗这两种方法起效速度快，用药途径独特，对患儿身体没有副作用，十分安全，患儿无痛苦，接受起来非常容易，使医生的工作变得简单而轻松，服务态度也提高了不少。

银医生治疗一名恶寒、流涕、咳嗽的小患儿，当时患儿发烧39℃，检查病毒性感冒，银医生使用鱼金、炎琥宁做雾化治疗，勒马回、柴胡直肠给药治疗，同时口服小儿七珍丸，第二天患儿的症状便明显好转，咳嗽减轻，继续用药两天后痊愈。治疗一名带状疱疹患者，患者年龄很大，左侧肋部生满了密集的大小疱疹，疼痛难忍，银医生使用勒马回稀释点舌丸外涂，口服点舌丸抗病毒，两天后症状缓解，5天后边缘结痂，10天后便痊愈了。类似病症很多，乡村常见病、多发病，用中医适用技术疗法治疗，同原先的打针输液一样起效快，收费却变低了，同时还能减轻副作用，给诊所的发展带来了很多裨益。

银医生的诊所发展到今天，诊所在儿科方面有着很大优势，但是乡村患者是一个比较庞大的人群，拥有不同年龄段的各种疾病患者。银医生认为，需要加强学习，学习更多、更好、更先进的技术，把各类病症的治疗水平都加以提高，才能更好地为乡村居民服务。与此同时，诊所主要面对的患者是儿童，很多还处于牙牙学语阶段，不能描述自身的感受，医生只能靠经验、据症状进行判断病情，现在虽然积累了丰富的诊疗经验，但仅仅依赖这些还是不够科学、不够安全，儿童对于家庭、社会、国家来讲都是未来的希望之所在，他希望将来能够拥有更先进的检测技术和检测流程，做到万无一失，防止漏诊、误诊的情况出现。

银医生做医生，谦逊内敛，他总是默默地学习、默默地提高。他奋斗了12年取得今天的成就，并不因此而止步不前，而是更加用心地学习新的方法、新的技术，希望把诊所做得更好。我们经常形容医生是救死扶伤、白衣天使，而银医生却说，做医生，其实就是踏踏实实地把事情做好。

佛祖拈花的手指，打动了无数人的心，只有迦叶使者绽开会心的笑，笑得那么自然、那么恰到好处，让人领悟到什么是真正的大彻大悟、超凡脱俗。心中无色，才能坦然。生活在这样一个充满着诱惑的时代，面对从四面八方吹来的风，抑或，银医生是贵在"降伏其心"、坚守本真，才能不为"八风"所袭扰、所摇动、所蛊惑吧！

谢燕飞：思想先锋

吾自读书识字以来，见古之享大名膺厚实者，心窃异之。欲究其致此之由，渺不可得；求之六经群史，茫然也；求之诸子百家，茫然也；以为古人必有不传之秘，特吾人赋性愚鲁，莫之能识耳。穷索冥搜，忘寝废食，如是者有年。偶阅《三国志》，而恍然大悟曰：得之矣，得之矣，古之成大事者，不外面厚心黑而已。民国思想大家

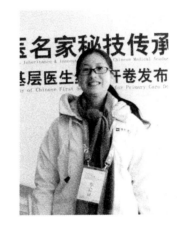

李宗吾先生早年加入同盟会，对儒家腐朽没落的封建文化思想愤慨无奈，于是作《厚黑学》嘲讽抨击，当时被嘲为异端邪说，后来其学说独成一家，影响奇大。流水不腐，户枢不蠹，社会在进步，抱残守缺终归会被无情淘汰，只有与时俱进，发展创新，才能赢得机遇，发展壮大。谢燕飞医生的家乡富顺，就是李宗吾先生声名鹊起之地。

富顺县处沱江下游，土地平旷，物产丰盛，良好的经济条件使得当地文风盛行，人才辈出。谢燕飞医生的父亲是医生，她小时候跟随父亲学习，

1995 年考入成都卫生学校学习临床西医，学有所成之后回家与父亲合力在安溪镇临江村卫生室经营一家面积约 90 平方米的卫生所，现在每天接待 60-80 名患者。

选择做医生，是谢医生认为一生中做出的最重要决定。刚开始行医时经验不足，病人并不多，由不信任到信任，她悲观过，失望过，但是一步一个脚印走到今天，她表示，从事乡村医疗卫生工作是她最不后悔的决定。谢医生今年 36 岁，已有 18 年的行医经验，她非常喜欢医学，十分进取，在学校时学习成绩就一直优秀，国家要求乡村医生要有执业医师资格证书时，她发奋攻读，很快便拿下了。3 个乡 20 多村里她第一个拿到证书，告别了非法行医。虽然毕业于西医临床专业，但她对中医尤感兴趣，除了向父亲学习外，每次有人说到好的药方，她总要记录下来，广做积累。她认为，治病不能把一种方法当作唯一的途径盖棺定论、一劳永逸，病有变化，治病也得变。

对于一个用心者而言，每付出一分，都能学到有用的知识，取得进步。谢医生看好绿色疗法，认为绿色疗法可以减少医疗事故的发生。特别是对于直肠、雾化、贴敷三种疗法的分析，除了看到其与时俱进的一面外，更要看到其在实践应用中所带来的优势：雾化疗法一般用于上下呼吸道、鼻咽喉疾病的治疗，疗效快、见效明显，此外用于治疗湿疹外伤也疗效不错；直肠疗法可以治愈多种疾病，其中以用于腹泻与退热效果最好；贴敷疗法一般用于外伤，特别是陈旧伤、化脓性伤口、疮疡的治疗效果很好，治疗内儿科呼吸系统、消化系统病用贴敷疗法，效果好，且安全性更高。

谢医生有着深厚的专业基础，对自己力所能及的事情也能全力以赴。当地儿科常见病、多发病患者最多，她一直秉承着"能不吃药就不吃药、能吃药不打针、能打针不输液"的诊治理念，现在基本上都是运用直肠、雾化、中药贴敷疗法治疗病症。她治疗一名 5 岁儿童的左前臂二度烫伤，用中药透皮贴连贴 5 天便痊愈了。一名 52 岁男性患有糜烂性胃炎、肝内血管瘤，一直都在自贡人民医院治疗，腹痛、腹胀缓解不了，谢医生采用益生菌调理肠胃，中药透皮贴敷的办法，15 天症状缓解，患者能吃能睡，为手术治疗打下了基础。她的小儿子患了疱疹性口腔炎，发烧 40℃，她用勒马回直肠推注，同时雾化，再用透皮贴，两天缓解，4天痊愈。现在她的诊所常见病用药三天便基本可以痊愈，最长的是 7 到 10 天，病症都可解除。她说，能够帮助别人解除痛苦，心里就会感到很轻松、很愉悦。

谢医生的诊所现在是"一村一卫"的模式，她希望将来可以做成社区卫生服务中心。她非常看好目前市场上的云医疗、云诊所，她认为，这些高端电脑信息技术的发展与普及极大拓宽了医疗信息与知识的普及渠道，这些软件与乡村诊所结合起来，可以将诊所通过电子病历的保存、电子药方的提供模式变成一个为村民健康进行诊疗、预防和保健提供全方位服务的卫生服务中心，患者生病有病历可查。同时，信息渠道也更加宽广了，面对突发病症可进行网络求助，第一时间拿到最有效的解决方案，不会贻误病情。用很小的投资，就可以获得很多的资源、信息，医生方便，患者安全，若是碰上流行性传染病突发，也可以最快发布防御措施，把损失降到最小。

许多年以前，赤脚医生为国家做出了很大的牺牲，尤其身份转换而来的乡村医生们如今已成为医疗卫生事业最基层的力量，他们负责着我国 60% 以上农村老弱的医疗卫生工作。然而，在我国当下广阔的基层医疗市场中，设备落后、人员老化、技术更新滞后等一系列问题亟待解决，也成为基层医疗市场的一道发展屏障。谢医生在基层医生中属于年青一代的中坚力量，她的信心与追求，让我们看到了基层医疗发展的曙光和未来……

张昊：顺势而为

百回《水浒》，秉春秋褒贬中间，千古人家消块垒；

一曲《秋江》，乘风骚思忧治乱，五州文苑仰宗师。

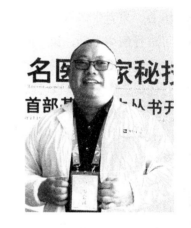

这副对联，描写的是四大名著的第一部《水浒传》作者施耐庵。施耐庵早年求学，曾与刘伯温同科中进士，后来曾受张士诚招揽加入反元大军，无奈张士诚为人器小，坐拥江淮鱼米之乡，兵精粮足，招贤纳士却不能知人善用，不思进取，施耐庵遂告辞而去。后来张士诚兵败，刘基屡次向朱元璋推荐，朱元璋派人招募，施耐庵因为曾经从仕张士诚，所以数次征聘不就，隐居乡间，据平生见闻演绎北宋时期宋江事，写下了著名的《水浒传》。施耐庵先生，就是如今的江苏盐城人，这里也是张昊医生的家乡。

伟大的价值需要付出巨大的努力，张昊医生很早的时候就决心从医，23年前就在家乡开办了自己的诊所。

早期行医的时候，经常使用的方法是输液，那时候治疗一些疾病非这种方法不可，输液很容易造成输液反应，张医生担心造成事故，要求患者输液必须陪着在诊所。2003 年，一个病人要求把吊瓶拿回家去打，那天天色已经非常晚，实在没有办法，张医生提心吊胆一夜没睡，生怕病人在什么时候突发状况，等待急救。后来，社会上医疗事故爆发率持续走高，头孢噻啶输液导致死亡一年报道也有十多例，最轻的赔偿都是 30 多万元，乡村医生收入本来就不高，若是碰上病人家属闹事，基本上也只能关门大吉了。强大的工作压力与精神压力，使得基层医生工作特别辛苦，也更加劳神。

　　良好的判断力，是上天对于人类的恩惠，也是人生最优秀的宝物，因为判断力天生就倾向于一切最符合理性、最恰当的选择。绿色疗法流行之后，张医生熟谙了其治疗原理，很快便加以引进，专门建立了雾化治疗室，现在诊所治疗疾病的方法已经完全大变样。拿手足口病为例，一般手足口病使用鱼金、勒马回雾化治疗，引火下行，上病下治，3 到 5 天便可以见效；如果病人高热，可以加入直肠给药，加强疗效，同时也可以透皮吸收，中草药通过透皮吸收，效果好，且没有副作用。

　　引进了中医适用技术疗法之后，诊所治疗一般的常见病、多发病就没有以前那么大压力了：首先，这些疗法给药途径特殊，增强药效的同时，减小了对药物的伤害，张医生使用这么长时间以来，还没有发现有用药反应的患者；其次，治疗过程无创，以前给医生造成困扰最大的小儿患者很愿意接受，大大节省了精力、时间；最后，新的疗法在治疗费用上，要比以前的治疗稍微廉价，普通村民都容易接受。张医生认为，这种治疗方法应该大力推广，现在他的诊所已经完全告别了输液治疗。

　　这是"凤凰涅槃"的得力武器。受益于中医绿色疗法给自己带来的好处，张医生认为，治疗疾病应该尽量选用中医，中医利用人体免疫力的增强来治疗疾病，在效果更明显的同时还能减轻医生的工作压力。治病的重点不在于治疗疾病，而在于防范疾病，保持健康。健康是人体在常规状态下能够达到的各方面的平衡，如果人体被病菌感染，会造成一定程度的不平衡，人体得自身免疫力就会增强，抵抗这种不平衡使人体向健康的方向恢复，如果使用针灸药物调节经络，使这种通过自身免疫力调节的功能增强，就可以慢慢缓解病情，最终恢复健康，重新达到一种新的平衡。

现在社会上普遍存在看病贵、看病难的问题，乡村医生已逐渐成为医疗事业发展重要的一环。张医生希望，国家可以支持乡村医生建立一些属于自己的交流平台，好的治病技术、好的诊病方法，都可以通过在平台上相互交流学习，使基层知识、技术的更新速度加快，让更多的百姓获益。如果可以得到国家的支持，乡村医生们一定能在工作岗位中重放光彩；如果一直让他们自生自灭，以乡村医生现在的窘境，过些年也许就如同赤脚医生一样成为历史上的某个"名词"，那将会成为时代的悲哀。

有为才有位，如果你想成为杰出之人，就要优于别人加以行动。对于未来诊所的发展，张医生认为，乡村医生首先对自身的诊疗水平应有一个整体的提升。现在乡村医生的发展总体上还有很多困难，其中最为突出的是乡村医生的诊疗条件有限，很多时候并不能准确地诊治病症。人体的很多大病都是由小病发展而来的，如果能在萌芽状态就消灭病毒，对老百姓来说受益会很大，乡村诊所的诊疗条件成为了这方面的制约因素，等到疾病严重到了一定程度，又不是乡村诊所水平所能治疗的了。吹响催人奋进的号角，乡村医生采用与众不同的方法创造卓越，才能够在从事的行业中独领风骚，名垂青史！

后记

可以说，这是迄今为止国内唯一一部关于基层医生的人文纪实书籍。本书记载了100名基层医生各自不同的经历，不是为了炫耀他们自身的美丽，也不是为了彰显他们行业的荣光，而是捕捉他们心中的那份坚守与坚持。被我们记载于书页中的一字一句，看似寻常，但却藏着他们在岁月走过的太多喜怒哀乐、酸甜苦辣！

记得我们最初酝酿这本书的理由很简单，就是想还原基层医生背后的探索与成长，让读者了解他们身上折射出来的一种难能可贵的行业情怀与品质，体现他们"寻常里的不寻常，平凡里的不平凡"，辑录成书，掩卷而思，以滋养基层医疗工作者们的心灵和生活。然而，在写作的过程中，我们才深深感受到，要完成这样一部"原生态"的写作，其中遇到的困难远远超乎最初的想像。抛开初期遭遇的寡淡漠然、冷清凉薄不说，单单讲在中国广袤的农村市场中，基层医生的数量浩如烟海、多如牛毛，其中难免泥沙俱下、鱼龙混杂，我们要从中选出谁是这本书中的中意人选，就需要睁大慧眼去找寻、去甄别，工作的执行难度和复杂程度可想而知。

"删繁就简，抵达初心"。说起来简单，做起来却相当不容易。在这里，我首先要衷心感谢那些支持我们完成这部作品的专家顾问们，是他们强有力的精神支撑与鼓励，才奠定了我们完成这本书的信念，他们对这本书的问世起了不可忽视的指引作用。更要感谢这本书的支持单位——朗致集团，感谢朗致集团总裁王锋先生，同时感谢中国医促会新型诊疗技术分会的罗卫先生和肖玲女士，感谢他们一直以来的信任与支持，以及诸多工作人员的积极努力与配合，"若不是我们一直以来的心血、汗水和信念的团结与凝聚，这本书不可能得以完成"。

基层是我国医疗市场中最前沿的"阵地"，有着广泛的群众基础，又是一个特殊群体的聚集地。工作开始之初，在偌大的世界里，我们这本书的采编工作微弱得如同一粒微尘，也许是不够重视，也许是大家都难以置信能够完成，我们在工作过程中多处受限、几度中止，如何完成基层医生们的信息收集成为了书籍能否顺利书写的一大"谜局"，欢喜悲忧，悉数尝尽。从2016年4月书籍规划正式启动，历经将近一年的时间，在朗致药业的大力支持下，我们通过一系列全国性会议的召开，不断给基层医生灌输书籍编辑的意义和价值，才逐步温暖到基层医生封锁已久的心窗，把他们沉睡的意识得以唤醒。之后，我们又通过重重选拔，在全国选出100名优秀的基层医生，记者的采访、信息的收集、与一位位医生的深度沟通和心声交流……一切才慢慢方法得当，从而逐步得心应手。跨过千磨万难，医生的采访工作终于完成，后期的编写却又面临新的百味杂陈，面对众多杂乱无章、方言种种的采访素材和录音，这样的写作工程注定满是怅然与疲惫，我们无数次徘徊在十字路口苦苦挣扎。最终，步履维艰地走过一段又一段的笔耕不辍，一次次将执著的苦与累驱离身旁，爬梳整理，凝炼成书。

"当一段全身心投入的旅途结束，只有站在终点的人，才会感觉到真正的累。"因为这本书的完成过程实属不易，也更加显出它的厚重，它的不可再现。当然，由于对基层医疗市场的重重未知，我们的体会还相当有限，所以书中的不足之处也在所难免。但我相信，这本书只是一个开始。时间是一把刀，能雕刻出任何人和任何事，用文字品味更多的感悟，在文字里延伸梦想。我们正视不足，接受挑战，并努力战胜磨难，心载希望，就一定可以耕心成长、日日丰年。

郭海英

2017年3月写于北京